Fakt und Vorurteil

Holm Gero Hümmler · Ulrike Schiesser

Fakt und Vorurteil

Kommunikation mit Esoterikern, Fanatikern und Verschwörungsgläubigen

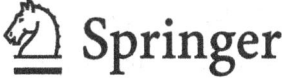

Holm Gero Hümmler
Bad Homburg, Deutschland

Ulrike Schiesser
Wien, Österreich

ISBN 978-3-662-63208-6   ISBN 978-3-662-63209-3   (eBook)
https://doi.org/10.1007/978-3-662-63209-3

Die Deutsche Nationalbibliothek verzeichnet diese Publikation in der Deutschen Nationalbibliografie; detaillierte bibliografische Daten sind im Internet über http://dnb.d-nb.de abrufbar.

© Springer-Verlag GmbH Deutschland, ein Teil von Springer Nature 2021
Das Werk einschließlich aller seiner Teile ist urheberrechtlich geschützt. Jede Verwertung, die nicht ausdrücklich vom Urheberrechtsgesetz zugelassen ist, bedarf der vorherigen Zustimmung des Verlags. Das gilt insbesondere für Vervielfältigungen, Bearbeitungen, Übersetzungen, Mikroverfilmungen und die Einspeicherung und Verarbeitung in elektronischen Systemen.
Die Wiedergabe von allgemein beschreibenden Bezeichnungen, Marken, Unternehmensnamen etc. in diesem Werk bedeutet nicht, dass diese frei durch jedermann benutzt werden dürfen. Die Berechtigung zur Benutzung unterliegt, auch ohne gesonderten Hinweis hierzu, den Regeln des Markenrechts. Die Rechte des jeweiligen Zeicheninhabers sind zu beachten.
Der Verlag, die Autoren und die Herausgeber gehen davon aus, dass die Angaben und Informationen in diesem Werk zum Zeitpunkt der Veröffentlichung vollständig und korrekt sind. Weder der Verlag noch die Autoren oder die Herausgeber übernehmen, ausdrücklich oder implizit, Gewähr für den Inhalt des Werkes, etwaige Fehler oder Äußerungen. Der Verlag bleibt im Hinblick auf geografische Zuordnungen und Gebietsbezeichnungen in veröffentlichten Karten und Institutionsadressen neutral.

Einbandabbildung: Frances Blüml, Wien

Planung/Lektorat: Lisa Edelhäuser
Illustrationen: Frances Blüml, Wien
Springer ist ein Imprint der eingetragenen Gesellschaft Springer-Verlag GmbH, DE und ist ein Teil von Springer Nature.
Die Anschrift der Gesellschaft ist: Heidelberger Platz 3, 14197 Berlin, Germany

Vorwort

Holm Ulrike, was hat dich dazu gebracht, mit einem wildfremden Deutschen ein Buch zu schreiben?

Ulrike Ich kannte dich von Skeptiker-Tagungen als den Typen, der Vorträge über die allerschrägsten Verschwörungstheorien hält. Für mich warst du unzertrennlich mit Hitlers UFOs, Nazi-Festungen in der Antarktis und Marsgesichtern verbunden. Erst als du mich gefragt hast, ob ich Lust hätte, mit dir ein Buch zu schreiben, habe ich deine Bücher zu Verschwörungsmythen und Quantenquark gelesen und gesehen, wie lange und intensiv du dich schon mit vielen Themen der Pseudowissenschaft befasst hast. Ich habe mich über dein Angebot sehr gefreut, weil sich meine Arbeit in der österreichischen Bundesstelle für Sektenfragen genau um diese Themen dreht: Warum glaubt man irrationale Dinge, wie gelingt eine Veränderung eines Weltbildes, und wie fördere ich das im Gespräch? Abgesehen vielleicht von dem Buch „Starrköpfe überzeugen" von Sebastian Herrmann gibt es kaum Bücher, die hier konkrete Hilfe anbieten. Also dachte ich: „Dann schreib doch selbst eines."

Wie bist du denn auf die Idee gekommen, dieses Buch zu schreiben?

Holm Ganz ehrlich muss ich sagen, durch den Verlag. Ich wollte das erst gar nicht machen. Wie sollte ich als Naturwissenschaftler ein Buch zu einem psychologischen Thema schreiben? Dann hieß es, finden Sie eine*n Koautor*in, aber wir wollen dieses Buch – und dafür bin ich im Nachhinein auch sehr dankbar. Das war noch vor der COVID-Pandemie, und ich habe damals noch nicht erwartet, dass ich schon bald nach wirklich jedem meiner

Vorträge mit der Frage konfrontiert werden würde: „Aber was mache ich denn, wenn mein Onkel schwurbelt?" Und das ist ja auch tatsächlich keine einfache Frage.

Ich habe den Eindruck, man findet dazu online und in Büchern schon einiges, was einem helfen soll – das sind aber meist eher Argumentationsratgeber aus der Philosophie, die erst einmal voraussetzen, dass die Gegenseite überhaupt ein Interesse an einer sachlichen, inhaltlichen Diskussion hat. Manche der Empfehlungen, auf die man so stößt, wirken auf mich auch ziemlich manipulativ. Wenn ich auf der Gegenseite wäre und mich zum Beispiel jemand ständig durch Nachfragen aufforderte, meine Position zu rechtfertigen, aber nicht bereit wäre, selbst Stellung zu beziehen, dann würde ich das Gespräch sehr schnell abbrechen.

Ulrike Ich werde auch oft nach einem Kochrezept gefragt, einen Trick, wie man jemanden dazu bringt, seine Irrtümer einzusehen, sein Weltbild auf den Kopf zu stellen und sich so zu verhalten, wie es der Anfragende für richtig befindet. Das ist meist gut gemeint, und es stecken manchmal pure Verzweiflung und Frustration hinter dem Anliegen, aber es funktioniert so nicht. Menschen sind komplex und nicht so leicht in eine Richtung zu manipulieren, in die sie nicht gehen wollen. Mein Wunsch war, mit diesem Buch ein Buffet verschiedener Anregungen und Ideen zur Selbstbedienung aufzubauen, Denkanstöße zu geben. Am wichtigsten sind mir aber nicht die Methoden, sondern die Haltung, mit der ich kommuniziere. Wir brauchen mehr Verständnis und gegenseitigen Respekt statt Empörung und Abwertung.

Holm Gleichzeitig begegnen mir gerade im Umfeld rechtsextremer Verschwörungsmythen immer wieder Aussagen, bei denen man sich nur empören kann – oder zumindest eine klare Grenze ziehen muss. Es ist also tatsächlich nicht einfach.

Wie geht man also an ein Thema heran, bei dem es so viele und manchmal widersprüchliche Antworten geben kann? Wir haben uns entschlossen, mit ganz unterschiedlichen Menschen zu sprechen, die viel Erfahrung in solchen Diskussionen haben, in sozialen Netzwerken, in Blogs, in den Kommentarspalten von Zeitungen oder ganz direkt, in der Arztpraxis oder in der Jugendarbeit. Ganz besonders wichtig war es uns aber, mit Menschen zu sprechen, die selbst schon einmal auf der anderen Seite waren, die an Verschwörungsmythen, Alternativmedizin oder Geister geglaubt, aber dann ihr Weltbild grundlegend verändert haben. Was hat eine impfkritische

Mutter zum Umdenken gebracht, was einen YouTube-Guru, eine homöopathische Ärztin oder einen Verschwörungsgläubigen? Und was kann man daraus für Diskussionen mit solchen Menschen lernen?

Ulrike In meinem Arbeitsfeld, der direkten Betreuung und Therapie von Menschen, die durch Gurus und Scharlatane Schaden erlitten haben, gibt es nur wenige Expert*innen, und man fühlt sich leicht ein wenig einsam. Umso schöner war für mich der Input der Interviews mit Menschen, die in ihrem Berufsfeld ebenfalls mit Themen wie Extremismus, Aberglaube, Wissenschaftsfeindlichkeit und toxischer Spiritualität arbeiten. Es war interessant, wie oft wir ähnliche Erfahrungen gemacht haben und ähnliche Ansätze vertreten. Und dann gab es noch die kleine Gruppe der Forschenden, die sich dem Thema mit den Werkzeugen der Wissenschaft nähern.

Holm Allein schon die Interviews mit allen diesen wahnsinnig spannenden Menschen führen zu dürfen, war es wert, dieses Buch zu schreiben, und es ist ein bisschen schade, dass wir nicht noch viel mehr einfach aus den Interviews zitieren konnten. Aber es sollte ja ein Buch werden, das einem ganz unmittelbar in Diskussionen helfen soll. Also mussten wir es etwas mehr strukturieren.

Im ersten Teil bringen wir erst mal etwas Ordnung in die Probleme, vor denen man in einer solchen Diskussion steht. Welche psychologischen Effekte wirken, wenn wir (ja, wir alle!) unsinnige Dinge glauben? Was konnten wir von den Interviewpartner*innen, die einmal auf der anderen Seite standen, über Umdenkprozesse lernen? Welche Optionen, an eine Diskussion heranzugehen, hat man überhaupt? Das sind mehr, als man denkt. Welche Rolle spielen die Situation und das Verhältnis zum Gegenüber, und was kann und will man im Gespräch realistisch erreichen?

Ulrike Im zweiten Teil gehen wir verschiedene Situationen durch, in denen es typischerweise zu Konflikten kommen kann. Je nachdem, ob das Gespräch mit meinem Opa, meiner Chefin, meiner Hebamme, meinem 8-jährigen Neffen oder in einem Diskussionsforum im Internet stattfindet, gibt es unterschiedliche Empfehlungen. Der dritte Teil ist eine Sammlung und Zusammenfassung der wichtigsten Tipps, aber auch eine Argumentationshilfe für häufig gebrauchte Phrasen.

Holm Dass dieses Buch tatsächlich zustande gekommen ist und dass wir es gemeinsam geschrieben haben, verdanken wir ganz wesentlich Alexander Waschkau vom Hoaxilla Podcast. Er, selbst Psychologe, war der Erste aus dem skeptischen Umfeld, mit dem ich über das Projekt gesprochen habe, und er war es, der sagte: „Sprich doch mal mit Ulrike." Auch wenn die beiden nicht zu unseren eigentlichen Interviewpartner*innen gehört haben, sind Ideen aus meinen Gesprächen mit Alexander und Alexa Waschkau an vielen Stellen auch in das Buch eingeflossen. Dankbar bin ich auch meiner Partnerin Theresa, die den Schreibprozess nicht nur mit Geduld und Verständnis begleitet, sondern auch viele Einblicke in die Gedankenwelt der „anderen Seite" eingebracht hat.

Ulrike Danke an unsere geduldigen und kompetenten Betreuerinnen aus dem Springer-Verlag, Lisa Edelhäuser und Carola Lerch, und an unsere wunderbare Illustratorin Frances Blüml, die aus komplexen Inhalten eindringliche Bilder gezaubert hat! Danke an alle Menschen, die mir in Gesprächen wichtige Einsichten und Haltungen vermittelt haben, ob als Interviewpartner*innen für dieses Buch, Klient*innen oder Kolleg*innen, insbesondere den Kolleg*innen der Bundesstelle für Sektenfragen German Müller und Sylvia Neuberger. Danke an meine Test- und Korrekturleser*innen Wolfgang und Irmi Suntinger, Ingrid Mayer, Michael Mikas und Stefano Falchetto. An Günter Mandl und Blake Sclanders, meine Schreibherberge. An Stefan, Timon und Kilian, die dieses Buch als zeitintensives Adoptivkind in der Familie geduldet haben.

Inhaltsverzeichnis

Teil I Grundlagen

1 Einleitung — 3
Literatur — 16

2 Warum glauben die das? Und warum glauben wir vielleicht etwas ebenso Unsinniges? — 17
2.1 Gefühle bestimmen kognitive Prozesse, Affektheuristik — 19
2.2 Fehler in unserer Wahrnehmung — 20
2.3 Fehler in der Erinnerung — 24
2.4 Schnelles Denken/Langsames Denken — 25
2.5 Cognitive Biases — 26
2.6 Urteilsheuristiken – Schubladendenken — 28
2.7 Kognitive Dissonanz — 31
2.8 Anekdotische Evidenz — 33
2.9 Gruppendruck — 34
2.10 Soziale Rahmenbedingungen — 36
Literatur — 37

3 Umdenkprozesse — 39
3.1 Von „Alternativmedizin" zur Medizin — 41
3.2 Raus aus dem Verschwörungssumpf — 46
3.3 Losing my Religion — 48

3.4	Die vergebliche Suche nach dem Paranormalen	50
3.5	Ein ernüchterndes Zwischenfazit	55
Literatur		56

4 Grundsätzliche Strategien — 57
4.1	Konfrontativ oder verständnisvoll argumentieren?	58
4.2	Aktiv eigene Argumente vorbringen oder reaktiv die der Gegenseite widerlegen?	61
4.3	Sachlich aufklären oder moralisch bewerten?	62
4.4	Inhaltlich oder auf der Metaebene diskutieren?	63
4.5	Argumente als Aussagen vorbringen oder Fragen stellen?	64
4.6	Nüchtern oder emotional argumentieren?	65
Literatur		67

5 Mit wem diskutiert man und wozu? — 69
Literatur — 76

Teil II Typische Gesprächssituationen

6 Im Internet funktioniert vieles ganz anders — 81
6.1	Diskussionen mit Fremden in sozialen Medien oder Kommentarspalten	84
6.2	Öffentliche Kommentare zu eigenen Beiträgen	88
6.3	Diskussion mit Bekannten in sozialen Medien	95
6.4	Direkte Onlinekommunikation mit Bekannten ohne Mitleser	97
6.5	Umgang mit Hass- und Drohbotschaften	99
Literatur		107

7 Diskussionen in der Familie — 109
7.1	Tipps für das Gespräch	111
7.2	Gesprächshaltungen	116
7.3	Konflikte in der Partnerschaft	139
Literatur		142

8 Kinder und Jugendliche — 145
8.1	Problemfelder	146
8.2	Tipps für Eltern bei Sorgerechtskonflikten	151
8.3	Behörden informieren	155

8.4	Tipps für Mitarbeiter*innen im Sozial- und Bildungsbereich	156
	Literatur	162

9 Unternehmensumfeld und Weiterbildung ... 165
9.1 Problemfelder, die auftreten können ... 166
9.2 Als Kolleg*in betroffen ... 171
9.3 Als Firmenleitung in der Verantwortung ... 175
Literatur ... 176

10 Gesundheits- und Sozialsystem ... 179
10.1 Das medizinische Feld ... 180
10.2 Psychologie, Psychotherapie, Beratung, Coaching ... 194
10.3 Sozial- und Jugendarbeit ... 202
Literatur ... 207

Teil III Praktische Tipps

11 Sätze, die man immer wieder hört ... 213
11.1 Wer heilt, hat Recht ... 214
11.2 Nimm doch erst mal etwas Natürliches! ... 216
11.3 Kann man doch mal probieren, es schadet doch nicht ... 219
11.4 Die Quantenphysik hat gezeigt … ... 220
11.5 Wissenschaft ist auch nur ein Glaube ... 222
11.6 Die Wissenschaftler sind doch alle gekauft ... 224
11.7 Wissenschaft ist kalt und unromantisch ... 227
11.8 Beweise mir, dass es nicht so ist! ... 229
11.9 Nur weil ihr nicht versteht, warum es funktioniert … ... 231
11.10 Die Wahrheit liegt in der Mitte ... 233
11.11 Es gibt mehr zwischen Himmel und Erde, als eure Wissenschaft sich träumen lässt ... 235
Literatur ... 237

12 Praktische Tipps ... 239
12.1 Haben Sie realistische Erwartungen! ... 241
12.2 Lassen Sie sich nicht demotivieren! ... 242
12.3 Haben Sie Mut zum Widerspruch! ... 242
12.4 Haben Sie Mut zur Versöhnlichkeit! ... 243

12.5	Setzen Sie nicht voraus, dass Ihr Gegenüber in derselben Welt lebt ... vor allem nicht bei Verschwörungsgläubigen!	244
12.6	Lassen Sie sich nicht in Details verstricken!	245
12.7	Sie sind nicht allein!	246
12.8	Menschen dürfen anders denken!	246

Fazit 249

Hilfreiche Informationsquellen 250
   Zu Esoterik, Grenzwissenschaften und allgemeinen
   skeptischen Themen 251
   Zur Alternativmedizin 254
   Zu Verschwörungsmythen und Fake News 258
   Zu Weltanschauungsfragen 260

Über die Interviewpartner*innen

Dieses Buch wäre ohne die Interviewpartner*innen, die ihr Wissen und ihre Erfahrungen mit uns geteilt haben, nicht möglich gewesen. Manche von ihnen machen beruflich oder ehrenamtlich regelmäßig Erfahrungen mit Diskussionen der hier betrachteten Art; andere waren selbst einmal Gläubige und haben uns von ihrem eigenen Umdenken erzählt. Zum Teil sind ihre Geschichten in Kapitel 3 kurz dargestellt; zum Teil sind sie an unterschiedlichen Stellen des Buches zitiert. An vielen Stellen sind ihre Erfahrungen und Einschätzungen in den Text eingeflossen. Wir bedanken uns bei allen Interviewpartner*innen und stellen sie im Folgenden kurz vor.

Florian Aigner

Der Physiker Florian Aigner ist zuständig für Wissenschaftskommunikation an der Technischen Universität Wien. Seit Jahren aktiv in der Skeptikerszene, ist er Autor von zwei Sachbüchern zu Grundlagen des wissenschaftlichen Denkens, Wissenschaftsblogger und Kolumnist. In seiner Arbeit beteiligt er sich regelmäßig an Onlinediskussionen mit Gläubigen, tritt in den Medien auf und spricht im Rahmen von Veranstaltungen.

Florian Albrecht

Der Mediziner Florian Albrecht hat in unterschiedlichen Positionen alternativmedizinische Methoden in seine Arbeit einfließen lassen. Nach einem deutlichen Umdenkprozess ist er jetzt als Hausarzt niedergelassen und setzt sich in seiner Arbeit und darüber hinaus energisch für eine strikt wissenschaftsbasierte Medizin ein. Nach längerer Aktivität in der Skeptikerszene hat er sich inzwischen distanziert und betrachtet große Teile der organisierten Skeptiker als halbherzig und inkonsequent.

Sebastian Bartoschek

Der Psychologe Sebastian Bartoschek erforschte schon in seiner Doktorarbeit Verschwörungsglauben und war gleichzeitig über viele Jahre journalistisch und als Autor tätig. Dabei hat er immer wieder auch prominente Esoteriker und Verschwörungsgläubige wie Erich von Däniken oder Axel Stoll interviewt. Inzwischen hat er im Hauptberuf eine eigene Firma, die vor allem gutachterliche und diagnostische Expertise anbietet.

Lydia Benecke

Die Psychologin Lydia Benecke arbeitet seit Jahren mit Sexual- und Gewaltstraftätern und berät Polizei und Medien zu kriminalpsychologischen Themen. Sie hat mehrere Bücher über Verbrechen und psychische Störungen geschrieben und engagiert sich gegen Rechtsextremismus, für wissenschaftliche Aufklärung und die Rechte von diskriminierten gesellschaftlichen Gruppen. Dabei ist sie mehrfach zur Zielscheibe aggressiver Kampagnen von Rechtsextremen und Verschwörungsgläubigen geworden.

Susan Blackmore

Die Psychologin Susan Blackmore forschte viele Jahre zur Parapsychologie und zu paranormalen Erfahrungen. Als überzeugte Gläubige in das Thema eingestiegen, wurde sie im Laufe ihrer eigenen Arbeit immer kritischer und schließlich zur engagierten Skeptikerin. Später zog sie sich aus der aktiven parapsychologischen Forschung zurück, engagierte sich für den Humanismus und schrieb mehrere Bücher über das Konzept der Meme: Ideen, die sich wie Gene übertragen und fortentwickeln können.

Thomas F.

Der Kinderarzt Thomas F. ist in einem Krankenhaus beschäftigt und dort vor allem in der Intensivversorgung von Neugeborenen tätig. Während des Studiums war er von der Wirksamkeit der Homöopathie überzeugt und Mitglied in einem entsprechenden Arbeitskreis. Im Laufe seines Berufseinstiegs wurde er sich der Wirkungslosigkeit dieser Methode bewusst. Inzwischen ist er ein engagierter Vertreter einer wissenschaftsbasierten Medizin und legt großen Wert darauf, die Eltern der von ihm versorgten Kinder entsprechend zu beraten.

Krista Federspiel

Die Medizinjournalistin und Autorin Krista Federspiel gehört seit Jahrzehnten zu den lautesten Kritikern von Alternativmedizin und Esoterik in Österreich. Im Zuge ihres Ruhestands hat sie sich inzwischen aus der ersten Reihe des skeptischen Aktivismus zurückgezogen, bleibt aber aktiv und berichtet über ihre langjährigen Erfahrungen in Diskussionen mit Gläubigen, den Medien und der Politik. 2020 wurde sie für ihr Engagement mit dem „Österreichischen Ehrenkreuz für Wissenschaft und Kunst" ausgezeichnet.

Christopher French

Chris French ist Professor für Psychologie am Goldsmiths College der University of London und leitet dort die Abteilung für anomalistische Psychologie. Seine wichtigsten Forschungsgebiete sind der Glaube an paranormale Phänomene und die Psychologie außergewöhnlicher Wahrnehmungen, wobei er selbst sich vom Gläubigen zum Skeptiker entwickelt hat. Im Rahmen seiner Forschung testet er auch regelmäßig Personen, die glauben, übernatürliche Fähigkeiten zu besitzen.

Natalie Grams

Die Ärztin Natalie Grams war über mehrere Jahre in einer eigenen homöopathischen Privatpraxis tätig, bis sie im Zuge einer Recherche für ein eigenes Buch die pharmazeutische Wirkungslosigkeit der Homöopathie erkannte. In der Folge gab sie ihre Praxis auf und wurde zum Aushängeschild der deutschen Homöopathiekritiker*innen. Dabei war sie immer wieder heftigen, auch persönlichen Angriffen seitens ihrer ehemaligen Kolleg*innen ausgesetzt. Nach mehreren beruflichen Veränderungen trat sie Anfang 2021 eine Beschäftigung beim Robert-Koch-Institut an.

Bernd Harder

Bernd Harder ist Journalist und seit den 1990er-Jahren in der Skeptikerorganisation Gesellschaft zur wissenschaftlichen Untersuchung von Parawissenschaften (GWUP) aktiv. Gleichzeitig hat er zahlreiche Bücher zu skeptischen Themen, vor allem im Umfeld der Populärkultur, geschrieben. Als Verantwortlicher des GWUP-Blogs muss er in die Kommentardiskussionen des Blogs regelmäßig moderierend eingreifen. Außerdem leitet er Diskussionen über Wissenschaft und Glauben im Zusammenhang mit seinen Vorträgen und Lesungen sowie in Projekten an Schulen.

Britt Marie Hermes

Die Amerikanerin Britt Marie Hermes hat einen Abschluss in Naturmedizin und arbeitete drei Jahre lang in einer alternativmedizinischen Krebsklinik. Dann wandte sie sich von der Alternativmedizin ab und begann, die Gefahren derartiger Praktiken öffentlich anzuprangern. Als sie wegen eines kritischen Artikels in ihrem Blog von einer amerikanischen Naturheilerin verklagt wurde, erhielt sie viel, auch finanzielle, Unterstützung aus der internationalen Skeptikerszene. Inzwischen lebt sie in Kiel und promoviert über die Genetik von Mikroorganismen.

Lisa L.

Lisa L. ist in einer Familie von Anhänger*innen der Zeugen Jehovas aufgewachsen. Als Kind war sie fest in die Glaubensgemeinschaft integriert, entwickelte später aber immer größere Zweifel am Glauben und schaffte es als junge Erwachsene mit der Hilfe ihrer älteren Schwestern, sich von den Zeugen Jehovas zu lösen. Sie studiert und unterstützt jetzt andere Aussteiger*innen.

Christian Lübbers

Der Facharzt für Hals-Nasen-Ohren-Heilkunde Christian Lübbers erlangte 2017 nationale Bekanntheit, als er homöopathische Globuli aus dem Ohr eines vierjährigen Kindes entfernen musste. Als eine der führenden Figuren des Informationsnetzwerks Homöopathie (INH) gehört er zu den prominentesten Homöopathiekritikern in Deutschland und etablierte vor allem über Twitter den Begriff #Globukalypse für den Niedergang des Homöopathieglaubens in Deutschland.

Sophie Niedenzu

Die Molekularbiologin und Publizistin Sophie Niedenzu war über acht Jahre als Journalistin mit Schwerpunkt Wissenschaft, Bildung und Medizin und im Community Management für die österreichische Tageszeitung „Der Standard" tätig. Dort moderierte sie unter anderem die Diskussionsforen der Onlineausgabe. Später arbeitete sie als Redakteurin für einen medizinischen Fachverlag. Aktuell ist sie Mitarbeiterin in der Abteilung Öffentlichkeitsarbeit der Österreichischen Ärztekammer und dort unter anderem für die gesundheitspolitische Berichterstattung in der Österreichischen Ärztezeitung zuständig.

Andreas Peham

Andreas Peham ist Politologe mit Schwerpunkt in der Rechtsextremismus- und Antisemitismusforschung und arbeitet für das Dokumentationsarchiv des österreichischen Widerstandes in Wien. Er hat Bücher und

Beiträge zu Sammelbänden über die rechtsextreme Szene in Österreich und darüber hinaus geschrieben und tritt regelmäßig als Experte zu diesen Themen in den Medien in Erscheinung. Vor allem in der politischen Bildung an Schulen macht er regelmäßig Erfahrungen in Diskussionen mit Schüler*innen, die Verschwörungsglauben oder politischem Extremismus zuneigen.

Martin Puntigam

Der Kabarettist und Schauspieler Martin Puntigam tritt seit mehr als 30 Jahren mit Kabarettprogrammen auf und hat sich dabei immer wieder für die Vermittlung von Wissenschaft eingesetzt. Allseits bekannt ist er als zentrale Figur des Wissenschaftskabaretts Science Busters, die diesem innovativen Mittel der Wissenschaftskommunikation eine in Österreich bislang ungekannte Reichweite brachten.

Fabian Reicher

Der Sozialarbeiter Fabian Reicher ist für die österreichische Beratungsstelle Extremismus im Bereich der Distanzierungs- und Ausstiegsarbeit aktiv. Seine Arbeitsgebiete umfassen dabei sowohl Rechtsextremismus als auch Jihadismus. In seiner Arbeit ist er regelmäßig im direkten Dialog mit radikalisierten oder gefährdeten Jugendlichen. Er ist Koordinator des Projekts „Jamal al-Khatib – Mein Weg!", eines multiprofessionellen, partizipativen Peer-to-Peer-Online-Filmprojekts mit dem Ziel, islamistischer Propaganda alternative Erzählungen von jugendlichen Aussteiger*innen aus der jihadistischen Szene entgegenzusetzen.

Jessica Schab

Jessica Schab profilierte sich als junge Frau mit spirituellen Botschaften in YouTube-Videos. Innerhalb kürzester Zeit sammelte sie eine Anhängerschaft von über einer Million Abonnent*innen. Mit ihrer eigenen Verantwortung für ihre Anhänger*innen konfrontiert, wandte sie sich von der Esoterik ab, versuchte andere beim Ausstieg zu unterstützen und ist aktuell am Dokumentarfilm „Confessions of a Former Guru" über ihre eigene Geschichte beteiligt.

Theresa Stange

Theresa Stange wurde mit 19 Jahren Mutter und war über mehrere Jahre überzeugte Impfgegnerin. Kritisch gegenüber den in der Szene oft empfohlenen alternativmedizinischen Verfahren, blieb sie über Jahre unsicher und immer auf der Suche nach Bestätigung für ihre Ablehnung von Impfungen. Schließlich fand sie erst nach der Trennung vom Vater ihrer beiden Kinder und mit einem neuen Partner das Vertrauen, die versäumten Impfungen nachholen zu lassen.

Hayley Stevens

Hayley Stevens war im Alter von 16 Jahren die Organisatorin einer britischen Geisterjägergruppe und wurde dann zu einer prominenten Kritikerin der Szene der Geistergläubigen. Nach längerer Aktivität im Umfeld der britischen Skeptiker*innen hat sich die Psychologiestudentin inzwischen vom skeptischen Umfeld distanziert, das sie als verächtlich gegenüber Gläubigen und in Teilen als frauenfeindlich empfindet. Sie tritt selbst weiterhin aktiv für Aufklärung und wissenschaftliches Denken ein.

Stephanie Wittschier

Stephanie Wittschier war jahrelang Verschwörungsgläubige, was zu erheblichen Spannungen innerhalb ihrer Familie geführt hat. Nachdem sie den Ausstieg aus der Szene gefunden hatte, gründete sie mit ihrem Mann die Facebook-Gruppe „Nothing but the Truth" sowie die Seite „Die lockere Schraube", die bissig-humorvoll über Verschwörungsmythen aufklären.

Teil I
Grundlagen

Letztlich soll dieses Buch ja eine Art Ratgeber sein, der ganz praktisch Denkanstöße und Ideen für Diskussionen zwischen Fakt und Vorurteil vermittelt. Zunächst einmal müssen wir uns aber ein paar ganz grundlegenden Fragen zuwenden. In der frei erfundenen, aber ganz alltäglichen Geschichte einer jungen Frau sehen wir uns an, in welchen Situationen uns solche Diskussionen begegnen und wie hilflos wir dabei sein können, selbst wenn wir eigentlich gute Argumente haben.

Wir kommen an der Frage nicht vorbei, warum Menschen an Verschwörungen, Geister oder Wunderkuren glauben. Einen Teil der Pointe können wir dazu gleich vorwegnehmen: Es hat viel damit zu tun, dass wir alle gerne solche Dinge glauben, und dass wir uns von dem, was wir glauben, nur sehr schwer wieder abbringen lassen. Wer versucht, andere Menschen von Esoterik, Fanatismus oder Verschwörungsglauben wegzubringen, kämpft gegen ein ganzes Arsenal psychologischer Mechanismen an, die eigentlich vor allem dazu dienen, uns das Leben leichter zu machen.

Dennoch gibt es immer wieder Menschen, die es schaffen, sich von solchen Glaubenssystemen zu lösen. Das beleuchten wir beispielhaft an den Geschichten bekannter und weniger bekannter Menschen, die mit uns über ihre Umdenkerlebnisse gesprochen haben. Spannend ist natürlich vor allem die Frage, welche Rolle dabei Gespräche mit wissenschaftlich denkenden Personen gespielt haben.

Schließlich betrachten wir, welche grundsätzlichen Möglichkeiten es überhaupt gibt, an diese Gespräche heranzugehen – und das sind mehr, als man denkt, so wie ein solches Gespräch eben auch unter sehr unterschiedlichen Bedingungen stattfinden kann. Das Ziel kann und muss dabei auch nicht immer sein, die andere Seite zu überzeugen. Das zu akzeptieren, kann einem viel Frustration ersparen.

1

Einleitung

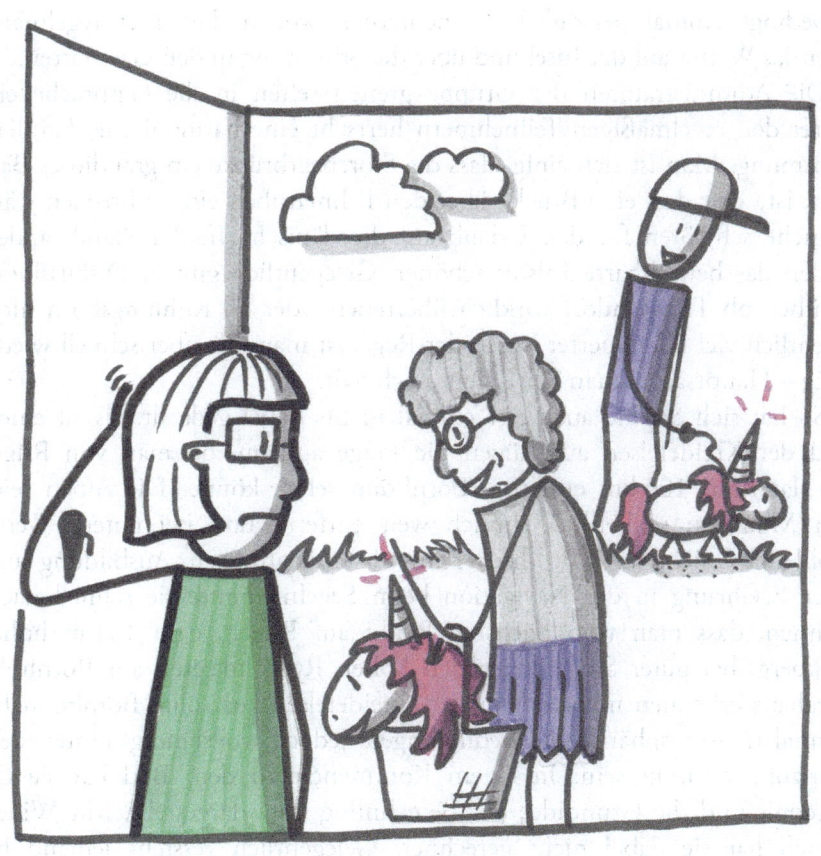

„Mit Globeheads kann man eben nicht diskutieren."

Sophie ist konsterniert. Vor fünf Minuten hatte sie noch keine Ahnung, was ein Globuskopf ist, und ist jetzt selbst einer – und sie ist sich dessen auch ganz sicher. Dabei hat alles ganz harmlos angefangen.

Eigentlich hatte sie nur ein paar Urlaubsfotos von der ersten gemeinsamen Segeltour mit den Kindern präsentieren wollen. In der Facebook-Gruppe, in der sie die Bilder geteilt hat, sind hauptsächlich Menschen, die ihre Liebe für die Ostsee teilen, die jeden Leuchtturm, jedes markante Stück Küstenlinie auf den Bildern benennen können. Zu den bekannteren Orten hat eigentlich immer jemand eigene Urlaubserinnerungen beizusteuern. Man gibt Ratschläge, wie kinderfreundlich der Campingplatz in Heiligenhafen ist und was man auf Usedom bei schlechtem Wetter unternehmen kann. Krischan, der jedes freie Wochenende mit dem Motorrad nach Fehmarn fährt und den Sophie und ihr Mann unbedingt einmal persönlich kennenlernen wollen, berichtet regelmäßig über das Wetter auf der Insel und über die Stimmung in den Gaststätten.

Die Administratoren der Gruppe greifen selten in die Gespräche ein. Unter den regelmäßigen Teilnehmern herrscht eine harmonische, familiäre Stimmung. Man ist sich einig, dass die Storebæltbrücke ein grandioses Bauwerk ist, aber dass eine Brücke über den Fehmarnbelt ein Verbrechen wäre. Manche schwören für den Urlaub auf die dänische Insel Lolland; andere finden das benachbarte Falster schöner. Gelegentlich gibt es Diskussionen darüber, ob Timmendorf wirklich überteuert oder ob Kühlungsborn nicht eigentlich viel überteuerter ist. In der Regel ist man sich aber schnell wieder einig – Hauptsache, man fährt nicht nach Sylt.

So hat sich Sophie auch erst einmal nichts dabei gedacht, als zu einem Bild der Kreidefelsen auf Rügen die Frage aufkam, ob man von Rügen aus das rund 100 km entfernte Bornholm sehen könne. Die Alpen seien von München schließlich ähnlich weit entfernt und bei gutem Wetter problemlos sichtbar. Mit ihrer naturwissenschaftlichen Ausbildung und ihrer Erfahrung in der Navigation beim Segeln konnte sie schnell nachrechnen, dass man vom höchsten Punkt auf Rügen, dem 161 m hohen Piekberg, bei guter Sicht den gleich hohen Rytterknægten auf Bornholm durchaus erkennen müsste. Von den Kreidefelsen aus sollte Bornholm bei normalen atmosphärischen Bedingungen jedoch vollständig hinter dem Horizont verdeckt sein. In einem Kommentar zu dem Bild hat sie das Ergebnis und die Grundidee der Berechnung kurz dargestellt. Mit Widerspruch hat sie dabei nicht gerechnet. Gelegentlich versteht jemand bei einer solchen Berechnung nicht, dass die Lichtbrechung in der Atmosphäre unter normalen Bedingungen die Sichtweite erhöht, aber sie wäre darauf vorbereitet gewesen, das zu erklären. Womit sie nicht gerechnet hat, war der Kommentar: „Du glaubst den Scheiß tatsächlich, ja?" „Was meinst du? Welchen Scheiß?", hat sie halb verunsichert, halb verärgert nachgefragt. „Na, das mit dem „Glaubus". Dass die Erde eine Kugel ist mit 44.000 Kilometer Umfang und so."

Klaus, von dem der aggressive Einwurf kam, ist noch nicht lange in der Gruppe. Er fällt gelegentlich durch merkwürdige Kommentare auf, ist ansonsten aber eine Bereicherung durch sein profundes Wissen über die Geographie und Geschichte der mecklenburgischen Ostseeküste. Seine Ansichten mögen seltsam sein, und Sophie hatte schon länger den Eindruck, dass es keine gute Idee wäre, mit ihm über Politik zu diskutieren, aber er ist definitiv nicht dumm.

Sophie ist noch nie einem Menschen begegnet, der ernsthaft behauptet, die Erde sei eine Scheibe. Ihr erster Gedanke war, dass sich vermutlich jemand über sie lustig macht. In einer Gruppe von Menschen, die sie nur ihrem Onlineprofil nach kennt, von denen sie viele aber als Freunde empfindet, möchte sie sich weder blamieren noch eine sinnlose Auseinandersetzung riskieren. So hat sie sich in ihren ersten Antworten bewusst bemüht, sachlich zu sein. Sie hat ihre Berechnungen noch einmal erläutert, allerdings, wie Klaus sofort anmerkte, auf der Basis der für ihn vollkommen absurden Annahme, die Erde sei eine Kugel. Ihre Anmerkung, die Navigation in der Seefahrt basiere seit Jahrhunderten, wenn nicht Jahrtausenden, auf der Krümmung der Erde, beeindruckt ihn ebenso wenig wie ihr Hinweis, am Meer sei die Erdkrümmung doch problemlos mit einem Fernglas zu sehen.

„Hast du schon jemals irgendwo gesehen, dass der Horizont krumm ist???"

Die Art der Fragestellung erscheint Sophie so absurd, dass sie gar nicht darauf eingehen mag.

„Das sieht man doch, dass ein Schiff, das sich entfernt, hinter der Erdkrümmung verschwindet."

„Das glaubt ihr, weil man euch das so eingeredet hat. Das sieht eben so aus, wegen der Perspektive."

„Klaus, das ist doch Blödsinn!"

„Mit Globeheads kann man eben nicht diskutieren."

Ein paar Sekunden später verlinkt Klaus ein Bild mit einem geraden Horizont und einem eingeblendeten Kommentar über die Dummheit der Globusgläubigen, die sich einreden ließen, sie sähen eine Kugel, wo Wasseroberflächen doch sichtbar flach seien. Das Bild stammt von einer Facebook-Seite, auf der sich ähnliche Darstellungen zur flachen Erde abwechseln mit

Klimawandelleugnung, Spott über die angeblich stümperhaft inszenierte Mondlandung, Kreationismus und antisemitischer Hetze.

Sophie ist fassungslos, entsetzt und gleichzeitig gefesselt. Wie ein Schaulustiger, der seinen Blick nicht von einem besonders blutigen Unfall losreißen kann, klickt sie sich über eine Stunde lang durch immer neue Bilder, Artikel und Videos und die Kommentare dazu. Die vorgebrachten Argumente, warum die Erde keine Kugel sein könne, erscheinen Sophie geradezu rührend naiv: Sie sieht vom Boden aus flach aus, also ist sie flach. Darstellungen der Südhalbkugel zeigen die Menschen auf dem Kopf stehend, mit der Frage, warum sie nicht von der Erde herunterfallen. Die Seite hat 4000 Fans, und nach der Einmütigkeit der Kommentare zu urteilen, glaubt der größte Teil von ihnen offenbar tatsächlich an eine flache Erde. Nach kurzer Suche stößt Sophie auf ein halbes Dutzend weitere Seiten und Diskussionsgruppen ähnlichen Inhalts, alle mit Tausenden von Anhängern. Schließlich kann sie sich nicht mehr zurückhalten, versucht in eigenen Kommentaren, wenigstens auf die absurdesten Denkfehler aufmerksam zu machen. Nach fünf Minuten wird sie von anderen Lesern als Schlafschaf lächerlich gemacht. Nach zehn Minuten kann sie auf der Seite nicht mehr kommentieren: Einer der Administratoren hat sie gesperrt.

In den nächsten Tagen ärgert sich Sophie immer wieder darüber, dass sie sich überhaupt auf so eine sinnlose Diskussion eingelassen und am Ende sogar unter ihrem echten Namen Kommentare auf der Flache-Erde-Seite hinterlassen hat. Vielleicht lachen Klaus und seine Freunde von dieser Seite sich jetzt darüber tot, dass sie doch tatsächlich auf ihre plumpe Satire hereingefallen ist.

***

Zwischen Familie und Beruf hat Sophie eigentlich weder Zeit noch Nerven, sich in sinnlose, ärgerliche Diskussionen zu verstricken. Sie ist stolz auf die Effizienz und Zielstrebigkeit, mit der sie nach der Babypause wieder den Einstieg in den Beruf geschafft und sich in ihrer Firma sogar in Teilzeit eine Führungsposition erkämpft hat. Zu den drei Mitarbeitern aus anderen Funktionen, die temporär zu ihrem kleinen Team abgeordnet sind, soll sie jetzt erstmals selbst jemanden einstellen. Über die vergangenen Wochen hat sie diverse Artikel über Teamzusammenstellung und Personalauswahl gelesen, ein detailliertes Anforderungsprofil erstellt und mit dem Personalchef abgestimmt, Ordner voller Lebensläufe durchgearbeitet und schließlich Interviews geführt und die Bewerber in Rollenspielen sowie beim Lösen von Fallstudien beobachtet. Die Auswahl ihres ersten festen Mitarbeiters wird die wichtigste Entscheidung in ihrem bisherigen Berufsleben sein, und so unsicher eine solche Entscheidung zwangsläufig ist, will sie wenigstens keine offensichtlichen Fehler machen.

Sophie hat sich diese Entscheidung irgendwie leichter vorgestellt. So gut sie sich auch vorbereitet hat, es fällt ihr auch nach den Gesprächen und Fallstudien unglaublich schwer einzuschätzen, welcher der Bewerber sich für die Aufgabe am besten eignen würde oder mit wem sie auch nur langfristig gut zusammenarbeiten könnte. In gewisser Weise empfindet sie es als Erleichterung, dass Herr Fischer, der langjährige Personalchef der Firma, in die Auswahl eingebunden ist. Mit seinem patriarchalen Auftreten, seiner polternden Stimme und seinem immer etwas aufdringlich wirkenden Humor erscheint Herr Fischer in der jungen Führungsriege des Unternehmens ein wenig wie ein Dinosaurier. Unter Kollegen erzählt man, er sei vor allem deshalb noch in seiner Position, weil er „den Betriebsrat gut im Griff" habe. Sein unerschütterliches Vertrauen in die eigene Urteilskraft erfüllt Sophie mit einer Art tröstlicher Resignation: Solange er mit der Neueinstellung einverstanden ist, wird sie zwar möglicherweise nicht den geeignetsten Mitarbeiter gefunden haben, sich aber auf alle Fälle nie für ihre Entscheidung rechtfertigen müssen.

An der entscheidenden Besprechung, die der Geschäftsführung den endgültigen Kandidaten vorschlagen soll, nehmen ihre drei Mitarbeiter teil, die jeweils nur an den Gesprächen mit einzelnen Kandidaten teilgenommen haben, sowie Herr Fischer, der mit allen Bewerbern jedoch nur kurz gesprochen hat. Sophie präsentiert zunächst ihr Bewertungsraster, das sie nach dem Anforderungsprofil erstellt hat und nach dem sie die Kandidaten für sich schon bewertet hat. Herrn Fischers Hinweis, man müsse auch die Erfolgsaussicht eines Angebots berücksichtigen, überzeugt sie. Von seiner nächsten Anmerkung ist sie allerdings schockiert:

„Das graphologische Gutachten müssen wir auch berücksichtigen."

„Ein graphologisches Gutachten?"

„Ja. Die Ergebnisse für alle Kandidaten liegen seit Freitag vor. Das geht immer sehr schnell."

„Ja, aber – warum?"

„Wir lassen bei allen Kandidaten für Managementpositionen graphologische Gutachten erstellen. Das machen wir schon immer so."

„Sowas ist doch gar nicht aussagekräftig."

„Das war bei Ihnen damals auch nicht anders."

„Sie hatten von mir doch gar keine Handschriftprobe."

„Dafür reicht die Unterschrift."

Sophie lässt es für den Moment auf sich beruhen. Sie ist sich sicher, dass die Handschrift eines Bewerbers kein geeignetes Instrument für die

Personalauswahl ist, aber ihr fehlen ohne Vorbereitung schlicht handfeste Argumente, um sich auf eine Diskussion mit einem erfahrenen Personalmanager einzulassen. Widerstrebend ergänzt sie die Spalte im Bewertungsraster – entschlossen, dafür später eine möglichst niedrige Gewichtung durchzusetzen.

Dann präsentiert sie ihre eigenen Einschätzungen der Bewerber nach dem Bewertungsraster. Für Sophie zeichnen sich zwei klare Favoriten ab, wobei sie sich bemüht, sich ihrer subjektiven Sympathien bewusst zu sein und sie zurückzuhalten: Eine ihrer Favoritinnen ist ebenfalls Mutter und sucht nach einer längeren Erziehungspause wieder den Berufseinstieg, direkt mit einer Vollzeitstelle. Sie ist hochqualifiziert und hat einschlägige Erfahrung, gibt sich bis auf die offensichtlichen Grenzen bei der Arbeitszeit wegen der Kinder sehr anpassungsfähig, hat sich in den Gesprächen vielleicht ein bisschen zu bescheiden und zurückhaltend verkauft. In Sophies Bewertung praktisch gleichauf ist ein junger Mann, sehr engagiert, mit hervorragenden Abschlüssen, der trotz seiner fehlenden Berufserfahrung in den Fallstudien und Rollenspielen brilliert hat.

Die Mitarbeiter in Sophies Team, mit denen sie vorher bewusst nicht über dieses Thema gesprochen hat, nehmen ihre Bewertungen wohlwollend zur Kenntnis, aber vor der Kaffeepause muss Herr Fischer unbedingt noch seine Sicht der Dinge, einschließlich der graphologischen Gutachten, vorstellen. Der von Sophie gut bewertete junge Mann sei ein Karrierist und Blender, heiße es dort, die hochqualifizierte Mutter nicht teamfähig und emotional labil. Herr Fischer favorisiert offensichtlich einen anderen Bewerber, einen Mann mit Berufserfahrung, allerdings in einem etwas anderen Themenbereich. In den Fallstudien hat er sich dominant und einzelgängerisch verhalten. Nach Sophies Einschätzung wäre er ein guter Kandidat für andere Funktionen im Unternehmen, aber nicht für ihr Team.

Während die anderen ihren Kaffee trinken, setzt sich Sophie an ihren Computer, sucht Informationen über Graphologie. In nur zehn Minuten hat sie, was sie braucht: Einen Artikel aus einem Portal über Pseudowissenschaften, eine vernichtende Bewertung durch einen renommierten Professor für Wirtschaftspsychologie und, aus den dort angegebenen Quellen, zwei wissenschaftliche Studien. Die Ergebnisse sind eindeutig: Anstatt Mitarbeiter nach graphologischen Gutachten auszuwählen, kann man ebenso gut würfeln.

Herr Fischer quittiert die wissenschaftlichen Ergebnisse mit einer sehr einfachen Aussage: Er sei seit 20 Jahren im Geschäft und habe mit graphologischen Gutachten immer gute Erfahrungen gemacht. Vor allem könne man sich, anders als in einem Vorstellungsgespräch, bei seiner Handschrift nicht verstellen. Schließlich wären sie ohne die Gutachten gar nicht darauf gekommen, darüber zu diskutieren, ob Sophies Favoriten Karrieristen oder emotional labil seien. Sophies Einwand, dass es dafür ja auch keinerlei sinnvolle Veranlassung gebe, bleibt ohne Wirkung.

Letztlich tut Sophie genau das, was sie eigentlich vermeiden wollte, und konzentriert sich darauf, Herrn Fischers Favoriten zu verhindern. Nach einer längeren Diskussion einigt man sich auf den jungen Mann aus Sophies Vorschlägen. Das unterstellte Risiko, dass er ein Karrierist und Blender sein könnte, geht sie gerne ein.

Abends, nachdem ihre Tochter im Bett ist, recherchiert Sophie noch einmal stundenlang über die wissenschaftliche Bewertung der Graphologie. Am Ende hat sie einen kompletten Ordner voller Artikel und Studien, und die Ergebnisse werden für die Graphologie nicht schmeichelhafter. Sie kann klar belegen, dass es sich um ein pseudowissenschaftliches Konzept handelt. In der folgenden schlaflosen Nacht überlegt sich Sophie, ob sie noch einmal ohne konkreten Anlass das Gespräch mit Herrn Fischer suchen oder ob sie direkt bei der Geschäftsführung gegen den Einsatz graphologischer Gutachten protestieren soll. Als sie schließlich einschläft, weiß sie, dass sie nichts davon tun wird. Die Fakten sind eindeutig, aber die Diskussion ist sinnlos.

***

„Charlotte und Philipp sind auf der Rutsche mit den Köpfen zusammengeknallt. Soll ich ihr auch Arnika geben?"

„Arnika?" Sophie beantwortet die Nachricht auf ihrem Smartphone beiläufig an einer roten Ampel, während sie auf dem Weg von der Arbeit zum Spielplatz ist, wo ihre Freundin Steffi mit den Kindern auf sie wartet.

„Na, Globuli halt."

„NEIN!"

„Alles klar, ich weiß ja, dass ihr sowas nicht nehmt. Ich dachte nur, weil sie so weint. Also, bis gleich, wir warten auf dich."

„DANKE!"

Bis Sophie wieder an einer roten Ampel steht und diese letzte Antwort schreiben kann, vergehen qualvolle Minuten, und sie ist nur noch wenige hundert Meter vom Spielplatz entfernt. Ihr ist die Situation ausgesprochen unangenehm. Eigentlich ärgert sie sich über Steffis Vorschlag, ihrer Tochter Charlotte pseudomedizinische Mittel zu geben. Andererseits ist sie wahnsinnig dankbar, dass Steffi so unkompliziert eingesprungen ist und Charlotte, wie schon so oft, vom Kindergarten mitgenommen hat, als Sophie wegen der Einstellung des neuen Mitarbeiters länger in der Firma bleiben musste. Ständig kämpft Sophie mit dem Gefühl, dass sie viel zu selten die Gelegenheit hat, sich bei Steffi zu revanchieren.

Die Situation wird nicht einfacher, als sie auf dem Spielplatz ankommt: „Mama, der Philipp hat Kügelchen bekommen, und der hat überhaupt keine Beule!"

Sophie nimmt ihre Tochter auf den Arm, was mit der nun fast sechsjährigen Charlotte langsam zu einer Kraftanstrengung wird.

„Zeig mal, mein Engelchen. Wo seid Ihr denn zusammengestoßen?"

„Auf der Rutsche."

„Nein, wo an deinem Kopf? Da an der Seite? Das sieht doch gar nicht so schlimm aus. Da machen wir nachher bei der Oma einen Eisbeutel drauf, und in ein paar Tagen ist das wieder weg. Ist dir schlecht?"

„Nein, aber das tut weh!!!" Charlotte bricht in Tränen aus.

„Hi, Sophie, das tut mir leid." Steffi sieht sie betreten an. „Die beiden sind hintereinander gerutscht, und Philipp kam nicht rechtzeitig weg. Ich konnte auch nicht schnell genug hin."

„Mach dir keinen Kopf. Sowas passiert denen doch dauernd. Ich bin dir so dankbar, dass du schon wieder einspringen und sie abholen konntest."

„Kein Thema. Wir wollten eh noch auf den Spielplatz."

„Mama, ich will auch Kügelchen. Ich habe eine ganz schlimme Beule, und das tut weh!", schaltet sich Charlotte ein.

„Engelchen, das brauchen wir nicht. Nachher bei der Oma machen wir da was Kaltes drauf, und dann wird das schnell wieder besser. Guck mal, der Philipp hat eine Sandburg gebaut, willst du da nicht mitspielen?"

Steffi sieht sie entschuldigend an: „Du, ich musste Philipp vorhin was geben. Ich weiß gar nicht, wie ich den sonst ruhig bekommen soll, wenn der sich so schlimm wehgetan hat. Und Arnika wirkt bei ihm wirklich total gut. Solltest du vielleicht doch mal probieren."

„Da muss ich nichts probieren, Steffi. Das ist schon in zig Studien an Tausenden von Leuten ausprobiert worden. Und da ist kein Wirkstoff drin. Das ist nur Zucker."

„Ich weiß doch auch nicht warum. Bei Philipp hilft es eben."

„Ich will halt nicht, dass Charlotte lernt, dass man sich jedes Mal was einschmeißt, wenn irgendwas nicht in Ordnung ist. Das versteht sie doch nicht, dass das nur ein Placebo ist. Hättest du den beiden nicht einfach ein paar Gummibärchen geben können?"

„Ich nehm' doch keinen Süßkram mit auf den Spielplatz!"

„Aber Zuckerkügelchen. Entschuldige, ich bin heute gestresst. Gibst du ihm auch sowas, wenn er sich auffällig verhält?"

„Natürlich nicht. Kinder darf man doch nicht mit Medikamenten ruhigstellen. Also, die ersten Wochen im Kindergarten hat er Pulsatilla bekommen, gegen die Trennungsangst. Hat der Kinderarzt empfohlen."

„Steffi, du solltest dem Philipp ruhig mal Zappelin geben," hört Sophie vom Picknicktisch hinter der Rutsche. „Das ist auch homöopathisch und hat nichts mit Ruhigstellen zu tun, aber dann ist er nicht so hyperaktiv, terrorisiert nicht dauernd die anderen und tut sich auch nicht so oft weh. Und mein Johannes bekommt natürlich immer Arnica D12, wenn er sich so schlimm gestoßen hat. Dann bekommt er auch nicht so eine Beule wie die arme Charlotte."

Auf die Einmischung von Nadine, gegen deren Sohn die plötzlich genesene Charlotte und Philipp gerade mit vereinten Kräften Philipps Sandburg verteidigen, hätte Sophie gerne verzichtet. Erst jetzt bemerkt sie, dass noch zwei weitere Eltern am Picknicktisch das Gespräch mitbekommen haben. Vorsichtshalber schluckt sie die schnippische Antwort, die die vorwitzige Nadine gut hätte vertragen können, herunter und geht in die Defensive:

„Normalerweise bekommt sie auch nicht solche Beulen. Auch ohne Globuli nicht."

„Du solltest aber wirklich nicht so rechthaberisch sein." Nadine macht keine Anstalten, Sophie so einfach davonkommen zu lassen. „Ist doch egal, warum Homöopathie hilft. Auf jeden Fall hilft sie ohne Chemie."

„Nadine, alles ist Chemie." Sophie stellt sich vor, wie sie die Strukturformel von Zucker in den Sand der Spielfläche malt.

„Homöopathie ist aber natürlich. Aber wenn es keine Chemiekeule ist, hilft es für dich natürlich nicht. Bloß weil die Wissenschaftler das noch nicht verstanden haben. Die wissen halt auch nicht alles. Es gibt eben mehr Dinge zwischen Himmel und Erde ... Wer heilt, hat Recht."

„Es ist sehr gut erforscht, wie Homöopathie wirkt: nicht über den Placeboeffekt hinaus."

„Ja, klar, das bilden wir uns alles nur ein. Wir sind nämlich alle blöd. Das funktioniert aber auch bei unserem Kleinen, und der ist erst sieben Monate. Das hat sogar schon in der ersten Woche geholfen, als er so viel geschrien hat. Da hat er Globuli von der Hebamme bekommen. Und bei unserer Katze helfen die auch. Hat sogar der Tierarzt empfohlen."

„Nadine, der Placeboeffekt hat nichts mit Einbildung zu tun, und ja, es gibt auch einen Placeboeffekt bei Babys und Tieren. Lass uns ein andermal darüber sprechen, okay? Charlotte braucht jetzt, glaube ich, mal etwas Ruhe."

„Ist ja gut. Glaub halt, was du willst. Mach's gut, und grüß deinen Mann von uns."

Als Sophie sich noch einmal bei Steffi bedankt hat und mit Charlotte den Spielplatz verlässt, sieht sie die schweigenden Blicke der anderen Eltern auf sich gerichtet. Charlotte nimmt etwas eingeschüchtert die Hand ihrer Mutter und fragt sich wahrscheinlich, ob sie schuld an dem angespannten Ton zwischen den Erwachsenen ist.

„Komm, Charlotte, weißt du, was wir jetzt machen? Wir halten auf dem Weg zu Oma noch kurz bei der Eisdiele. Da tut dir dein Kopf ganz bestimmt nicht mehr weh. Ich brauche jetzt ganz andere Kügelchen: Himbeer, Stracciatella und Schokolade."

Auf ihrer Flucht vor der unerfreulichen Diskussion blickt Sophie am Ausgang des Spielplatzes mit einer gewissen Erleichterung in das grinsende Gesicht von Erik, dessen Tochter Sina ebenfalls in Charlottes Kindergartengruppe ist. Erik ist ein Papa mit Herz und Seele und bemerkenswert viel Zeit, der auf dem Spielplatz immer einen großen Beutel Obst dabeihat und gerne davon abgibt – und gelegentlich hat Sophie den Eindruck, dass er ein wenig mit ihr flirtet.

„Hallo Charlotte, hallo Sophie. Komm, guck nicht so. Lass dich von denen nicht verrückt machen. Natürlich ist das Blödsinn. Zehn Sorten Globuli sollen gegen alles helfen, und das bei jedem. Ist doch klar, dass das nicht funktionieren kann. Am besten dann noch Rescuetropfen obendrauf, die helfen dann gegen alles. Aber du musst mal zu meinem Onkel gehen; der ist Heilpraktiker, der kann dir ganz individuell für Charlotte genau die richtigen Wirkstoffe und die entsprechenden Potenzen für die häufigsten Probleme zusammenstellen. Gerade Kinder brauchen nämlich ganz individuelle Wirkstoffe und Potenzen. Das macht der ganz wissenschaftlich, mit so einem Gerät, mit Bioresonanz."

***

„Mama, was ist denn das für ein Buch?"

Das Taschenbuch mit den seltsamen Versprechungen über die angeblich verbotene Heilung von allen möglichen Krankheiten, das Sophie auf dem Kaffeetisch gefunden hat, während ihre Mutter eine riesige Schüssel mit Keksen für Charlotte aus der Küche anschleppt, kommt ihr wenig vertrauenerweckend vor.

„Das habe ich von Horst bekommen, vom Lauftreff. Wegen meiner Arthritis. Der, der das geschrieben hat, hatte auch mal Arthritis. Ein ganz beeindruckender Mensch ist das."

Sophie blättert kurz in das Buch hinein.

„Mama, da geht es um dieses MMS, dieses angebliche Wunderzeugs, darüber habe ich gelesen. Das ist gefährlich!"

„Dem Mann hat es jedenfalls geholfen, und der hatte ganz schlimme Arthritis. Kein Arzt hat dem helfen können. Und jetzt ist es weg. Und dem Horst hat es auch geholfen, bei seiner Gürtelrose. Und gegen Demenz soll es auch schützen."

„Mama, du nimmst dieses MMS doch nicht etwa auch?"

„Sophie, Schätzchen, ich nehme kein MMS. Da ist Säure drin, und du weißt doch, dass ich so einen schwachen Magen habe."

„Gut, Mama. Versprich mir, dass du das auch nicht nehmen wirst!"

„Das, was ich nehme, ist viel harmloser. Das heißt Chloroxi … warte mal, hier steht's im Buch. Chlordioxid. Hat mir der Horst aus dem Internet bestellt. Die Apotheke hat das nämlich nicht."

„Das wird seine Gründe haben."

Während Sophie anfängt, in ihrem Smartphone nach Informationen zu suchen, wendet ihre Mutter sich, sichtbar erleichtert, Charlotte und dem uralten Kaufmannsladen zu, der die letzten 30 Jahre in ihrem Keller auf Enkel gewartet hat. Lange kann Sophie beim Lesen allerdings nicht ruhig bleiben:

„Mama, dieses Chlordioxid ist genau dasselbe, was man beim MMS nimmt, nur ohne Zitronensäure – und die ist garantiert das Einzige daran, was nicht schädlich ist. Wie kannst du so ein giftiges Zeug nehmen?"

„Es hilft mir. Und der Horst sagt, er braucht nicht mal mehr Tabletten für den Blutdruck."

„Mama, du wirst nicht dein Blutdruckmittel absetzen! Deine Enkel wollen gerne noch ein paar Jahre was von dir haben."

„Ist ja gut, Schätzchen, aber wirklich, meine Knöchel tun mir schon viel weniger weh."

„MMS. Miracle Mineral Supplement. Die nennen das schon Wundermittel. Wie kann man sowas schlucken? Sag mal, bist du noch ganz bei Trost? Das ist ein Desinfektionsmittel. Das ist so, als würdest du Toilettenreiniger in dich reinschütten."

„Ja, eben. Das hat der Horst mir auch so erklärt. Das tötet die ganzen bösen Bakterien im Darm ab. Die durchlöchern nämlich den Darm, und dann sind die im Blut, und dann kriegt man Arthritis. Und Gürtelrose. Und Blutdruck. Und vielleicht auch Krebs."

„Mama, wenn man Löcher im Darm hat, braucht man eine Notoperation, so wie dein Neffe, als er den Blinddarmdurchbruch hatte. Sonst ist man tot. Und Bakterien im Darm brauchen wir, sonst können wir unser Essen nicht verdauen."

„Das tötet ja nur die schädlichen Bakterien ab, also die sauren. Den basischen, die wir brauchen, macht das überhaupt nichts. Und Menschen deswegen auch nicht."

„Hat dir das auch der Horst erzählt, ja? Und du meinst, der hat davon mehr Ahnung als deine Hausärztin und dein Rheumatologe und alle in der Apotheke?"

„Aber man sieht doch, dass es wirkt. Und der Horst liest darüber die ganze Zeit im Internet. Und er hat Bücher von berühmten Ärzten, die auch alle Chlordioxid empfehlen. Aber du weißt ja offensichtlich alles besser und bist auch keine Ärztin."

„Hier steht, das Bundesinstitut für Arzneimittel und Medizinprodukte hat den Verkauf als Arzneimittel verboten. Und die haben jede Menge hochqualifizierte Mediziner und Pharmazeuten, und sie lassen sich von den besten Wissenschaftlern beraten. Und da ist einer zu drei Jahren Gefängnis verurteilt worden, weil er das verkauft hat."

„Ja, das steht in dem Buch auch. Das ist alles, weil das Chlordioxid eben so gut hilft und so gut bewährt ist und viel billiger als die ganze Chemie von der Pharma. Deswegen sorgen die dafür, dass das verboten wird, weil die ja sonst gar nichts mehr verkaufen."

***

Eigentlich hat Sophie, die fiktive Hauptfigur unserer Einleitung, in allen diesen Diskussionen die besseren Argumente. Sie hat gute Hintergrundkenntnisse, sie argumentiert nicht voreilig und bei Themen, bei denen sie sich nicht auskennt, informiert sie sich aus fundierten Quellen. Trotzdem läuft ihre Argumentation immer wieder ins Leere. Sie nimmt ihr Gegenüber ernst und versucht, möglichst lange sachlich zu bleiben und nicht unnötig zu provozieren. Selbst in der Konfrontation bemüht sie sich, so gut es in der emotionalen Situation eben geht, um eine gemeinsame Grundlage, um dennoch ihre Inhalte vermitteln zu können. Und jedes Mal werden ihre Inhalte einfach beiseitegeschoben, und ihr Gegenüber beharrt auf seiner nachweisbar sachlich falschen Position.

Mancher skeptisch-wissenschaftlich denkende Mensch, der schon vor ähnlichen Situationen gestanden hat, wird sich gedacht haben, dass in der einen oder anderen der vier dargestellten Situationen jede Argumentation schlicht sinnlos ist, dass man so oder so nicht gewinnen kann und sich am besten gar nicht auf eine Diskussion einlässt. Eine solche abgeklärte Distanz ist aber in der Realität oft gar nicht möglich.

Wenn man es, wie im Beispiel der Flache-Erde-Diskussion, mit einer mehr oder weniger anonymen Person im Internet zu tun hat, dann hat man tatsächlich die Option, einfach den Computer abzuschalten und objektiv falsche Behauptungen zu ignorieren – in den meisten Fällen jedenfalls. Wenn solche Behauptungen geeignet sind, das eigene Ansehen zu beschädigen, weil sie zum Beispiel den Eindruck erwecken, man stimme ihnen zu oder habe keine Gegenargumente, dann wird ein solcher Rückzug schon problematischer. Wenn es um die eigene Karriere, das Bewahren von Freundschaften oder die Kindererziehung geht, dann kommt diese Art von Zurückhaltung in vielen Fällen kaum noch infrage. Steht sogar die Gesundheit geliebter Menschen auf dem Spiel, dann ist es mit Sachlichkeit und Gelassenheit in der Regel ohnehin vorbei.

Diskussionsmuster dieser Art, in denen Fakten einfach nicht weiterhelfen, kommen nicht nur, wie bei der gequälten Sophie, mit den Anhängern von Verschwörungsmythen, Pseudowissenschaft und Alternativmedizin vor. Ganz ähnliche Situationen kann man auch mit religiösen Fundamentalisten, den Anhängern sektenartiger Gemeinschaften und sogar politischen Extremisten erleben. Neu sind solche Herausforderungen also nicht, und es gibt auch eine ganze Reihe von Überlegungen, wie man sich dabei helfen kann. Aus der philosophischen Perspektive der Logik geht es zum Beispiel darum, wie man unter Bedingungen des Alltags wissenschaftliches von unwissenschaftlichem Denken trennen [1] oder wie man verbreitete logische Fehlschlüsse vermeiden kann [2]. Von der eher rhetorischen Seite gibt es Anleitungen, wie man auf Basis von Konzepten wie Street Epistemology [3] oder subversivem Denken [4] typische Argumentationsmuster von Gläubigen durchbrechen und gegebenenfalls doch in einen fruchtbaren Dialog kommen kann. Die Autoren solcher Ansätze sind dabei zum Teil sehr optimistisch, was die Erfolgsaussichten ihrer Ideen angeht. Alle diese Konzepte setzen beim Gegenüber jedoch ein Mindestmaß an Kooperation und Zugänglichkeit für logische Argumente sowie ein Anerkennen einer gemeinsamen Faktenbasis voraus.

Wir folgen in diesem Buch einem sehr praktischen Ansatz: Wir orientieren uns an den Erfahrungen von Menschen, die besonders häufig in solche Argumentationen gezwungen werden oder worden sind, darunter vor allem solchen, die selbst einmal auf der anderen Seite gestanden haben. Aus den Umdenkprozessen, die Menschen selbst einmal durchlaufen haben, lässt sich viel darüber lernen, wie man in Diskussionen möglicherweise selbst einen solchen Umdenkprozess anstoßen oder unterstützen kann und wo dabei aber auch die Grenzen liegen. Darauf basierend werden wir uns einige typische Gesprächssituationen näher ansehen und Erfahrungen darin sowie Möglichkeiten, Ziele und Grenzen der Kommunikation betrachten und abschließend ein paar mehr oder weniger allgemeingültige praktische Tipps ableiten.

Zunächst einmal werden wir uns aber mit einigen grundlegenden psychologischen Effekten vertraut machen müssen, denen man in Diskussionen dieser Art immer wieder begegnen kann und auf die man in seiner eigenen Argumentation und seinen Erwartungen vorbereitet sein sollte.

Literatur

1. Mukerji N (2016) Die 10 Gebote des gesunden Menschenverstands. Springer, Heidelberg
2. Richardson J et al (2020) Thou shalt not commit logical fallacies. https://yourlogicalfallacyis.com. Zugegriffen: 27. Jan. 2020
3. Boghossian PG (2013) A manual for creating atheists. Pitchstone, Durham
4. Schleichert H (2011) Wie man mit Fundamentalisten diskutiert, ohne den Verstand zu verlieren: Anleitung zum subversiven Denken, 7. Aufl. Beck, München

2

Warum glauben die das? Und warum glauben wir vielleicht etwas ebenso Unsinniges?

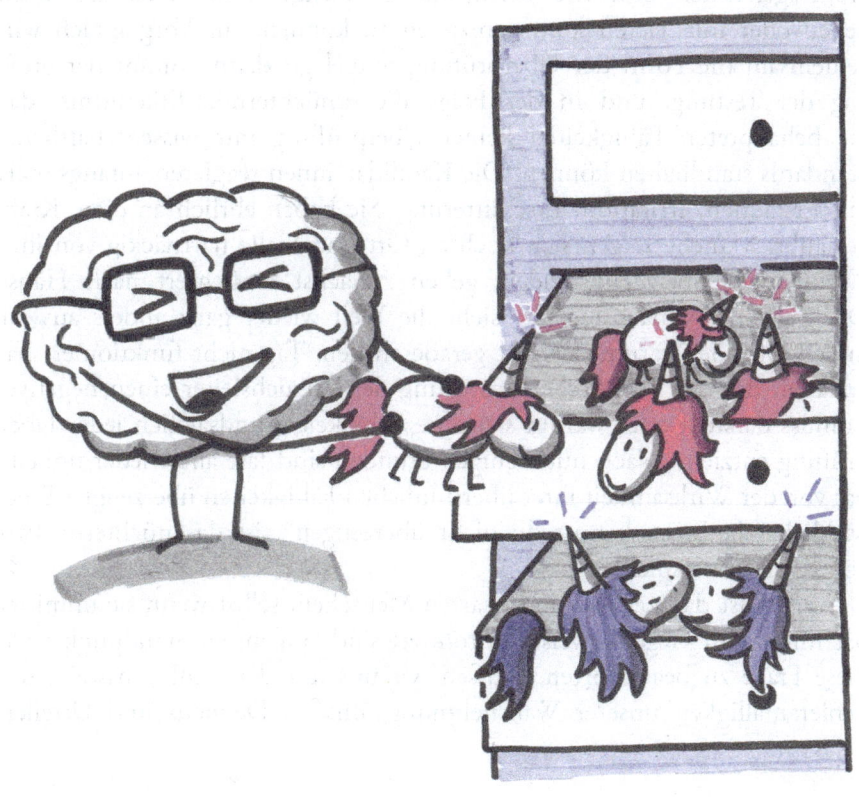

Im Wiener Kaffeehaus treffe ich (Ulrike Schiesser) Krista Federspiel, die als Journalistin, Autorin und Mitbegründerin der österreichischen Skeptikerorganisation unzählige Diskussionen mit Vertretern irrationaler Weltsichten geführt hat. Sie erzählt mir von den Psi-Tests, die weltweit von Skeptikerorganisationen durchgeführt werden. Menschen, die von sich behaupten, eine übersinnliche Fähigkeit zu besitzen, können sich in diesen Tests einer wissenschaftlichen Überprüfung stellen. Wenn sie alle Testverfahren bestehen, winkt zunächst ein Preisgeld von 10.000 € und in weiterer Folge sogar eine Million Dollar. Sollte eine paranormale Kraft zweifelsfrei existieren, würde das die Wissenschaft revolutionieren und unzählige Forschungen und Anwendungen nach sich ziehen, auch für Wissenschaftler*innen ein faszinierender Gedanke und ein potenzielles Einkommen.

So melden sich Pendler*innen, Wünschelrutengänger*innen, die behaupten Wasseradern, Magnete oder vergrabenes Gold aufzuspüren, Wahrsager*innen und Menschen, die überzeugt sind, Gedanken lesen, heilen oder mit Tieren kommunizieren zu können. Im Vorgespräch wird gemeinsam die Form der Überprüfung festgelegt; dann kommt der große Tag der Testung, und in der Folge die ernüchternde Erkenntnis, dass die behaupteten Fähigkeiten keiner Überprüfung mit wissenschaftlichen Standards standhalten können. Die Kandidat*innen reagieren anfangs meist mit Erstaunen, Irritation, Erschütterung. Sie haben ehrlich an diese Kräfte geglaubt. Manche zeigen sich noch an Ort und Stelle hartnäckig von ihrer Wirksamkeit überzeugt, andere gehen zunächst ernüchtert nach Hause. Doch schon am nächsten Tag sieht die Welt wieder ganz anders aus. Sie finden Gründe, warum der Test gerade an dem Tag nicht funktioniert hat, erklären, dass die skeptische Einstellung der Versuchsleiter einen negativen Einfluss darstellt oder warum sich ihre Fähigkeit grundsätzlich jeder Überprüfung entzieht. Nach nur wenigen Stunden sind fast alle wieder unbeirrbar von der Wirksamkeit ihrer übersinnlichen Fähigkeiten überzeugt. „Einen wirklich Gläubigen kannst du nicht überzeugen", ist das nüchterne Fazit von Krista Federspiel.

Warum ist das so? Warum beharren Menschen, selbst wenn sie unmittelbar mit einem Gegenbeweis konfrontiert sind, auf ihrem Standpunkt? Um diese Frage zu beantworten, müssen wir uns mit der Funktionsweise und Fehleranfälligkeit unserer Wahrnehmung, unseres Denkens und Urteilens befassen.

2.1 Gefühle bestimmen kognitive Prozesse, Affektheuristik

Wir sehen uns selbst gerne als logisch denkende Wesen, sind überzeugt von unseren Fähigkeiten, die Welt sachlich richtig wahrzunehmen und daraus die richtigen Schlüsse ziehen zu können. Dabei ist selbst unsere Wahrnehmung sehr subjektiv und fehleranfällig, unsere Denkprozesse sind in hohem Maße von Faktoren bestimmt, die nichts mit Logik zu tun haben, und unsere Werte und Emotionen spielen eine viel bedeutendere Rolle, als uns bewusst ist. Kurz gesagt: In erster Linie fühlen wir, erst in zweiter Linie denken wir. Den Verstand benutzen wir oft erst hinterher, um unsere zuvor gefasste Meinung nachträglich zu begründen. Emotionen bestimmen unser Handeln deutlich stärker als Informationen.

2016 beobachtete eine Gruppe amerikanischer Neurowissenschaftler die Gehirnaktivität von Versuchspersonen in einem Magnetresonanztomographen, während ihnen Informationen präsentiert wurden, die im Widerspruch zu ihren politischen Überzeugungen standen. Schon bei einfacheren Herausforderungen für ihre Überzeugungen waren neben den Gehirnarealen, die typisch für die Verarbeitung komplexer Informationen sind, auch Areale aktiv, die bei gesellschaftlicher Interaktion eine Rolle spielen. Je stärker die Angriffe auf die politischen Überzeugungen wurden, desto mehr regten sich auch Gehirnareale, die sonst vor allem bei Angst und körperlicher Bedrohung aktiv werden [1].

Die Strategen der Werbewirtschaft haben sich längst darauf eingestellt und verwenden diese Mechanismen professionell. Beim Kauf eines Autos spielen die technischen Fakten eine untergeordnete Rolle im Vergleich zu den „Feel-Good-Vibes", die das Produkt verbreiten muss. Lachende, glückliche Menschen, Freiheit, Familie, Abenteuer, Erotik, das Image der jeweiligen Marke … das sind die Versprechen, die uns Werbespots vermitteln; kaum Raum nehmen dagegen der Kraftstoffverbrauch, die Pannenstatistik und die Umweltverträglichkeit ein.

Es gibt in jeder Kommunikation eine Inhalts- und eine Beziehungsebene. Die Beziehungsebene ist ein wichtiger Faktor für die Aufnahme von Information. Der Kommunikationswissenschaftler Paul Watzlawick verwendete das Bild eines Eisbergs: Nur 20 % sind sichtbar, das entspricht der Sachebene, dem Austausch von Fakten. Aber die Kommunikation wird von den 80 % unter Wasser stark mitbestimmt, den Gefühlen, den Beziehungen, den sozialen und kulturellen Einflüssen. Wenn es eine Störung in der

Beziehung gibt, wirkt sich das auch störend auf die Sachebene aus (Eisbergmodell). Um Menschen zu erreichen, genügt es nicht, Fakten anzusprechen. Man muss ihre Emotionen verstehen und adressieren. Was steht hinter den Ansichten, die sie vertreten? Welche Ängste, Sorgen, Motive? Wenn die nicht angesprochen werden, erreicht die Information oft nicht ihr Ziel.

Unsere Gesellschaft basiert in einem viel höheren Ausmaß, als uns selbst bewusst ist, auf Vertrauen: Vertrauen in die Fachkompetenz anderer, Vertrauen in die Wissenschaft, Vertrauen in staatliche Institutionen. Der überwiegende Teil all jener Fakten, die wir als unser Wissen bezeichnen, kann nicht von uns selbst überprüft werden. Kann Wasser Information speichern? Sind Menschen auf dem Mond gelandet? Ist Gentechnik gefährlich? Wenn Sie nicht gerade in diesem Feld Expert*in sind, müssen Sie sich auf das verlassen, was Sie von anderen darüber hören. Sie müssen vertrauen, dass die Schulbücher richtige Fakten vermitteln, dass Medien wahrheitsgetreu berichten, dass es gesichertes Faktenwissen gibt, das von unabhängigen Universitäten und Forschungseinrichtungen stammt und erweitert wird. Ihr Weltbild ist wesentlich davon geprägt, welcher Informationsquelle Sie vertrauen. Wir sprechen von der „gefühlten Wahrheit".

Verschwörungsmythen zersetzen dieses Vertrauen. Sie gehen davon aus, dass es großangelegte Verschwörungen gibt, die alle wesentlichen Säulen des Staates und der Gesellschaft durchdringen und korrumpieren. Die Bürger würden mit systematischer Fehlinformation getäuscht, während im Hintergrund zwielichtige Mächte schalten und walten. In diesem Weltbild erscheint jeder Fakt, jede Aussage und jede Information als zweifelhaft, ja direkt verdächtig. Am deutlichsten bringt der Film „Matrix" der Geschwister Wachovski aus dem Jahr 1999 dieses Grundgefühl auf den Punkt. Alles, was uns als Realität erscheint, sei in Wahrheit eine virtuelle Projektion, um uns gefügig zu halten und auszubeuten. Je mehr sich solche Weltbilder verbreiten, umso schwieriger wird es, Menschen mit Information und Aufklärung zu erreichen, und umso leichteres Spiel haben Demagogen. Der gemeinsame Konsens über unsere Realität geht im schlimmsten Fall verloren.

2.2 Fehler in unserer Wahrnehmung

Mondaufgang: Riesengroß steht die Mondscheibe über dem Horizont. Doch je weiter sie den Nachthimmel erklimmt, umso kleiner erscheint sie uns.

Die Sinnesorgane liefern eine enorme Datenmenge, die im Gehirn reduziert, kategorisiert und interpretiert wird. Dabei wird bereits die

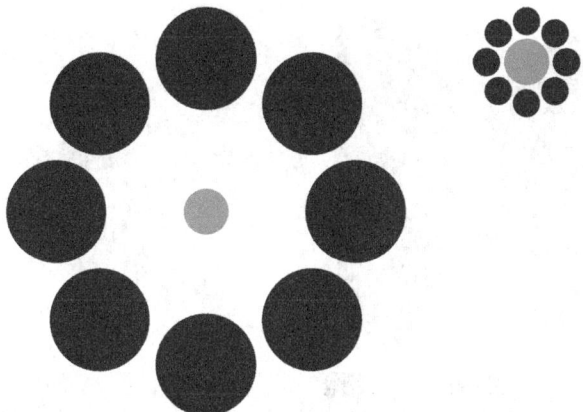

Abb. 2.1 Ein bekanntes Beispiel für die Täuschungsanfälligkeit unserer Wahrnehmung wurde vom Psychologen Hermann Ebbinghaus entwickelt: Die beiden grauen Kreise sind gleich groß, auch wenn sie uns unterschiedlich groß erscheinen. (Eigene Abbildung nach der Idee von Ebbinghaus)

Wahrnehmung von unseren Erfahrungen und Erwartungen beeinflusst. Mit der Zeit entwickelt unser Gehirn Verarbeitungsroutinen, die einer schnelleren und energieschonenderen Verarbeitung dienen. Wir sehen die Welt nicht, wie sie objektiv ist, sondern wie wir sie aufgrund unserer Erfahrung vorzufinden erwarten (siehe Abb. 2.1).

Der Entwicklungspsychologe Martin Doherty hat in einem Experiment nachgewiesen, dass Kinder für diese Wahrnehmungstäuschungen weniger anfällig sind als Erwachsene, da ihr Gehirn noch weniger Erfahrungswerte gespeichert hat, auf die es zurückgreifen kann. Es muss die Sinneseindrücke noch mit mehr Genauigkeit und Anstrengung analysieren. Erwachsene sehen die Welt unpräziser und fehlerhafter, als sie das als Kinder taten [2].

Pareidolie

Manchmal entstehen Fehlinterpretationen der gelieferten Daten, zum Beispiel wenn aus zufälligen Elementen ein passendes Bild konstruiert wird: In Wolken kann man Figuren erkennen, der Mond scheint ein Gesicht zu haben, sogar ein Fleck an der Wand kann einer Figur gleichen. Hinter dem Fachbegriff Pareidolie steckt die Fähigkeit unseres Gehirns, aus zufälligen Elementen eine sinnhafte Gestalt zu konstruieren. Gesichter werden dabei besonders häufig zusammengefügt (siehe Abb. 2.2). Das mag einmal evolutionäre Vorteile mit sich gebracht haben, wenn die Bewegung der

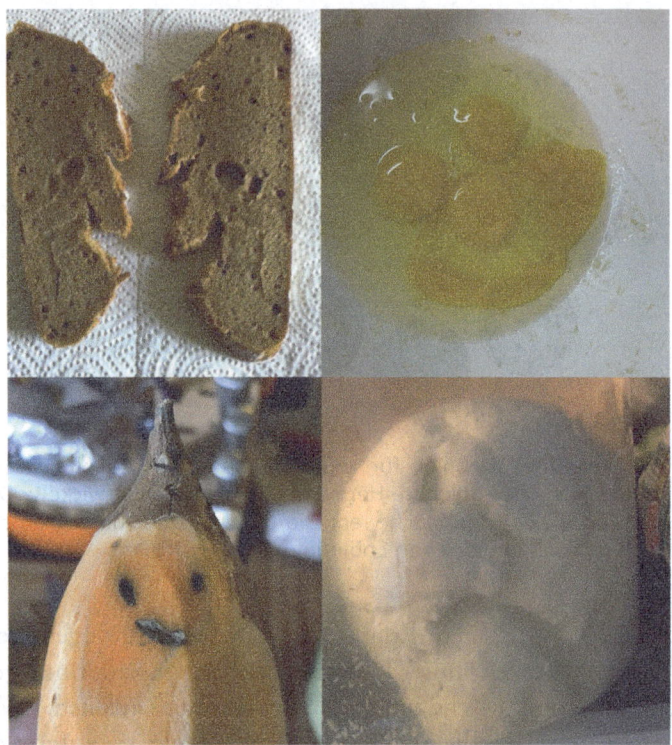

Abb. 2.2 Beispiele für Gesichter, die man in Lebensmitteln (Bauernbrot, aufgeschlagene Eier, Süßkartoffel, Mozzarella) erkennt. Aufnahmen: Susanne Schiesser, Brigitte Michlmayr

Blätter im Wald schnell als ein Raubtier identifiziert wurde. Es zeigt auf alle Fälle wieder die Tendenz unseres Gehirns, Eindrücke schnell in passende Kategorien und Muster zu ordnen und selbst in chaotischen Strukturen, übereifrig nach Ordnung, nach einem sinnvollen Inhalt zu suchen.

Michael Shermer formuliert das so: „*Our brains are belief engines: evolved pattern-recognition machines that connect the dots and create meaning out of the patterns that we think we see.*" [3].

Das kann auch lukrativ sein. 2004 versteigerte Diane Duyser aus Florida eine Toastscheibe, auf der sie das Gesicht der Heiligen Maria erkennen wollte, für 28.000 Dollar, und schon 1978 hat eine Tortilla in New Mexico, auf der angeblich Jesus zu sehen war, Massen an Verehrern angelockt.

Pareidolien sind aber nicht nur unterhaltsam, sondern tragen deutlich zu irrationalen Glaubenssystemen bei. So erklärt die ehemalige Geisterjägerin Hayley Stevens inzwischen einen großen Teil der kursierenden

2 Warum glauben die das? Und warum glauben wir vielleicht … 23

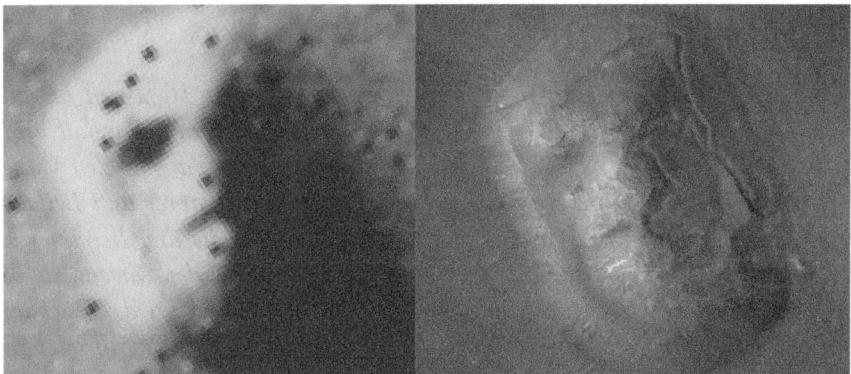

Abb. 2.3 Das sogenannte Marsgesicht auf den Aufnahmen von Viking 1 aus dem Jahr 1976 (links) und von Mars Global Surveyor aus dem Jahr 2001 (rechts). Der Eindruck eines Gesichts auf dem Vikingbild entsteht durch den Schattenwurf bei flach einfallendem Sonnenlicht sowie durch in der Datenübertragung verlorene und in schwarz wiedergegebene Bildpunkte. Die Aufnahme des Mars Global Surveyor entstand bei deutlich günstigerem Sonnenstand. Bildrechte: NASA

Geisterfotos, an die sie früher zum Teil selbst geglaubt hat, als Pareidolien. 1976 erkannten viele Menschen in einer Aufnahme der Marsoberfläche, die die Viking-1-Sonde der NASA gesendet hatte, ein Gesicht. 25 Jahre später zeigte ein wesentlich genaueres Bild der rund 1,5 km breiten Struktur von der Mars-Global-Surveyor-Sonde, dass es sich schlicht um eine zerbröselnde Felsformation handelt (siehe Abb. 2.3). Dennoch behauptet ein Verschwörungsmythos, der bis heute unter Rechtsextremen und Esoterikern kursiert, die NASA vertusche, dass es sich bei dem Gesicht um ein Zeugnis einer außerirdischen Kultur handele, die auch die ägyptischen und mexikanischen Pyramiden gebaut habe [4]. 2012 meinten UFO-Gläubige, auf einer Aufnahme der Marssonde Curiosity eine Ratte oder ein Eichhörnchen entdeckt zu haben [5].

> **Zum Nachdenken**
>
> Können Sie sich beim Anblick der Abbildungen mit den Lebensmitteln oder dem Marsgesicht dem Eindruck entziehen, tatsächlich Gesichter vor sich zu haben? Wie würde sich dieser Eindruck verändern, wenn Sie sich nachts in einem als Spukschloss bekannten Gemäuer aufhalten und ein ähnliches Gesicht in Nebelschwaden, einem zerrissenen Vorhang oder einer alten Standuhr erkennen?

2.3 Fehler in der Erinnerung

Meine Schwester Klara erzählt die Geschichte, wie sie mit 16 Jahren in einen Autounfall verwickelt war. Das Fahrzeug kommt bei starkem Schneefall in der Kurve ins Schleudern, rutscht von der Fahrbahn und kommt, mit den Vorderrädern bereits zum Teil über einen Abhang, zum Stehen. Fahrer und Beifahrer steigen sofort aus, um das Gewicht vorne zu reduzieren, die drei Beifahrer auf der Rückbank bleiben sitzen, um ein Nach-vorn-Kippen des Wagens zu verhindern, während Hilfe geholt wird. Meine Schwester sitzt auf der Rückbank und beschreibt die folgenden 10 min als extrem belastend und angstbesetzt. Ein eindrucksvolles Erlebnis, eine spannende Geschichte, die sie noch Jahre später erzählt. Bis ihr eine Freundin erstaunt ins Wort fällt: „Klara, du warst doch da gar nicht dabei!" Meine Schwester ist irritiert und perplex. Sie kann sich doch so gut an die Situation erinnern, an die Angst und die Erleichterung, als ein Traktor das Fahrzeug dann endlich gesichert hat. Sie ist sich völlig sicher, das selbst erlebt zu haben. Hat sie aber nicht, wie sich herausstellt. Sie hat die Erzählungen der Betroffenen damals mit viel Empathie aufgenommen, sich in deren Lage versetzt, und nach einigen Jahren hat sich diese nachgefühlte Erfahrung mit echter Erinnerung vermischt und ist als biografisches Element abgespeichert worden. Ohne dass es ihr bewusst gewesen wäre, hat sich eine falsche Erinnerung eingeschlichen.

Erzählungen wie diese gibt es viele. Unsere Erinnerung ist kein statisches Gebilde wie eine Bibliothek, in der einzelne Elemente wie Bucheinträge verwaltet werden, sondern ein dynamischer Prozess. Wir konstruieren Erinnerungen jedes Mal aufs Neue, wenn wir sie abrufen, und das ist ein fehleranfälliger Prozess, selbst wenn wir uns bemühen, sie korrekt wiederzugeben. In der Psychotherapie, bei Selbsterfahrungsangeboten oder Tranceerfahrungen können verdrängte und vergessene Erinnerungen wieder ins Bewusstsein gebracht werden, sie können aber auch durch manipulative Gesprächsführung, Inszenierung und die richtige Wortwahl (Priming) zu falschen Erinnerungen führen, die von realen nicht zu unterscheiden sind.

Bei Zeugenbefragungen der Polizei wird dieser Effekt gut sichtbar, und es muss sehr vorsichtig vorgegangen werden, um die Aussagen nicht durch bestimmte Fragestellungen zu beeinflussen. Vor allem emotional belastende Erlebnisse sind besonders anfällig für Manipulation. Der Psychologin Julia Shaw gelang es in einem Experiment, Menschen einzureden, sie hätten als Teenager eine Straftat begangen. Mit entsprechenden Gesprächstechniken wurde erreicht, dass die Personen detailliert und überzeugend ein nie stattgefundenes Ereignis beschrieben und selbst von dessen Richtigkeit überzeugt waren [6].

2.4 Schnelles Denken/Langsames Denken

Können Sie sich an Ihre erste Fahrstunde erinnern? Wie hochkonzentriert Sie bei jedem Schaltvorgang sein mussten, wie anstrengend es war, die Fahrgeschwindigkeit, die Straße, Verkehrszeichen und andere Verkehrsteilnehmer zur gleichen Zeit im Auge zu behalten und auf die vielen Reize entsprechend richtig zu reagieren. Nach einigen Jahren Fahrpraxis kostet Sie all das kaum mehr Energie, Sie tun es automatisch, ohne bewusst darüber nachzudenken. Sie können sogar parallel ein Hörbuch hören oder ein Telefonat führen oder ein Lied singen. Wenn Sie aber zum ersten Mal bei Linksverkehr in London eine Adresse suchen, werden Sie das Hörbuch abschalten; wenn Sie im Telefonat eine Entscheidung zu einem komplexen Problem treffen sollen, werden Sie einparken, bevor Sie weitersprechen; das gilt auch, wenn Sie das Lied selbst komponieren.

Es gibt laut dem Psychologen und Nobelpreisträger Daniel Kahnemann grob gesagt zwei Varianten, wie unser Gehirn Denkaufgaben lösen kann [7]:

- **System 1:** schnell, automatisiert, emotionell, ordnet in Schubladen ein, läuft unbewusst ab, kostet kaum Energie. Beispiele dafür sind: ein Auto lenken (außer man ist Führerscheinneuling); unser Lieblingslied erkennen; wissen, dass die Kirche am Horizont größer ist als unsere Hand, obwohl sie kleiner wirkt; einen wütenden Gesichtsausdruck erkennen; die Worte „Einigkeit und Recht und …" ergänzen. Um die große Menge an Information, mit der wir täglich konfrontiert sind, effektiv zu verarbeiten, bilden wir ein Kategoriensystem. Es genügt schon ein kleines Detail des Aussehens, und sofort ist eine Person in eine dieser Schubladen eingeordnet. Das passiert automatisch, ist bequem und wird selten infrage gestellt. Diese Abkürzung ist auch durchaus sinnvoll. Unser komplexer Alltag wäre nicht zu bewältigen, wollten wir jede einzelne Information, mit der wir konfrontiert werden, so prüfen, als würden wir den Fakt zum allerersten Mal hören, bei jeder Diskussion unser Weltbild neu ausrichten und bei jeder Begegnung mit einem Menschen so handeln, als würde man einer neuen Spezies zum ersten Mal entgegentreten.
- **System 2:** muss bewusst aktiviert werden, arbeitet langsam, kostet Energie, basiert auf Logik und bewussten Denkprozessen, ist dabei aber auch nicht vor Fehlern gefeit. Dieses System wird zum Beispiel aktiv, wenn wir ein Kreuzworträtsel lösen, ein vertraut scheinendes Gesicht zuordnen wollen, das neue Sofa für das Wohnzimmer auswählen, auf das Umspringen der Ampel auf Grün warten, den schönsten Apfel aus der Schüssel picken. Diese Denkaufgaben erfordern viel mehr Energie

und Konzentration; es können nicht mehrere dieser System-2-Aufgaben parallel durchgeführt werden. Sie können zum Beispiel nicht parallel zum Lösen einer Rechenaufgabe einen Text formulieren. Ob Sie, während Sie stricken, ein Gespräch führen können, hängt davon ab, ob Sie Anfänger*in sind und wie komplex das Muster ist. Wenn Sie gerade Maschen zählen, hat das Gespräch Pause.

Laut Kahnemann neigen wir zu Selbstüberschätzung und Denkfehlern, unterliegen aber der Illusion, kompetent, rational und logisch zu handeln. Wir bevorzugen einfache Erklärungen gegenüber komplexen, sind grundsätzlich denkfaul und gehen auch bei der Urteilsbildung gerne den Weg des geringsten Widerstands.

2.5 Cognitive Biases

Im Fernsehen läuft eine Expertendiskussion über die Wirksamkeit von Homöopathie. Die Meinungen dazu gehen in Familie Wegner auseinander. Frau Wegner ist von ihrer Wirksamkeit überzeugt; die Kügelchen hätten den hartnäckigen Hautausschlag gemildert, ihren Schlaf verbessert, und die Arthrose von Hund Bello sei viel besser geworden. Die Tochter Valerie ist überzeugt, dass die Erfolge der Homöopathie nur Placeboeffekte sind, und hält die angeblichen Wirkmechanismen für Unsinn. In ihrem Medizinstudium hat sie sich in einer Initiative engagiert, die Homöopathievorlesungen aus dem Angebot der Universität entfernen will. Herr Wegner ist unentschieden; er kann beiden Seiten etwas abgewinnen. Seit Monaten versuchen seine Frau und seine Tochter, die jeweils andere vom eigenen Standpunkt zu überzeugen. Internetlinks zu entsprechenden Artikeln, Seiten und Diskussionsforen werden ohne Erfolg getauscht. Auch nach der Fernsehdiskussion sind beide sicher, die eigene Position hätte die weitaus besseren Argumente geliefert und die Zuseher überzeugt. Beide sehen sich in ihrer Meinung bestätigt.

Der **Bestätigungsfehler (Confirmation Bias)** beschreibt, dass nur jene Fakten aufgenommen werden, welche die eigenen Ansichten stärken, andere werden abgeschwächt oder ignoriert. Wir halten an unseren Meinungen fest, und zwar umso mehr, je mehr sie emotional bedeutsam und Teil eines umfassenderen Weltbildes sind. Dieses filternde Sieb wird bereits in der Wahrnehmung wirksam, beeinflusst die Interpretation und Speicherung von Daten und das Erinnern daran. Der Bestätigungsfehler wird vor allem aktiv, wenn es um Grundhaltungen und Werte eines Menschen geht und wenn das Thema uns wichtig erscheint. Eine Veränderung der eigenen

Position würde zu weitreichenden Verschiebungen unserer Sicht der Welt und unseres Selbstbildes führen. Das kostet Energie, ist häufig mit Schamgefühlen verbunden und wird daher weitgehend vermieden.

Wir fügen neue Informationen in ein bereits bestehendes Weltbild ein und halten es dabei möglichst konstant. Dazu gehören unsere politischen und religiösen Einstellungen, unsere Werthaltungen, unsere Erklärungsmodelle, unsere grundlegende Erfahrung, wie die Welt auf uns wirkt und wie wir in dieser Welt wirksam sein können. Diese Sicht auf die Umwelt ist teils schon in der Kindheit entstanden, kann von den Einstellungen der Eltern mitgeprägt oder in bewusstem Gegensatz zu ihnen entstanden sein. Waren die Eltern eher bedacht, Vertrautes zu bewahren, und Veränderungen gegenüber eher ängstlich und misstrauisch, oder haben sie sich mit Begeisterung dem Neuen und Fremden zugewandt, Vielfalt und Innovation geschätzt? Waren sie der Meinung, dass jeder selbst seines Glückes Schmied ist oder dass wir von den Mächten „da oben" kontrolliert werden und dass Schicksal, Gott oder andere äußere Einflüsse unser Leben steuern? Ohne dass es uns bewusst wird, übernehmen wir viele Grundeinstellungen aus dem ersten prägenden Umfeld unserer Kindheit und Jugend.

Die Kultur, in der wir aufwachsen, das soziale Umfeld, aber auch die Einstellungen, die wir im Laufe unseres Lebens entwickeln, erzeugen die Brille, durch deren Tönung wir auf die Welt blicken. Alles, was wir wahrnehmen, wird durch diesen Filter eingefärbt. Dabei erscheint uns unsere Einstellung so selbstverständlich, dass wir sie als DIE Realität wahrnehmen, und uns ist meist gar nicht bewusst, dass sie eine von uns geschaffene Interpretation der Realität ist. Die Konfrontation mit anderen Weltbildern ist eine wertvolle Erweiterung unserer Perspektiven. Als erste Reaktionen entstehen aber in der Regel Irritation, Abwehr und eine Verteidigungshaltung der eigenen Weltsicht. Wir umgeben uns lieber mit Menschen, die unsere Weltanschauungen teilen. Das bestätigt uns, erzeugt Sicherheit und Zugehörigkeit. Besonders gut sichtbar wird das in den sozialen Medien, die die Entstehung solcher sozialen Blasen noch verstärken. Es fühlt sich wohlig an in unserem gemeinsamen Gesinnungsnest. Wir wissen, wer die Guten und die Bösen sind, wir sind uns einig. Unsere Einstellungen werden von anderen geteilt und ständig bestärkt, und es entstehen Echokammern, die uns immer weniger mit alternativen Ansichten konfrontieren und wenn, dann als gemeinsames Feindbild, das verachtet wird, das es zu bekämpfen gilt. Schwarz-Weiß-Denken wird verstärkt; es entsteht auch der Eindruck (oder die konkrete Erfahrung), die Zugehörigkeit zur eigenen Gruppe zu verlieren, sobald man eine abweichende Meinung vertritt. Wenn Sie zum Beispiel in der Facebook-Gruppe der Impfgegner einen Gesinnungswandel posten, werden Sie schnell aus der Gruppe ausgeschlossen. Man bleibt lieber unter sich und meidet die anstrengende Konfrontation mit anderen Standpunkten. Zu schnell wird eine abweichende Meinung als persönlicher Angriff erlebt.

2.6 Urteilsheuristiken – Schubladendenken

Heuristiken beschreiben eine Vielzahl von Denkroutinen, wie man sich entweder mit wenig Information oder einer Überfülle an Information möglichst einfach eine Meinung bildet oder zu einer Lösung findet. Sie sind sozusagen eine Abkürzung im Analyseprozess.

Der Psychologe Klaus Fiedler [8] beschreibt sie auf diese Weise:

> *Die Heuristik ist ein kognitives Werkzeug, das soziale Individuen in die Lage versetzt, durch vereinfachte „Daumenregeln" Urteile zu treffen, die keinen großen Aufwand erfordern, jedoch häufig zu recht guten Ergebnissen führen.*

Unter der sperrigen Bezeichnung **Cum hoc ergo propter hoc** versteht man den Fehlschluss, dass es, wenn zwei Dinge zur selben Zeit passieren, einen Ursache-Wirkungs-Zusammenhang geben muss: *„Die Anzahl der Störche geht zurück. Die Anzahl der Geburten geht zurück. Das ist der Beweis, dass Störche Babys bringen."*

Tyler Vigen [9] sammelt und präsentiert auf seiner Internetseite eine Vielzahl dieser sogenannten Scheinkorrelationen (korrekter: Scheinkausalitäten), zum Beispiel dass der Verbrauch von Margarine in den USA mit der Scheidungsrate im US-Bundesstaat Maine hoch korreliert (r = 0,992; siehe Abb. 2.4). Daraus könnte eine regionale Zeitung, nennen wir sie „Daily Prophet Maine", einen Tipp für Paare ableiten: *„Je weniger Margarine auf den Tisch kommt, umso länger hält die Ehe. Butter sorgt für Liebesglück!"*

Ähnlich gelagert ist der Fehlschluss unter dem Namen **Post hoc ergo propter hoc:** Weil ein Ereignis einem anderen folgt, muss das erste die Ursache für das zweite sein.

„Nachdem ich Arnica D30 genommen habe, ist das Fieber gesunken." Das Fieber könnte auch ganz von selbst gesunken sein, weil das der übliche Krankheitsverlauf ist oder weil ein anderes Medikament eingenommen wurde. *„Gerade habe ich an meine Tante gedacht, und schon ruft sie mich an! Ich muss das vorausgeahnt haben."* Nicht beachtet wird hier, wie häufig man an die Tante dachte, ohne dass sie zum Hörer griff.

2 Warum glauben die das? Und warum glauben wir vielleicht ...

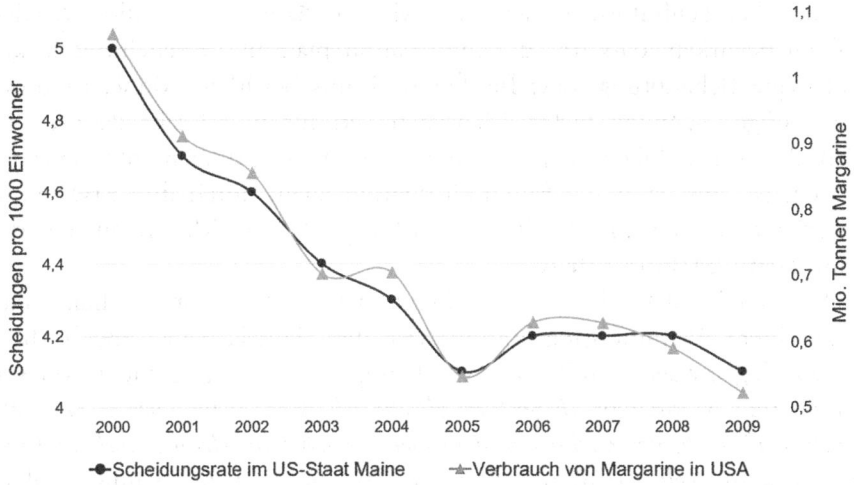

Abb. 2.4 Die Korrelation des Verbrauchs von Margarine in den USA mit der Scheidungsrate im Bundesstaat Maine in den Jahren 2000 bis 2009. (Eigene Graphik nach den Daten des US Census Bureau, Korrelation entdeckt von www.tylervigen.com)

Je besser eine Information für unser Gedächtnis abrufbar ist, je leichter wir uns an ein Ereignis erinnern, als umso wahrscheinlicher und richtiger bewerten wir es. Hier wird der **Verfügbarkeitsfehler** wirksam. Was vertraut ist, scheint wahr zu sein. Je häufiger auf einen bestimmten Gedächtnisinhalt zugegriffen wird, umso stärker wird die entsprechende Gedächtnisspur ausgeprägt. Wir legen kognitive Bahnen im Gehirn an. Stellen Sie sich eine Sommerwiese vor, wenn Sie diese einmal überqueren, richtet sich das Gras bald wieder auf, wenn Sie aber denselben Weg wieder und wieder beschreiten, entsteht langsam ein Trampelpfad und mit der Zeit ein ausgeprägter Weg. Automatisch werden sie nun eher diesen Weg wählen, als sich einen anderen durch das Gras zu bahnen.

Wir erinnern uns eher an Dinge, die wir schnell verfügbar haben, über die oft berichtet wird; so werden zum Beispiel Autounfälle, Gewaltdelikte und Umweltkatastrophen als gefährlicher eingeschätzt als Herzinfarkte, Diabetes und Schlaganfälle, weil über diese außerordentlichen Vorfälle in den Medien häufiger berichtet wird. Real sterben viel mehr Menschen an Gesundheitsproblemen als an gewaltsamen Einflüssen.

Je weniger Mühe es macht, uns an etwas zu erinnern, umso eher scheint es uns wahr zu sein. Propaganda und Werbung arbeiten ebenfalls mit Wiederholung.

Auch bei Fehlinformationen und Mythen kann eine häufige Wiederholung bewirken, dass uns die Information plausibler erscheint. Die klar widerlegte Behauptung, dass Impfen Autismus bewirken könne, ist durch die häufige Nennung vielen Menschen vertraut und bleibt dadurch im Gedächtnis. Das Dilemma jener, die falschen Behauptungen entgegentreten wollen, ist, dass sie diese Falschinformation allein durch ihre Erwähnung bekannter machen und damit ihre Wirkung erhöhen. Man nennt das den **Familiarity-Backfire-Effekt**.

Als im Jahr 2012 die in Esoterikkreisen verbreitete Sorge aufkam, dass es zu einem Weltuntergang kommt, weil der Maya-Kalender angeblich an diesem Tag „enden" würde, war ein häufig genanntes Argument von verunsicherten Menschen: *„Eigentlich glaube ich es ja nicht, aber es gibt jetzt schon so viele Bücher darüber und so viele Berichte in Medien und im Internet, da muss doch was Wahres dran sein."* Wo viel Rauch, da muss es doch ein Feuer geben, ist ein bekannter Trugschluss, der auch bei Verschwörungsmythen gerne zitiert wird.

Ein Merkmal einer Person – das kann das Aussehen sein, ein Hobby, eine bestimmte Eigenschaft – strahlt auf den Gesamteindruck aus. Menschen mit Übergewicht werden zum Beispiel als weniger intelligent und fauler, attraktive Menschen als kompetenter, ehrlicher und durchsetzungsfähiger eingestuft. Ein Merkmal erzeugt so etwas wie einen „Heiligenschein", daher der Name **Halo-Effekt** (vom englischen Wort *halo*), der andere Merkmale überstrahlt. Die Werbung bedient sich prominenter Personen, um ein Produkt zu verkaufen. Das Image des Idols soll sich auf das Produkt übertragen. In der medizinischen Diagnostik wirken Faktoren wie Geschlecht, Ethnie, Alter, sexuelle Orientierung, Gewicht und sozioökonomischer Status als Einflussfaktoren auf die Diagnose von Erkrankungen [10].

Wenn etwas in schönem Design ansprechend präsentiert wird, erscheint es uns richtiger. Umgekehrt lässt ein Rechtschreibfehler im Text den gesamten Inhalt weniger glaubhaft erscheinen. Beim gleichen Inhalt werden bessere Schulnoten bei schönerer Handschrift vergeben. Leichte Verständlichkeit und gute optische Aufbereitung eines Textes erhöhen die Illusion von Wahrheit. Insbesondere sobald ein Bild eine Aussage untermauert, erscheint uns die Aussage glaubhafter. Bilder helfen dabei, Informationen aufzunehmen und zu speichern. Zugleich vermitteln sie (scheinbare) Beweise, dass etwas auch tatsächlich stattgefunden hat, tatsächlich existiert.

Solche Urteilsheuristiken können sehr reale Effekte für das Leben von Menschen haben. So waren Anfang der 2000er-Jahre nur 14,5 % aller amerikanischen Männer größer als 1,83 m, unter den Spitzenführungskräften der größten Unternehmen aber waren es 58 % [11]. Ein deutlicher

Zusammenhang zwischen Körpergröße und Einkommen lässt sich auch in Deutschland für Männer und Frauen nachweisen [12]. Bei Frauen fällt zudem auf, dass schlankere Frauen im Durchschnitt ein höheres Einkommen erreichen [13]. Das gilt vor allem bei Positionen, in denen es mehr auf Führungsfähigkeiten als auf fachliche Qualifikation ankommt. Der Effekt tritt auch nur bei angestellten Managern auf, nicht bei erfolgreichen Unternehmensgründern wie Mark Zuckerberg (Facebook), Jeff Bezos (Amazon) oder Sergey Brin (Google), die alle unterdurchschnittlich groß sind. Die Körpergröße hat also offenbar einen Halo-Effekt auf die wahrgenommene Führungsqualität, wo ein inhaltlicher Zusammenhang sachlich kaum zu begründen wäre.

> **Zum Nachdenken**
>
> So zusammengestellt erscheinen Urteilsheuristiken, „cognitive biases" und schnelles Denken wie Konstruktionsfehler unseres Gehirns. Denken Sie aber einfach kurz an die letzte halbe Stunde, bevor sie heute dieses Buch geöffnet haben. Wie oft haben Sie ungeprüft vorausgesetzt, dass Ihre Familie wirklich Ihre Familie ist, dass es sich bei der schwarzen Flüssigkeit aus Ihrer Kanne um Kaffee handelt oder dass das Objekt, das aussah wie Ihr Stuhl, tatsächlich stabil genug ist, um darauf zu sitzen?
> Wie kämen Sie in Ihrem Alltag zurecht, wenn Sie niemals vorschnelle Annahmen treffen wollten?

2.7 Kognitive Dissonanz

Sarah K. hat in den letzten vier Jahren 28.000 € für eine Ausbildung als Medium bei Heilerin YX ausgegeben. Monatlich ist sie jeweils ein Wochenende zur 400 km entfernt lebenden Lehrerin gepilgert, hat sich an die Ernährungsvorschriften, die für die Stärkung ihres Energiekörpers nötig wären, streng gehalten, hat die zahlreichen Übungen zu Hause durchgeführt und bereits selbst mit eigenen Klienten nach der Methode der Heilerin gearbeitet. Zunehmend stellen sich aber jetzt Zweifel ein, ob diese Entscheidung richtig war. Die versprochenen Erfolge sind bisher ausgeblieben, und auch die Person der Heilerin erscheint ihr immer unsympathischer und unseriöser. War die Ausbildung ein Fehler? So viel Geld und Mühe ganz umsonst? Daran möchte Sarah gar nicht denken; sie schiebt die Zweifel beiseite, ortet sie als Widerstand des „Egos" gegen den spirituellen Weg und wirft sich mit noch mehr Enthusiasmus in ihre Ausbildung.

Kognitive Dissonanz nennt man dieses unangenehme Gefühl, wenn wir befürchten, einen Fehler gemacht zu haben, wenn Zweifel an einer Entscheidung auftauchen, ein bisheriges Engagement infrage gestellt wird. Sie beschreibt den inneren Spannungszustand, der entsteht, wenn unser Verhalten nicht mit unseren Werten übereinstimmt, wenn eine Investition weniger Gewinn abwirft als erwartet, eine Handlung mühsamer ist als gedacht, wenn sich eine Entscheidung als falsch herausstellt, wenn wir enttäuscht oder frustriert über etwas sind, das wir selbst gewählt haben.

Die resultierenden Gefühle von Versagen, Scham und Reue sind sehr unangenehm. Wir fühlen uns dumm, kläglich, unmoralisch. Es verursacht Stress, sich möglicherweise geirrt sowie Geld und Energie verschwendet zu haben. Und weil diese innere Spannung nur schwer zu ertragen ist, tun wir sofort alles, um sie zu reduzieren. Wir machen uns auf die Suche nach Argumenten, warum eine Entscheidung vielleicht doch gut und richtig war. Wir ringen um ein konsistentes Selbstbild, wollen weiterhin in den Spiegel sehen können. Da es aber leichter ist, unser Denken zu ändern als unser Verhalten, passen wir eher unsere Gedanken den Handlungen an. Die Zweifel werden unterdrückt und oft durch besonders starkes Engagement für die Sache überdeckt. Informationen, die die bisherige Haltung rechtfertigen, werden gegenüber kritischer Information bevorzugt. Was nicht passt, wird passend gemacht; manchmal mit der Brechstange. Dann werden unangenehme Informationen gemieden, Menschen, die Kritik äußern, diskreditiert, Schuldige gesucht.

Dissonanzen können zum Beispiel auftreten,

- wenn unsere Handlungen nicht mit unserem Selbstbild zusammenpassen,
- wenn sich eine Entscheidung als falsch herausstellt,
- wenn wir negative Informationen zu einer von uns geschätzten Person, Idee, Handlung bekommen,
- wenn der Erfolg ausbleibt, sich unerwartete Hindernisse ergeben oder eine Erwartung nicht erfüllt wird.

Dieser Effekt wurde zuerst vom Psychologen Leon Festinger formuliert. Er hatte sich in den 1950er-Jahren in eine Gruppe um Marian Keech, ein Medium aus Salt Lake City, eingeschleust. Sie war davon überzeugt, dass die gesamte Menschheit von einer gewaltigen Flut vernichtet und nur die Mitglieder ihrer Gruppe von Außerirdischen in UFOs gerettet würden. Ihre Anhänger hatten im Vorfeld eine Kampagne geführt, aggressiv Mitglieder angeworben, teils allen Besitz aufgegeben und viel Engagement und ihren persönlichen Ruf in diesen Glauben investiert. Festinger wartete gemeinsam mit diesen Menschen am Tag X auf Weltuntergang und Raumschiff. Mitternacht kam und ging vorbei – keine Flut, keine Aliens. Festinger war gespannt, wie die Gruppe darauf reagieren würde. Wie würde es ihnen gelingen, am nächsten Tag ihren skeptischen Verwandten, den Medien und den Arbeitskollegen gegenüberzutreten, von denen sie sich am Vortag für immer verabschiedet hatten? Zu seinem Erstaunen wandte sich nur ein Teil der Mitglieder von der Leiterin und der Gruppe ab; die meisten intensivierten ihr Engagement danach noch mehr. Der Weltuntergang sei nur deshalb nicht gekommen, weil die Gemeinschaft das mit ihren Gebeten verhindert habe. Damit sei erst recht die Macht und moralische Überlegenheit der Gruppe demonstriert worden.

Um kognitive Dissonanz zu reduzieren, greifen Menschen zu folgenden Methoden:

- Verdrängen: dem Thema Wichtigkeit absprechen.
- Abwerten der betroffenen Personen: So wird zum Beispiel einem Opfer von Gewalt unterstellt, selbst Schuld zu haben, ein Mensch zweiter Klasse zu sein.
- Aufwertung des eigenen Verhaltens: Ich bin ein Krieger des Lichts, ich tue das zum Wohle der ganzen Menschheit. Mein Verhalten ist bedeutend, auch wenn andere es nicht sehen können. Die Zweifler sind noch nicht „erwacht", haben kein höheres Bewusstsein.

Menschen, die Mitglieder in vereinnahmenden Gruppen waren, berichten oft, dass sie sich, nachdem erste Zweifel an der Unfehlbarkeit des Gurus geweckt waren, besonders intensiv für die Gemeinschaft engagierten. Sie erlebten diese Zweifel als bedrohlich, als persönlichen Makel oder als Eingabe einer bösen Macht von außen und reagierten mit verstärktem Einsatz für die Gemeinschaft.

2.8 Anekdotische Evidenz

Bei Franziska R. wurde Bauchspeicheldrüsenkrebs diagnostiziert. Der Arzt im Krankenhaus riet ihr, ihre Angelegenheiten zu ordnen, in fünf Jahren könne sie nur mit einer 10-%igen Überlebenschance rechnen. Verzweifelt sucht sie Hilfe bei Karl F., der mit Quantenheilung arbeitet. „Vergessen Sie diese Zahlen," sagt er ihr, „bei mir war erst gestern eine Volksschullehrerin, 45 Jahre alt, Mutter von zwei Kindern, die wurde von den Ärzten schon aufgegeben! Man hat ihr nur mehr wenige Wochen Lebenszeit gegeben. Dann habe ich begonnen, sie zu behandeln. Nach einem halben Jahr waren die Metastasen um die Hälfte reduziert, und nach fünf Jahren hat man sie für geheilt erklärt. Und sie ist nicht die Einzige. Ich erlebe ständig solche Wunder. Wann soll ich mit der Behandlung beginnen?"

Eine Geschichte, mit der wir uns identifizieren können und die in uns Emotionen auslöst, wirkt überzeugender als Statistiken. Wenn sie uns außerdem ein Ergebnis verspricht, das wir uns wünschen, entfaltet diese Erzählung besonders große Kraft. Wie die Geschichte vom Tischlerlehrling Markus, der durch das Online-Marketingtool von Erfolgscoach XY zu Reichtum gelangte, oder der Bericht von Anna, die mithilfe einer Wunderbeere innerhalb von drei Wochen 12 kg abgenommen hat, oder der Kommentar auf der Homepage von Frau Wieser, die durch die Dienste der Hexe Walpurga endlich wieder Kraft zum Leben hat, weil diese einen bösen Fluch von ihr genommen hat. Egal in welchem Bereich, der Einsatz von persönlichen Erzählungen berührt uns besonders. Wir identifizieren uns mit diesen Menschen, freuen uns mit ihnen und tanken Hoffnung, dass auch uns gelingen könnte, was dort so enthusiastisch beschrieben wird.

Wer Menschen erreichen will, muss ihnen eine gute Geschichte erzählen. Man bezeichnet das auch als „Jemand, der"-Fehlschluss. „Ich kenne jemanden, der…", „So ungesund kann Rauchen nicht sein, mein Opa wurde 92 Jahre alt und hat sein ganzes Leben geraucht wie ein Schlot."

Abgesehen davon, dass die Fallgeschichten oft erfunden sind, sind Einzelfälle nie aussagekräftig für statistische Wahrscheinlichkeiten. Aber mit diesen Wahrscheinlichkeiten tun sich Menschen generell schwer. Wir können Gefahren sehr schlecht realistisch einschätzen, fürchten uns zum Beispiel mehr vor Flugreisen als vor Autofahrten, obwohl die Zahlen eindeutig belegen, dass eine höhere Gefahr besteht, durch einen Autounfall zu sterben. Kühe verursachen weltweit mehr Todesopfer als Haie: Die Alm scheint uns trotzdem ein sehr viel sicherer Ort als das Meer.

Hätten Sie's gewusst? gewusst? Etwa 10 Menschen sterben pro Jahr durch Haiangriffe, um die 150 durch Quallen, geschätzt 25.000 durch Hunde, 100.000 durch Schlangen, 725.000 durch Mücken, die Krankheiten wie Malaria übertragen [14].

2.9 Gruppendruck

Stellen Sie sich vor, Sie sitzen mit mehreren anderen Personen in einem Raum; an die Wand werden drei verschieden lange Striche projiziert, daneben ein weiterer als Vergleich. Ihre Aufgabe ist es, jenen Strich auszuwählen, der gleich

2 Warum glauben die das? Und warum glauben wir vielleicht ...

lang ist wie der Referenzstrich. Es ist eine einfache Aufgabe. Die Striche haben eindeutig verschiedene Längen, und Sie finden gleich den richtigen, nämlich Nummer zwei. Bevor Sie am Wort sind, nennen die anderen Teilnehmer der Studie (die in Wahrheit Mitarbeiter des Studienleiters sind) ihr Ergebnis. Alle sind sich einig, dass es Strich Nummer drei ist. Wie werden Sie antworten? Nur ein Viertel der Versuchspersonen ändert seine Meinung nie zugunsten der Gruppenmeinung, der Großteil verzichtet auf die eigene Wahrnehmung und schließt sich der Mehrheit an. Je größer die Gruppe, desto wahrscheinlicher werden Sie Ihre Meinung anpassen. Wenn aber auch nur eine weitere Person sich gegen die Gruppenmeinung entscheidet und eine andere Lösung wählt, steigt auch der Mut der Versuchsperson, auf der eigenen Wahrnehmung zu beharren.

Dieses Experiment wurde zum ersten Mal 1951 von dem Psychologen Solomon Asch durchgeführt und seither wiederholt bestätigt [15]. Wir werden von den Urteilen, Werten und Einstellungen unserer Umwelt beeinflusst. In Gruppen tendieren wir dazu, uns der vorherrschenden Meinung anzuschließen und konform zu verhalten. Dieser Effekt ist besonders wirksam, wenn es sich um eine Gruppe handelt, mit der wir uns identifizieren, von der wir anerkannt werden möchten oder von der wir abhängig sind. Dahinter steckt der Wunsch, akzeptiert und nicht ausgeschlossen zu werden. Im eigenen Wohnort, speziell einem Dorf, wirken alle drei Faktoren: Man möchte nicht negativ auffallen, die Beziehungen zu den Nachbarn nicht belasten und unterstützt aus Solidarität mit Freunden auch Positionen, die man sonst vielleicht nicht vertreten würde. Je stärker die Sehnsucht nach Anerkennung und Zugehörigkeit, desto mehr steigt die Bereitschaft, Normen und Meinungen einer Gruppe zu übernehmen. Auch bei Stress und Bedrohung sowie bei mangelnder Information steigt die Bereitschaft zur Übernahme von Gruppennormen.

Natürlich werden wir als Teil einer Gruppe nicht nur von der Gruppe beeinflusst – wir sind ja gleichzeitig die Gruppe und lassen unsere Vorstellungen und Werte in die Gruppennormen einfließen. Die Gruppe ist aber nicht einfach die Summe ihrer Mitglieder, und zwar, anders als man häufig denkt, nicht nur im positiven Sinne. Versuche haben immer wieder gezeigt, dass bei objektiv messbaren gleichen Leistungen Gruppen deutlich schlechter abschneiden als die Summe ihrer einzelnen Mitglieder. Gleichzeitig können Gruppen durch Arbeitsteilung und die Nutzung unterschiedlicher Fähigkeiten Leistungen vollbringen, zu denen die Mitglieder einzeln gar nicht in der Lage wären. Im Tauziehen schneiden Gruppen also tendenziell schlechter ab als die einzelnen Mitglieder; der Bau eines Hauses gelingt aber nur, wenn Menschen zusammenarbeiten, von denen einige mauern, die anderen Wasserleitungen oder Kabel verlegen können.

Gruppen denken aber auch anders als viele Einzelne. In Gruppen neigen Menschen dazu, sich gegenseitig zu unterstützen und zu bestärken. Dadurch blendet man Bedenken leichter aus – und zwar sowohl Bedenken hinsichtlich der Risiken, die man eingeht, als auch moralische Vorbehalte. Für dieses Phänomen, das man als **Gruppendenken** bezeichnet, werden als Beispiele häufig politische Entscheidungen genannt, die in Kabinetten oder Beraterstäben gefasst wurden. Beliebte Beispiele sind die gescheiterte Invasion Kubas durch exilkubanische Rebellen mit Unterstützung der US-Regierung unter Präsident Kennedy, die fehlende Verteidigung von Pearl Harbor vor dem Eintritt der USA in den Zweiten Weltkrieg oder die Annahme, der Irak habe zu Beginn des zweiten Golfkrieges noch über Massenvernichtungswaffen verfügt. Auffällig ist allerdings, dass zu allen drei Beispielen auch andere mögliche Erklärungen vorgebracht werden und die Einschätzung stark von der eigenen politischen Einstellung abhängt. Das Phänomen an sich ist aber auch in psychologischen Experimenten bestätigt worden, und es könnte zum Beispiel auch dazu führen, dass Menschen, die alle für sich genommen nur eine leichte Tendenz zu Verschwörungsglauben haben, sich in der Gruppe dennoch stark radikalisieren können. Besonders anfällig für Gruppendenken sind offenbar Gruppen, deren Mitglieder sich sehr ähnlich sind und die sich relativ stark nach außen abschotten [16]. Wie sich auch beim Blick auf erfolgreiche Umdenkprozesse zeigen wird, neigen gerade Anhänger von Alternativmedizin und Verschwörungsmythen sehr stark dazu, sich von vermeintlich unwissenden oder gar böswilligen Außenstehenden abzugrenzen. Eine große Ähnlichkeit untereinander wiederum ergibt sich in solchen Gemeinschaften oft allein schon dadurch, dass wir Menschen leichter vertrauen, die uns ähnlich sind, die also zum Beispiel denselben Beruf, gleiche Hobbys oder gleiche Einstellungen haben.

2.10 Soziale Rahmenbedingungen

Natürlich werden wir nicht nur von unserem individuellen Denken und von der Gruppe beeinflusst, in der wir uns im jeweiligen Moment bewegen, sondern auch vom Umfeld und den Rahmenbedingungen, mit denen wir leben, und auch von denen, mit denen wir aufgewachsen sind. Relativ offensichtliche Einflüsse sind Bildung und soziale Schicht – es spielt aber für die Frage, ob man Heilung eher von der Natur oder von der Wissenschaft erwartet, sicher auch eine Rolle, ob man in einem eher städtischen oder eher ländlichen Umfeld aufgewachsen ist und welche Vorstellungen dementsprechend nicht nur die Eltern, sondern auch Nachbarschaft, Lehrpersonal und Freundeskreis vermittelt haben.

Diese Einflüsse werden in jüngerer Zeit vor allem im Zusammenhang mit jungen Menschen erforscht, die sich rechtsextremen oder jihadistischen Gruppen anschließen. Dabei zeigt sich, dass solche Radikalisierungsprozesse natürlich nicht losgelöst vom gesellschaftlichen Umfeld betrachtet werden können und in der Tendenz häufiger in einem als eher ungünstig eingeschätzten sozialen Umfeld vorkommen. Entsprechende Autoren verweisen jedoch auch darauf, dass regelmäßig dieselben Verhältnisse und dieselbe politische Bildung sowohl Demokraten als auch Radikale hervorbringen – und dass ein nicht unerheblicher Teil gerade der rechtsextremen Jugendlichen aus der sogenannten „Mitte der Gesellschaft" stammt [17].

Diese Erkenntnisse lassen sich in Teilen sicherlich auch auf Verschwörungsdenken und andere antiwissenschaftliche Glaubenssysteme übertragen. Die Zusammenhänge sind dabei oft zu komplex und zu wenig im Detail erforscht, um sich hier zusammenfassen zu lassen. Einfache, pauschalisierte Aussagen wie „Ostdeutsche glauben mehr an Verschwörungen" bestätigen sich in sorgfältigen Untersuchungen in der Regel eben nicht [18]. Man sollte sich jedoch immer im Klaren sein: Wenn man mit einer Person über ihre Ablehnung von Wissenschaft diskutiert, dann kämpft man immer auch gegen Einflüsse an, die außerhalb dieser Person und möglicherweise schon weit in der Vergangenheit liegen.

> **Zum Mitnehmen**
>
> So seltsam uns Esoterik, Verschwörungsglaube und religiöser oder politischer Fanatismus erscheinen mögen: Dahinter stecken großenteils psychologische Mechanismen, die bei jedem von uns ablaufen. Diese Mechanismen sind zu einem großen Teil nützlich für unseren Alltag, zum Teil sogar notwendig für unser Überleben. Sie können uns aber auch aufs Glatteis führen, antiwissenschaftliche Glaubenssysteme begründen und stabilisieren.
>
> Und gegen alle diese psychologischen Mechanismen kämpfen wir an, wenn wir versuchen, Gläubige zu überzeugen.

Literatur

1. Kaplan JT et al (2016) Neural correlates of maintaining one's political beliefs in the face of counterevidence. Sci Rep 6:39589

2. Doherty M, Campbell N, Tsuji H, Phillips W (2010) The Ebbinghaus illusion deceives adults but not young children. Developmental Science, Blackwell Oxford, S 714–721. https://www.readcube.com/articles/10.1111%2Fj.1467-7687.2009.00931.x?purchase_referrer=onlinelibrary.wiley.com&tracking_action=preview_click&r3_referer=wol&show_checkout=1. Zugegriffen: 6. März 2021
3. Shermer M (2011) The believing brain: from spiritual faiths to political convictions – how we construct beliefs and reinforce them as truths. Robinson, London
4. Light A (2012) The 10th sumerian tablet: the Anunnaki built the pyramids. https://humansarefree.com/2012/12/the-10th-sumerian-tablet-the-anunnaki-built-the-pyramids.html. Zugegriffen: 12. Febr. 2021
5. Smith A (2013) Was a squirrel discovered on Mars? https://www.zdnet.com/pictures/was-a-squirrel-discovered-on-mars/. Zugegriffen: 12. Febr. 2021
6. Shaw J (2018) Das trügerische Gedächtnis: Wie unser Gehirn Erinnerungen fälscht. Heyne, München
7. Kahnemann D (2012) Schnelles Denken, langsames Denken. Siedler, München
8. Fiedler K (2014) Die Verarbeitung sozialer Informationen für Urteilsbildung und Entscheidungen. In: Jonas K, Stroebe W, Hewstone H (Hrsg) Sozialpsychologie. Springer, Heidelberg, S 143–175
9. Tyler Vigen: Spurious correlations. https://www.tylervigen.com/spurious-correlations. Zugegriffen: 6. März 2021
10. Croskerry P, Nimmo GR (2011) Better clinical decision making and reducing diagnostic error. Review at the RCPE Patient Safety Hot Topic Symposium
11. Gladwell M (2005) Blink! – die Macht des Moments. Campus, Frankfurt a. M.
12. Spanhel F (2010) Der Einfluss der Körpergröße auf Lohnhöhe und Berufswahl: Aktueller Forschungsstand und neue Ergebnisse auf Basis des Mikrozensus. Statistisches Bundesamt, Wiesbaden
13. Caliendo M, Gehrsitz M (2014) Obesity and the labor market: a fresh look at the weight penalty. Forschungsinstitut zur Zukunft der Arbeit, Berlin
14. Welt Wissen: Das sind die Topkiller unter den Tieren. https://www.welt.de/wissenschaft/gallery131831471/Das-sind-die-Topkiller-unter-den-Tieren.html. Zugegriffen: 6. März 2021
15. Hewstone M, Martin R (2014) Sozialer Einfluß. In: Jonas K, Stroebe W, Hewstone H (Hrsg) Sozialpsychologie, Springer, Heidelberg, S 269–313
16. Park JW (1990) A review of research on groupthink. J Behav Decis Mak 3:229–245
17. Kleeberg-Niepage A (2012) Zur Entstehung von Rechtsextremismus im Jugendalter – oder: Lässt sich richtiges politisches Denken lernen? J Psychol 20(2)
18. Bartoschek S (2017) Bekanntheit von und Zustimmung zu Verschwörungstheorien – eine empirische Grundlagenarbeit. jmb, Hannover

3

Umdenkprozesse

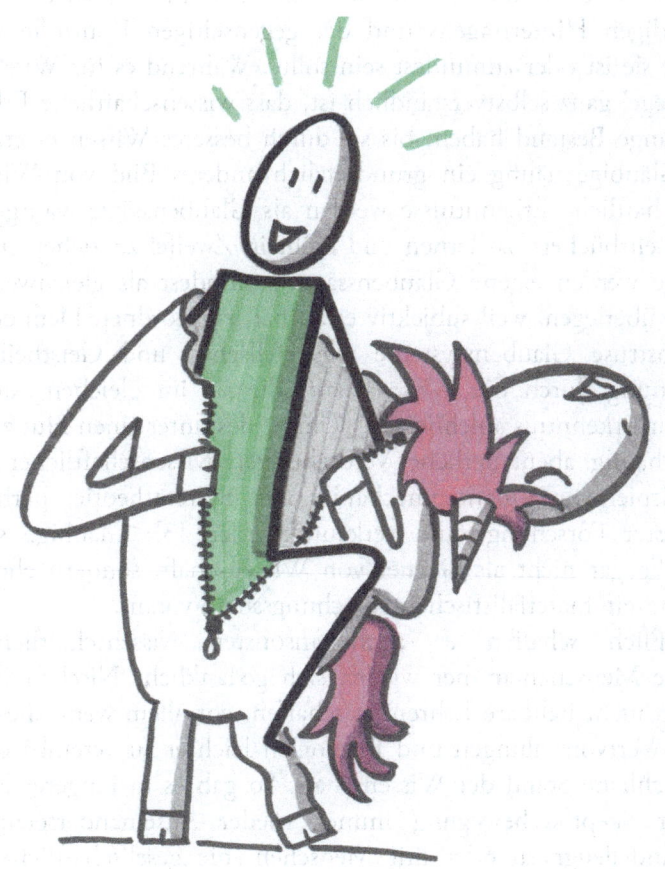

Wenn man beim Aufeinandertreffen mit einem Anhänger eines unwissenschaftlichen Glaubenssystems den Kampf mit allen diesen psychologischen Effekten aufnimmt, sollte man sich zunächst einmal die Frage stellen, was man dabei erreichen will. Das offensichtliche Ziel in so einer Diskussion sollte es ja eigentlich sein, sein Gegenüber zu überzeugen. Der Gläubige müsste sich also, zumindest in Einzelaspekten, von seinem Glaubenssystem abwenden und sich von wissenschaftlichen Nachweisen überzeugen lassen.

Wer selbst wissenschaftlich denkt, wird das möglicherweise als einen ganz natürlichen Schritt empfinden. Muss man nicht einfach nur die Methodik wissenschaftlichen Arbeitens verstehen und sich das Wissen über Forschungsergebnisse aneignen oder vermitteln lassen? Im letzten Abschnitt hat sich aber schon gezeigt, welche psychologischen Hindernisse einem solchen Umdenkprozess im Weg stehen. Hinzu kommt, dass Wissenschaft von Gläubigen oft nicht als die Methode kritischen Denkens, des ständigen Hinterfragens und der gegenseitigen Kontrolle verstanden wird, die sie ist oder zumindest sein sollte. Während es für Wissenschaftler in der Regel ganz selbstverständlich ist, dass wissenschaftliche Erkenntnisse nur so lange Bestand haben, bis sie durch besseres Wissen ersetzt werden, haben Gläubige häufig ein grundsätzlich anderes Bild von Wissenschaft: Wissenschaftliche Erkenntnisse werden als Glaubenssätze wahrgenommen, die aus Lehrbüchern zu lernen und nicht in Zweifel zu ziehen sind [1]. In der Folge werden eigene Glaubenssätze zumindest als gleichwertig, wenn nicht als überlegen, weil subjektiv erfahrbar, eingeordnet. Dennoch streben selbst abstruse Glaubenssysteme wie Hellsehen und Geistheilung nach Anerkennung durch die Wissenschaft, die sie im gleichen Atemzug als Mittel zur Erkenntnis ablehnen [2]. Um beides unter einen Hut zu bringen, müssen häufig abenteuerliche Verdrehungen wissenschaftlicher Theorien, zum Beispiel von Quantenmechanik oder Systemtheorie, herhalten, die als neuester Forschungsstand verkauft werden [3]. Gläubige sehen sich also häufig gar nicht als Gegner von Wissenschaft, sondern eher als dem aktuellen, rein materialistischen Forschungsstand voraus.

Schließlich schaffen es auch ansonsten wissenschaftlich-skeptisch denkende Menschen immer wieder, sich gedankliche Nischen für wissenschaftlich nicht haltbare Lehren zu schaffen, vor allem wenn diese mit den eigenen Wertvorstellungen und Ideologien leichter zu vereinbaren sind als der tatsächliche Stand der Wissenschaft. So gab es in jüngerer Zeit innerhalb der Skeptikerbewegung immer wieder Auseinandersetzungen mit Klimawandelleugnern oder mit Menschen, die gesellschaftliche Einflüsse auf Geschlechterrollen komplett verneinen. Die umgekehrt unwissenschaftliche Position, die biologischen Einflüsse auf Geschlechterrollen zu leugnen, kommt in der naturwissenschaftlich geprägten Skeptikerszene dagegen naheliegenderweise kaum vor.

Über die kurzfristigen Effekte einzelner Diskussionen, Aufklärungskampagnen und ähnlicher Interventionen gibt es durchaus aktuelle psychologische Untersuchungen und darauf basierend auch immer wieder Empfehlungen (z. B. [4, 5]). Solche Interventionen und Effekte lassen sich auch vergleichsweise einfach unter kontrollierten Bedingungen untersuchen. Grundlegende Umdenkprozesse hin zu einem mehr wissenschaftlich fundierten langfristigen Blick auf die Welt sind dagegen ein weitaus schwierigerer Forschungsgegenstand. Um dennoch Aussagen über solche Prozesse machen zu können, haben wir eine Anzahl von Menschen interviewt, die selbst ein solches Umdenken erlebt haben. Alle sind einmal wissenschaftlich nicht haltbaren Überzeugungen gefolgt, manche nur im Rahmen eines persönlichen Interesses, während andere ihren Lebensunterhalt damit verdient haben. Einige sind hinterher zu skeptischen Aktivisten geworden; andere haben nur ihr persönliches Verhalten geändert, aber für alle war der Umdenkprozess eine gedankliche Leistung, für die unterschiedliche Einflussfaktoren eine Rolle gespielt haben. Diesen Einflüssen werden wir in diesem und den folgenden Abschnitten nachspüren und immer wieder versuchen, daraus zu lernen.

3.1 Von „Alternativmedizin" zur Medizin

Ein Buch wird ganz anders als gedacht

Den wohl meistdiskutierten Umdenkprozess hin zu einem wissenschaftlichen Weltbild in jüngerer Vergangenheit in Deutschland hat die Medizinerin **Natalie Grams** durchlaufen. Als Ärztin mit der offiziellen Zusatzbezeichnung Homöopathie eröffnete sie 2011 eine homöopathische Privatpraxis. Etwa zu dieser Zeit wurde sie von der Journalistin Nicole Heißmann für ein Buch über Homöopathie interviewt. Als das Buch schließlich unter dem Titel „Die Homöopathie Lüge" erschien, war sie enttäuscht und schrieb eine negative Rezension auf Amazon. In der folgenden Kommentarschlacht sah sie sich zum ersten Mal mit der Forderung konfrontiert zu beweisen, dass ihre wahrgenommenen Behandlungserfolge tatsächlich eine Folge ihrer homöopathischen Therapie waren. *„Ich habe mir diese Fragen vorher nie gestellt, und das war echt so ein Aha-Moment, aber kein schöner."* So kam ihr die Idee, ein eigenes Buch zu schreiben: *„Ich hatte das Gefühl, als es dann diese Homöopathie-Lüge gab, dass irgendjemand* *die Homöopathie-Wahrheit schreiben muss."* Als im Laufe der Recherchen für ihr eigenes Buch ihre Zweifel an lange für sicher gehaltenen Überzeugungen wuchsen, versuchte sie sich Klarheit zu verschaffen, indem sie sich direkt an prominente Homöopathiekritiker wandte. Zu ihrer Verblüffung zeigten sich die Angesprochenen nicht nur auskunftsfreudig, sondern auch hilfsbereit und verständnisvoll. Das Buch wurde zum Wendepunkt in Natalie Grams' Leben und führte sie an die Spitze einer neuen Bewegung von Homöopathiekritikern, zur Schließung ihrer Praxis und damit wirtschaftlich in eine höchst ungewisse Zukunft. Diskussionen mit Skeptikern auf wechselnden Kommunikationskanälen waren also nicht nur der Anstoß für ihren mehrjährigen Umdenkprozess, sondern spielten über seinen gesamten Zeitraum eine zentrale Rolle. Damit ist Natalie Grams jedoch, wie sich im Folgenden zeigen wird, eher eine Ausnahme.

Irgendwann wurde es zu seltsam

Der Kinderarzt **Thomas F.** war während seines Studiums ebenfalls ein überzeugter Anhänger der Homöopathie. Von Kommilitonen dort eingeführt, war er an seiner Universität im Arbeitskreis Homöopathie aktiv, gab erhebliche Summen für Fachbücher und kostenpflichtige Seminare zum Thema aus und versuchte, sich und seine Familie mit Globuli zu therapieren: *"Ich bin da richtig eingetaucht und war dabei richtig in dieser Blase drin. Es gab gar kein Bedürfnis, auch mal irgendwie die Außenperspektive einzunehmen, weil man sich wohlgefühlt hat und sich mit den Leuten gut verstanden hat."* Einen kritischen Austausch gab es in dieser Zeit nur mit seiner fachfremden Lebenspartnerin, vor allem, nachdem er seine homöopathischen Heilkünste auch erfolglos am gemeinsamen Kind erprobt hatte. Die Schuld für seinen anhaltenden Misserfolg mit der Homöopathie im persönlichen Umfeld suchte er immer bei eigenen Fehlern: Erfahrene, erfolgreiche Homöopathen konnten ja im Gegensatz zu ihm auf eine Vielzahl von Heilungsgeschichten verweisen. Der erste Anstoß, sich von den Globuli zu lösen, kam schließlich durch das Verhalten eines Mitstreiters aus der eigenen Blase, der anfing, sich für die Bach-Blütentherapie zu begeistern: *"Das fand ich vom ersten Moment an total bekloppt und spooky."* Die endgültige Abwendung kam dann mit dem Berufseinstieg, als er mit Befremden wahrnahm, wie ein erfahrener Kollege in die „Alternativmedizin" abrutschte, seine Kinder nicht impfen ließ und schließlich eine homöopathische Praxis eröffnete. Insgesamt zog sich der Umdenkprozess bei Thomas F. also ebenfalls über mehrere Jahre hin. Diskussionen, wie sie uns hier interessieren, haben für ihn kaum eine

Rolle gespielt, weil er sie fast nie geführt, sondern seinen Glauben nur unter Gläubigen und in der Familie ausgelebt hat.

In Kommentarschlachten zur Recherche getrieben

„Ich habe im Laufe der Jahre allen möglichen Müll vertreten, auch Homöopathie", erklärt der Arzt **Florian Albrecht**. Vor allem belastet ihn aus heutiger Sicht die aus der anthroposophischen Lehre stammende Misteltherapie bei Krebserkrankungen. Ermutigt durch einen Oberarzt an seiner damaligen Klinik und durch einschlägige Fortbildungen hat er diese auch selbst empfohlen. Heute befürchtet er, bei mindestens zwei Krebspatienten, die trotz eigentlich guter Prognose kurz nach der Mistelbehandlung verstarben, mit seiner Empfehlung das Behandlungsergebnis möglicherweise massiv verschlechtert zu haben. Während er sich inzwischen wegen seines Beharrens auf Wissenschaftlichkeit zum Teil scharfer Kritik vonseiten anderer Ärzte ausgesetzt sieht, stießen seine damaligen Abenteuer in der Pseudomedizin unter Kollegen und Vorgesetzten nur ein einziges Mal auf Widerspruch: Als er nämlich die Teilnahmegebühr für einen Kongress über psychedelische Forschung, bei dem auch Workshops zum „dritten Auge" und zur Aurawahrnehmung angeboten wurden, über seine Klinik abrechnen wollte, weigerte sich sein Chefarzt nicht nur, sondern strich ihm auch noch den schon genehmigten Bildungsurlaub. Dieser Chefarzt verschrieb allerdings selbst gerne Komplexhomöopathika, und an der Klinik wurden auch umstrittene Verfahren wie die Feldenkrais-Methode eingesetzt. Zum Auslöser von Florian Albrechts Umdenken wurde ausgerechnet eine Impfgegnerin: Nachdem eine Patientin ihn mit haarsträubenden Behauptungen zu Impfschäden konfrontiert hatte, begann er zu recherchieren und stieß dabei auf skeptische und wissenschaftliche Internetangebote, vor allem auf dem Portal Scienceblogs. Noch in der Rolle des Gläubigen beteiligte er sich dort in den Kommentardiskussionen und fühlte sich von wissenschaftlich-skeptischen Diskussionsteilnehmern zum Teil hart angegriffen. Bei der Recherche nach Argumenten für seine Vorstellungen stieß er in seriösen Quellen überwiegend auf widersprechende Informationen. In der Folge, so erklärt er, habe er im Tages- bis Wochentakt eine alternativmedizinische Vorstellung nach der anderen über Bord geworfen. Inzwischen legt er großen Wert darauf, in seiner Praxis keine unwissenschaftlichen Therapien mehr zu empfehlen oder gar zu verschreiben, und sieht selbst Teile der Skeptikerszene in Bezug auf Alternativmedizin als halbherzig und inkonsequent an. In seinem Fall haben Diskussionen mit Skeptikern also einen gewissen Raum

eingenommen, wobei die entscheidende Rolle für sein relativ schnelles Umdenken die eigenen Recherchen gespielt haben.

Warum ist das verboten, was ich mache?

Britt Marie Hermes ist keine Ärztin, sondern absolvierte in den USA eine vierjährige Collegeausbildung als *naturopath,* was trotz der wesentlich umfangreicheren Ausbildung vom Tätigkeitsspektrum her etwa einem deutschen Heilpraktiker entspricht. Anschließend war sie mehrere Jahre in einer auf Krebspatienten spezialisierten Naturheilpraxis angestellt, in der Patienten gegen unterschiedlichste Tumore mit dem nicht zugelassenen angeblichen Wundermittel Ukrain behandelt wurden. Diskussionen mit Kritikern hat sie während dieser Zeit bewusst vermieden. *„Ich wollte nicht zulassen, dass etwas meinen Geist infiltriert."* Sie sei überzeugt gewesen, das Richtige zu tun, und dass Pharmaunternehmen böse und Ärzte nicht vertrauenswürdig seien. Über das Mittel, das sie überwiegend anwendete, wusste sie, so sagt sie heute, erstaunlich wenig. Um so entsetzter war sie, als sie bei einer Internetrecherche feststellte, dass es keine Zulassung von der Arzneimittelaufsicht hatte und dass der Einsatz eines solchen Mittels an Patienten nach US-Bundesrecht eine Straftat darstellen konnte. Die Angst vor Strafverfolgung bildete für sie den Anlass, sich eingehender zu informieren, wobei sie unter anderem auf ein Buch des kritischen Komplementärmedizinprofessors Edzard Ernst stieß und schließlich im mehrmonatigen, direkten Austausch mit Ernst und anderen skeptischen Autoren immer mehr von der Alternativmedizin abrückte. Als wichtigen Schritt nennt sie dabei die räumliche Trennung von ihrem vorherigen Umfeld, das fast nur aus Gläubigen bestanden hatte. Später wurde sie zur skeptischen Aktivistin, promovierte in Evolutionsbiologie, verarbeitete ihre Erfahrungen in einem Blog und wurde damit zur Zielscheibe einer erfolglosen Verleumdungsklage durch eine amerikanische Krebsheilerin [6]. Für ihren Umdenkprozess, den sie insgesamt auf rund neun Monate schätzt, waren Gespräche mit Skeptikern also sehr wichtig – sie suchte diese Gespräche aber erst, als sie schon mitten im Umdenken war.

Nie wirklich wohl gefühlt

Man muss keinem Heilberuf angehören, um Verantwortung für die Gesundheit von anderen zu tragen und sich dabei in pseudowissenschaftlichen Vorstellungen zu verstricken. Sehr jung Mutter geworden, sah sich

Theresa Stange selbst als besonders skeptisch an, als sie darauf bestand, Sinn, Wirkung und Risiken von Impfungen verstanden zu haben, bevor sie ihr Baby impfen ließ. Die Antworten ihres damaligen Kinderarztes auf das, was sie heute als reine Unsicherheit beschreibt, erlebte sie jedoch nicht als klärend, sondern als einschüchternd und vorwurfsvoll. *„Da war dann für mich klar, okay, das kann alles nicht mit rechten Dingen zugehen."* Auf der Suche nach Informationen im Internet landete sie vor allem in Impfgegnergruppen und, obwohl sie die dort verbreiteten Behauptungen zum Teil als widersprüchlich und naiv erkannte, reichten sie aus, um Nichtstun als die sicherere Variante erscheinen zu lassen. Der Vater der Kinder war Impfgegner aus Prinzip, ohne echtes Interesse an weitergehenden Informationen, während sie weiterhin im Internet recherchierte und Bücher kaufte, aber immer wieder bei Quellen von Impfgegnern landete. So blieb über Jahre nicht nur das erste, sondern auch das folgende Kind ungeimpft, und auch ihr eigener Impfpass landete im Altpapier. Dennoch blieb Theresa Stange über ihre Entscheidung verunsichert: Sie traute sich kaum, mit anderen Eltern über das Thema zu reden, weil sie befürchtete, ihre Kinder könnten nicht zu Geburtstagen eingeladen oder anderweitig ausgegrenzt werden. Sie freute sich, wann immer sie Eltern mit ebenfalls ungeimpften Kindern kennenlernte. Gleichzeitig war ihr selbst bewusst, dass nur das Gespräch mit anderen Eltern über deren ganz normal verlaufene Impfungen ihr die Angst hätte nehmen können. Selbst mit der eigenen Schwester, die Kinder im gleichen Alter hat, kam es zu Konflikten. Auch die Impfgegnergruppe war nur ein begrenzter Rückhalt: *„Die Leute, die da geschrieben haben, da dachte ich mir dann schon nach einer Zeit, das sind alles nicht die hellsten Kerzen auf der Torte."* Gleichzeitig erschienen in der Gruppe auch regelmäßig medizinische Ratschläge, die sie selbst als unverantwortlich einordnete, und Kritiker wurden aus der Gruppe geworfen. Ein wirkliches Umdenken war erst nach der Trennung vom Vater ihrer Kinder möglich. Ihr neuer Partner war aktiver Skeptiker und bot an, jede gewünschte Information samt wissenschaftlicher Belege gegebenenfalls auch von Expert*innen einzuholen, hielt sich ansonsten aber bewusst zurück und erschien vor allem in Bezug auf die Kinder als neutrale Instanz. Nach und nach wich ihre gespielte Selbstsicherheit immer neuen Fragen, auf die sie fundierte Antworten bekam. Nach einem Jahr ließ sie zunächst als Test ihre eigenen Impfungen auffrischen und dann auch die der Kinder nachholen. In ihrem Fall haben Gespräche mit dem neuen, gut informierten Lebenspartner also tatsächlich eine wichtige Rolle für den Umdenkprozess gespielt, aber die Unsicherheit gegenüber der impfkritischen Haltung war schon vorher, eigentlich immer, da; und dennoch brauchte das Umdenken seine Zeit.

3.2 Raus aus dem Verschwörungssumpf

Von der Szene abgestoßen

Dass auch der eigene Partner nicht immer in der Lage ist, jemanden, der in einem unwissenschaftlichen Glaubenssystem feststeckt, noch zu erreichen, zeigt das Beispiel von **Stephanie Wittschier**. Schon seit ihrer Jugend von Mysterien fasziniert, sah die junge Frau im Fernsehen eine Dokumentation über angebliche Ungereimtheiten rund um die Ereignisse des 11. September. Neugierig geworden, begann sie im Internet zu recherchieren und geriet in einen, wie sie es formuliert, *„gefährlichen Verschwörungssumpf"*. Bald glaubte sie nicht nur an Verschwörungsmythen zum 11. September, sondern auch an Chemtrails, Gedankenkontrolle, Reichsbürgerideologie, eine geheime Weltregierung von außerirdischen Reptiloiden und eine hohle Erde, in der geflüchtete Nazis leben. *„Am Schluss habe ich wirklich an fast alles geglaubt, bis auf die flache Erde!"* [7] Kritik vonseiten ihrer Eltern führte nur dazu, dass sie ihnen gegenüber das Thema vermied. Ihr Mann hat in dieser Zeit immer wieder versucht, ihr die Irrationalität ihres Denkens aufzuzeigen. *„Aber ich habe ihm damals auch einfach nicht zugehört und ihm dann auch nur YouTube-Videos gezeigt."* Der erste Anstoß zum Umdenken kam nach drei Jahren, als eine enge Freundin aus der Szene sich vom Verschwörungsglauben abwandte. Entscheidend war aber letztlich das Verhalten in der Szene selbst: In einer Gruppe von Chemtrailgläubigen wurde ernsthaft darüber diskutiert, Verkehrsflugzeuge mit Laserpointern zum Absturz zu bringen. Als Stephanie Wittschier ihr Entsetzen äußerte, wurde sie aus der Gruppe geworfen. Aus einer weiteren Gruppe wurde sie ausgeschlossen, nachdem sie den Vorschlag für ein Experiment unterstützt hatte, das nach chemischen Spuren von Chemtrails suchen sollte. An ernsthaften Tests ihrer Behauptungen waren die anderen Chemtrailgläubigen nicht interessiert. So begann Stephanie Wittschier, zunächst ihren Glauben an Chemtrails und dann auch an die vielen anderen Verschwörungen zu hinterfragen. Inzwischen haben sie und ihr Mann auf Facebook die Seite „Die lockere Schraube" und die Gruppe „Nothing but the Truth" initiiert, in denen über Verschwörungsdenken aufgeklärt, aber auch gelacht wird. Über ihr damaliges Umfeld findet sie deutliche Worte: *„Das sind keine harmlosen Spinner. Es gibt noch mehr Bereiche in der Verschwörungsszene, die genauso gefährlich sind wie die Reichsbürgerszene, weil alles ineinander übergeht."* Im Fall von Stephanie Wittschier waren also, während sie noch Gläubige war, sinnvolle Diskussionen überhaupt nicht möglich – nicht einmal mit ihrem eigenen Mann.

Für eine andere Verschwörungsgläubige mit recht ähnlicher Geschichte, die für ihre Familie ebenfalls nicht mehr erreichbar gewesen war, die antisemitische Hetzschriften und auch aus ihrer eigenen Sicht absurde Esoterikprodukte bei Veranstaltungen toleriert hatte, wurde ein Foto zum Anstoß für ein Umdenken. Auf dem Faktencheckportal mimikama.at entdeckte sie ein in der Szene gerne verbreitetes Bild, das vermeintlich das Versprühen von Chemtrails dokumentierte. Bei Mimikama fand sie den Beweis, dass es sich schlicht um eine Fälschung handelte. Und auch ihr hilft ihre Erfahrung in der Szene nur begrenzt weiter, wenn sie mit einem Verschwörungsgläubigen in der eigenen Familie konfrontiert ist.

Von der eigenen wissenschaftlichen Neugier bekehrt

Sebastian Bartoschek äußert sich als Psychologe, der über Verschwörungsglauben promoviert hat, oft verständnisvoll über Gläubige, gilt aber gerade online als ebenso provokanter wie scharfsinniger Streiter vor allem gegen politisches Verschwörungsdenken. Zu dem Thema gekommen ist er, wie er berichtet, selbst als Gläubiger. Vor allem die Präastronautik, also die Vorstellungen Erich von Dänikens, dass außerirdische Besucher in der menschlichen Frühgeschichte die Grundlage von Gottesvorstellungen seien, prägten seine Jugend, daneben Mythen über den heiligen Gral sowie Verschwörungsgeschichten um das Kennedy-Attentat. Diskussionen hat er damals, noch vor dem Boom der sozialen Medien, viele geführt, aber zu überzeugen wäre er nicht gewesen: *„Das ist ja ein umfassenderes System als ein Einzelglaube. Gerade bei der Präastronautik fiel mir das doch besonders schwer, weil das auch sehr identitätsstiftend war."* Ein Umdenken ergab sich erst im Studium und in der wissenschaftlichen Auseinandersetzung mit dem Thema. Als hilfreich empfand er dabei die Sichtweise seines späteren Doktorvaters, dass man als Skeptiker auch in der Lage sein müsse zuzugeben, wenn man für eine Beobachtung keine Erklärung hat, dass das aber eben auch kein Beleg für eine beliebige paranormale Erklärung sei. Die endgültige Abwendung von der Präastronautik kam während einer Mexikoreise, als er vor einem Maya-Fresko stand, auf dem laut Däniken ein frühgeschichtlicher Astronaut zu sehen sein soll. *„Als ich das dann gesehen habe, in welchem Gesamtkontext das stand und dass er sich da eines von tausenden Bildern rausgepickt hat, ziemlich wahllos, da war ich schon lange GWUP-Mitglied, aber da hat es dann letztgültig bei mir Klick gemacht."* Insgesamt war sein Umdenken ein sehr gradueller Prozess, der sich über fast zehn Jahre hinzog. Dabei stand er zunehmend im Austausch mit Skeptikern und wurde sogar Teil ihrer Bewegung, bevor er sich endgültig von seinen Glaubensvorstellungen lösen konnte.

3.3 Losing my Religion

Warum tolerieren Freunde das nicht?

Ein weiterer, namentlich nicht genannter Skeptiker, der bis heute in der GWUP engagiert ist, berichtet sogar, erst nach Jahren der Aktivität in der Skeptikerbewegung bereit gewesen zu sein, skeptische Maßstäbe auch an seinen eigenen Glauben, in diesem Fall den christlichen, anzulegen. Katholisch aufgewachsen, hielt er lange Zeit zum Beispiel auch Marienerscheinungen für möglich. In der Skeptikerbewegung setzte er sich dafür ein, religiöse Glaubensinhalte aus der skeptisch-wissenschaftlichen Betrachtung auszunehmen. Diese Ausnahme war damals Gegenstand heftiger Kontroversen, und der Skeptiker sah sich vor allem in E-Mail-Diskussionen immer wieder auch persönlich hart angegriffen. *„Das hat zwar lange gedauert, aber auf mich hat das schon einen gewissen Eindruck gemacht. Ich dachte, die sind ja so eigentlich ganz nett und vertreten auch weitgehend dieselben Positionen wie ich. Aber wieso werden wir uns in der Frage nicht einig? Wieso tolerieren die das nicht?"* Entscheidend für seine Abkehr vom Glauben seien zwar letztlich persönliche Erfahrungen und die Einsicht in die schlichte Unmöglichkeit des Geglaubten im Rahmen der Naturgesetze gewesen, aber auch diese Diskussionen hätten sicherlich dazu beigetragen. Die Streitigkeiten zogen sich über mehrere Jahre, aber das eigentliche Umdenken erfolgte schließlich innerhalb weniger Monate, und zwar genau in einer Phase solcher heftiger Kontroversen. In seinem Fall haben Diskussionen also tatsächlich einen gewissen Beitrag geleistet, obwohl sie alles andere als sachlich und verständnisvoll abgelaufen sind.

Die anderen sind doch auch glücklich

Lisa L. stammt ebenfalls aus einer religiösen Familie, allerdings aus einer weitaus restriktiveren: Sie ist bei den Zeugen Jehovas aufgewachsen. Um ihren Eltern zu gefallen, ließ sie sich schon im für die Zeugen sehr jungen Alter von acht Jahren taufen. Mit 15 äußerte sie erstmals Zweifel, was nicht nur zu einer heftigen Krise mit ihren Eltern führte, sondern auch zum

Einzelstudium mit einem „Ältesten" der Gruppe. *„Ich habe immer wieder mitbekommen, dass eigentlich andere Leute auch glücklich sind."* Inzwischen wuchsen die Zweifel im Stillen vor allem durch Aussagen der Zeugen Jehovas selbst, zum Beispiel über Homosexualität: *„Ich musste nicht einmal was darauf sagen, weil sie das halt als Fakt dargestellt haben, nur ich habe es nicht als Fakt angenommen."* Auch die Bildungsfeindlichkeit der Zeugen, mit ihrer Mutter, die trotz ihres Studiums den Wortlaut der Bibel als einzige Wahrheit anerkannte, schreckte sie ab. Wichtig für die spätere Loslösung war der Kontakt zu Außenstehenden, vor allem in der Schule. Dort hatte sie nicht nur die Möglichkeit, Freundschaften aufzubauen, sondern auch neue Weltanschauungen kennenzulernen und zu hinterfragen – eine Kompetenz, die in Lisas Versammlung nicht gern gesehen wurde. Vor allem die Ideale der Aufklärung haben Lisa zu denken gegeben: *„Habe Mut, dich deines eigenen Verstandes zu bedienen."* Zu Schlüsselpersonen wurden aber vor allem ihre beiden ungetauften älteren Schwestern, die sich bereits vor ihr vollständig vom Glauben losgesagt hatten. Entscheidend war dabei, *„dass sie mich so akzeptiert haben, wie ich bin und nicht so, wie ich sein sollte. Dieses Gefühl hatte ich bei den Zeugen Jehovas nie."* Ihr Loslösungsprozess dauerte schließlich bis ins junge Erwachsenenalter. Kritische Diskussionen über Glaubensinhalte spielten dabei keine entscheidende Rolle. Vielmehr kam es darauf an, dass ihr von Außenstehenden Offenheit, Toleranz, Bildung und persönliches Glück vorgelebt wurden.

Die Angst vor der eigenen Heiligkeit

Die Kanadierin **Jessica Schab** war keine Anhängerin eines religiösen Kults – sie war der Kult. Aus Schuldgefühlen gegenüber ihrem Vater, der behauptet hatte, mit Außerirdischen und Verstorbenen kommunizieren zu können, begann sie sich nach dessen Tod ebenfalls mit Jenseitskontakten zu beschäftigen. Nach ersten eigenen Videos wurde sie von einem populären Onlinekanal vorgestellt und gewann als „Jessicamystic" und „Crystal Child" schnell eine umfangreiche Anhängerschaft. Zeitweise hatte der YouTube-Kanal mit ihren Botschaften über Spiritualität, Außerirdische, die hohle Erde und die Machenschaften der Illuminati mehr als eine Million Abonnenten. Kritischen Diskussionen wäre sie in dieser Zeit nicht zugänglich gewesen: *„Für mich war das alles. Es war mein ganzes Leben! Es war meine Existenz! Der Verlust, den man aushalten muss, um das zu hinterfragen, ist furchterregend."* Auslöser für ein Umdenken, das sie als „unbrainwashing" bezeichnet, wurde schließlich die Konfrontation mit der eigenen

Verantwortung für ihre Anhänger. Während einer Konferenz in Spanien war sie so irritiert über die Verehrung, die ihr entgegengebracht wurde, dass sie als spontane Provokation plötzlich laut rülpste. Für die Umstehenden war so unvorstellbar, dass das Kristallkind sich öffentlich so unflätig benehmen konnte, dass sie stattdessen ihren Dolmetscher beschuldigten. *„Das schockierte mich, aber es reichte noch nicht, um mich zum Hinterfragen zu bringen."* Die Zeit vor dem erwarteten Weltuntergang 2012 verbrachte sie mit Massen anderer Esoterikgläubiger in Bali. Dabei erkannte sie viele der anderen spirituellen Führer dort als Narzissten, Zyniker und Geschäftemacher – und viele ihrer eigenen Anhänger als regelmäßige Psychiatriepatienten. *„Ich hätte es mit mir selbst nicht mehr ausgehalten, hätte nachts nicht mehr schlafen können, wenn ich so weitergemacht hätte."* Erst im Verlauf des Umdenkens über die kommenden Jahre konnten kritische Gespräche dazu beitragen, überhaupt eine unabhängig von ihrem Glauben existenzfähige Identität zu finden. Hilfreich war dabei neben ihrem damaligen Partner, einem rationalistischen Philosophen, eine Dokumentarfilmerin, die ihren Weg für den Film „Confessions of a Former Guru" über Jahre mit vielen Fragen begleitete. Ganz losgelassen hat sie ihr früheres Leben allerdings bis heute nicht: *„Es gibt Zeiten, wenn es reizvoll und leicht erscheint, dazu zurückzukehren. Aber das geht nicht."* Insgesamt hat sie rund fünf Jahre gebraucht, um sich wenigstens so weit von ihrem Glauben lösen zu können. Kritische Gespräche haben dazu erst in relativ späten Phasen beigetragen, nachdem ihr schon deutlich geworden war, dass eine Veränderung unvermeidlich war.

3.4 Die vergebliche Suche nach dem Paranormalen

Neue Antworten auf alte Fragen

Eine Führungsrolle in der Esoterikszene, wenngleich in viel kleinerem Rahmen, hatte auch die Engländerin **Hayley Stevens**. Schon als Jugendliche war sie fasziniert von Geistersichtungen, aber auch von Berichten über Monster, Hellseher und andere paranormale Phänomene. In ihren späteren Teenagerjahren wollte sie sich nicht mehr nur auf Bücher und Fernsehberichte verlassen, sondern gründete ihr eigenes Geisterjägerteam, das mit Zustimmung der jeweiligen Eigentümer in angeblichen Spukhäusern nach Geistern suchte. *„Aus meiner heutigen Sicht war das alles* *sehr fehlerbehaftet, aber wir wussten damals nicht, welche Denkfehler wir da machten.*" Im Alter von etwa 20 Jahren erkannte sie dann, dass es auch andere Erklärungen für die Beobachtungen gab, die nicht nur sinnvoller, sondern auch interessanter waren als die immer gleichen Methoden der Geisterjagd. *„Ich denke nicht, dass das ein totaler Wechsel war. Ich denke, ich war einfach neugierig auf diese Dinge, und eine Geisterjägerin zu werden war eben meine Art, zu meinen heutigen Einsichten zu gelangen.*" Hilfreich waren dabei Diskussionen in Internetforen, in denen Skeptiker sich für die gleichen Phänomene interessierten, aber dabei auf Augenhöhe eigene, wissenschaftliche Erklärungen dafür vorschlugen. Zum Beispiel erklärte ihr ein unbekannter Forenteilnehmer ein vermeintliches Geisterfoto mit der in Abschn. 2.2 beschriebenen Pareidolie. *„Ich war wirklich aufgeregt, sah unsere eigenen Geisterfotos an und dachte mir, oh Mann, könnte das eine Pareidolie sein?*" Diese Hinweise wurden zum Ausgangspunkt für ihre eigenen Recherchen, die sie zu neuen, für sie noch faszinierenderen Erkenntnissen führten. Etwa gleichzeitig begründete einer ihrer Freunde einen skeptischen Podcast, der sie mit skeptischem Denken und wissenschaftlichen Arbeitsweisen vertraut machte. Mit ihrem Umdenken zerbrach ihr Geisterjägerteam unter heftigen persönlichen Anfeindungen in ihre Gruppe, die Untersuchungen nach wissenschaftlichen Grundsätzen machen wollte, und eine andere, die weiterhin Ouijabretter[1], spiritistische Sitzungen und Kristallpendel verwendete. Schon innerhalb eines Jahres begann sie als Bloggerin, Podcasterin und in Vorträgen für skeptisches Denken zu werben, wobei sie ihre damalige eigene Form der Auseinandersetzung mit ihrem früheren Umfeld aus heutiger Sicht als abwertend und zynisch beurteilt. Heute erklärt sie sich das mit ihrer damaligen Verbitterung über die Zeit und das Geld, das sie als Geisterjägerin verschwendet hat. *„Aber das war ja meine eigene Schuld, dafür kann niemand sonst etwas.*" Inzwischen studiert sie Psychologie und legt Wert darauf, in ihrem Blog auch Geistergläubige anzusprechen und eher Erklärungen anzubieten als Behauptungen zu widerlegen. Für ihren recht schnellen Umdenkprozess waren Diskussionen mit Skeptikern also von Anfang an wichtig – das war aber vor allem deshalb möglich, weil sie in diesen Diskussionen gerade die Antworten fand, die sie vorher als Geisterjägerin vergeblich gesucht hatte.

---

[1]Ein Ouijabrett ist eine Tafel mit Ziffern und Buchstaben, auf der man mit einem von einer oder mehreren Personen in der Hand geführten Zeiger Botschaften aus dem Jenseits zu empfangen versucht.

Ein einzelnes Buch als Augenöffner

Dass man einen ziemlich ähnlichen Umdenkprozess auch noch nach dem Erreichen akademischer Weihen durchlaufen kann, zeigt das Beispiel des Londoner Psychologieprofessors **Chris French**. Auch er war als Jugendlicher von paranormalen Phänomenen fasziniert und begegnete damals nur Quellen, die solche Erscheinungen als Tatsachen präsentierten. Als Doktorand besserte er sein Einkommen mit Vorträgen an Volkshochschulen auf, in denen er unter anderem völlig unkritisch über vermeintlich gesicherte Erkenntnisse der Parapsychologie berichtete. Ansonsten sieht er sich rückblickend jedoch als „stillen Gläubigen", der sich dazu kaum äußerte und dementsprechend auch nicht mit Andersdenkenden ins Gespräch kam. Eine organisierte, in der Öffentlichkeit präsente Skeptikerbewegung gab es seinerzeit noch nicht. Sofern ihm in den Medien Hinweise begegneten, dass sich zum Beispiel die sensationellen Showeffekte von Uri Geller mit Zaubertricks reproduzieren ließen, tat er das als irrelevant ab, weil er ja überzeugt war, dass Geller eben nicht mit Tricks arbeitete. *„Ich habe die Relevanz einfach überhaupt nicht gesehen. Wenn ich heute darüber nachdenke, frage ich mich, wie konnte ich die Relevanz nicht sehen, aber ... so war es."* Dann stieß er auf das Buch „Parapsychologie – Wissenschaft oder Magie?" des kanadischen Psychologen James Alcock, das die Denkfehler und statistischen Schwächen dieses Arbeitsgebiets beleuchtete. *„Ich traf bei Jim Alcock auf die erste zusammenhängende, gut begründete Stimme des Skeptizismus und ... das hat funktioniert."* French wurde von der Schlüssigkeit von Alcocks wissenschaftlicher Argumentation überzeugt und las in der Folge immer mehr skeptische Literatur, allerdings immer noch ohne sich dazu öffentlich zu äußern. Erst später, als Dozent an der Universität, ließ er skeptische und parapsychologiekritische Inhalte in seine Lehre einfließen und begann selbst in diesem Gebiet zu forschen, was ihm durch eine Reihe von Fernsehauftritten nationale Bekanntheit einbrachte. Wie bei Hayley Stevens ist auch sein Blick auf die Parawissenschaften im Laufe der Jahre toleranter geworden. So betont er heute, dass nicht alle Hellseher Betrüger seien, sondern viele schlicht einer Selbsttäuschung unterliegen und dass nicht alle objektiv ziemlich sicher falschen Glaubenssysteme schädlich sein müssten – zum Beispiel wenn Menschen Trost im Glauben an ein Leben nach dem Tod finden. Außerdem erkennt er an, dass zwar die von der Parapsychologie gesuchten Effekte aller Wahrscheinlichkeit nach nicht existieren, dass die dort Forschenden aber überwiegend gute wissenschaftliche Arbeit leisten, durch die man viel über die Psychologie von Glauben und Wahrnehmung, aber auch über die Methodik und Fehlerquellen in anderen

Bereichen der Sozialwissenschaft lernen kann [8]. Chris Frenchs Umdenkprozess war also ursprünglich sehr schnell und schon mit dem Lesen eines einzigen Buches abgeschlossen; er ordnet ihn aber inzwischen in eine persönliche Entwicklung ein, die über Jahrzehnte und bis heute andauert. Persönliche Gespräche haben im entscheidenden Schritt keine Rolle gespielt, wohl aber die systematische Darstellung skeptischer Argumente in Buchform. Dabei dürfte der Sonderfall eine Rolle spielen, dass ihm die entsprechenden Informationen und Argumente in seiner Zeit als Gläubiger, vor der Verbreitung des Internets, ohne aufwendige, zielgerichtete Recherche schlicht nicht zugänglich waren. Zudem war Chris Frenchs Glaube an Paranormales weitaus weniger Teil seines Selbstbildes, als das bei anderen der von uns interviewten Personen der Fall war.

Zusammenbruch und neues Glücksgefühl

Die wahrscheinlich prominenteste britische Psychologin, die sich vom Glauben an außersinnliche Phänomene abgewandt hat, ist **Susan Blackmore**, die ansonsten vor allem durch ihre Arbeit zur Theorie der Meme (Ideen, die sich fortpflanzen und entwickeln wie Gene) bekannt ist. Während ihres Studiums hatte sie eine intensive außerkörperliche Erfahrung, also die Wahrnehmung, ihren Körper zu verlassen und von außen betrachten zu können. Heute erklärt sie diese Erfahrung mit Schlafmangel und Drogenkonsum, aber damals sah sie darin einen Beweis für eine unabhängig vom Körper existierende Seele und für die Existenz einer ganzen Reihe übersinnlicher Phänomene. *„Und ich bekam im Alter von 19 Jahren diese wundervolle Idee, dass ich der Welt und all den engstirnigen Wissenschaftlern, die mich in Oxford unterrichtet haben, beweisen würde, dass es andere Welten gibt, die sie ignorieren."* Da für ein solches Projekt keine Förderung zu bekommen war, musste sie ihre Doktorarbeit selbst finanzieren. Während die Grundstimmung in ihrem Fach seinerzeit stark an reiner Verhaltensforschung ausgerichtet war und ihr Thema ebenso wie ihre Annahmen stark ablehnte, erinnert Susan Blackmore sich nur an eine kritische Diskussionspartnerin: Eine Tutorin an der Universität, der sie, noch frisch unter dem Eindruck ihrer außerkörperlichen Erfahrung, davon berichtete, riet ihr einfach nur, künftig auf Drogen zu verzichten. Später versuchte die gleiche Tutorin auch, sie von einem konventionelleren Promotionsthema zu überzeugen. Erfolg hatte die Tutorin damit nicht, denn Susan Blackmore kämpfte sich nicht nur durch ihre Doktorarbeit in Parapsychologie, sondern bekennt sich auch bis heute öffentlich zu ihrem regelmäßigen Cannabiskonsum. Ihre Zweifel entwickelten sich schließlich durch die Ergebnisse ihrer eigenen Arbeit:

Je sorgfältiger sie ihre Experimente zu Telepathie, Hellsehen und anderen vermuteten Effekten aufbaute und auswertete, desto mehr lösten sich die anfangs so ermutigenden Ergebnisse in nichts auf. Gleichzeitig erkannte sie, dass andere Parapsychologen besser ausgearbeitete Theorien hatten als sie selbst, aber ebenfalls keine experimentellen Nachweise präsentieren konnten. *„Ich erinnere mich an den Moment, als ich dachte: Was ist, wenn nichts davon funktioniert? Daran erinnere ich mich so klar. Und dann brach alles in sich zusammen."* Dass dieser Moment erst nach fünf Jahren überwiegend einzelgängerischer Arbeit kam, irritiert sie kein bisschen: *„Oh, das war sehr schnell. Ich hätte es definitiv nicht schneller haben wollen. Es brauchte Zeit, und es brauchte emotionalen Einsatz, und es brauchte viel Nachdenken und viel Arbeit."* Als sie die Hoffnung, noch übersinnliche Phänomene zu entdecken, schon fast aufgegeben hatte, bekam sie die Gelegenheit, mit einem wesentlich erfahreneren Fachkollegen zu kooperieren, der spektakuläre positive Ergebnisse vorweisen konnte. Ihre Mischung aus Bewunderung und Zweifel schlug in Entsetzen um, als sie feststellte, dass er vermutlich seine Ergebnisse selbst manipulierte, zumindest aber sehr leichtfertig mit Manipulationsmöglichkeiten umging [9]. Heute sieht sie sich als Teil der Skeptikerbewegung und hat mehrere Bücher dazu geschrieben, wie außerkörperliche Erfahrungen im Gehirn entstehen können:

„Ich will das Glücksgefühl, das ich habe, wenn ich etwas wissenschaftlich verstehe, mit den Menschen teilen, die bis jetzt keine Erklärung wollen, weil sie meinen, sie müssten geheimnisvoll sein und an Seelen und Geister glauben, um ihre Erfahrungen angemessen zu würdigen."

Für ihren langen und herausfordernden Umdenkprozess haben Diskussionen mit der anderen Seite also keine Rolle gespielt, sondern vor allem ihre eigene Arbeit und letztlich das zerstörte Vertrauen in die Arbeit ihrer Kollegen.

> **Zum Nachdenken**
>
> Wann haben Sie schon einmal bei einem für Sie wichtigen Thema umgedacht? Wie viel Zeit haben Sie dafür gebraucht? Können Sie ein Erlebnis oder eine Kommunikation benennen, die für Ihr Umdenken entscheidend war? Was hat dieses Erlebnis bei Ihnen bewegt? Hätte es etwas gegeben, was jemand hätte sagen oder tun können, um Sie eher zu diesem Schritt zu bewegen? Wie erleben Sie heute die Kommunikation mit Menschen, die so denken, wie Sie damals gedacht haben?
>
> Bitte teilen Sie uns auch gerne Ihre Erfahrungen mit, als persönliche Nachricht oder als Kommentar auf www.fakt-und-vorurteil.de.

3.5 Ein ernüchterndes Zwischenfazit

Was können wir also aus den dargestellten Biographien lernen? Die gute Nachricht ist sicherlich zunächst einmal, dass ein Umdenken möglich ist. Es kommt zwar selten, aber doch immer wieder vor, dass Menschen sich von Vorurteilen ab- und wissenschaftlichen Fakten zuwenden, selbst wenn sie schon wichtige Entscheidungen auf Basis dieses Glaubens getroffen haben und dieser Glaube Teil ihres Selbstbildes oder gar die Quelle ihres Lebensunterhalts ist. Auffällig ist jedoch, dass alle hier betrachteten Personen zum Zeitpunkt ihres Umdenkens noch relativ jung, auf jeden Fall noch in der ersten Hälfte einer durchschnittlichen Lebensspanne waren. Die Umdenkprozesse waren oft schmerzhaft, voller Zweifel und innerer, manchmal auch äußerer Konflikte, und sie zogen sich zum Teil über Jahre hin. In den meisten Fällen entstand zunächst, aus ganz unterschiedlichen Gründen, ein Riss im System des Glaubens, und im Verarbeiten dieses ersten Zweifels vollzog sich das eigentliche Umdenken.

Was diese Biographien jedoch auch aufzeigen, ist die begrenzte Rolle, die Diskussionen mit Vertretern wissenschaftlich-skeptischen Denkens in diesen Umdenkprozessen gespielt haben. Alle diese Menschen haben tatsächlich selbst umgedacht; in der Regel sind sie nicht von irgendjemandem überzeugt oder gar eines Besseren belehrt worden. In vielen Fällen kam es gar nicht zu kritischen Gesprächen, weil keine Ansprechpartner vorhanden waren oder Diskussionen unbewusst, zum Teil sogar aktiv vermieden wurden. Diskussionen haben in den Umdenkprozessen auch in unterschiedlichen Phasen eine Rolle gespielt. In einzelnen Fällen, wie bei den Ärzten Natalie Grams und Florian Albrecht sowie dem katholischen Skeptiker, haben sie eine wichtige Rolle dabei gespielt, den ersten Riss im Glaubenssystem zu erzeugen, der den Umdenkprozess eingeleitet hat. Bei Britt Marie Hermes oder Jessica Schab waren Diskussionen mit Skeptikern erst spät in diesem Prozess überhaupt denkbar und ermöglichten vor allem das Ankommen in einem neuen Umfeld. Auch die Art und Weise, wie diese Diskussionen abliefen, unterscheidet sich erheblich: Sie reichten von verständnisvoll über informativ bis hin zu persönlich verletzend und beschäftigten sich teils mit den Inhalten, teils aber auch mit den Bedingungen und Folgen des Glaubens. Mit diesem Aspekt, nämlich den unterschiedlichen Arten, wie man eine solche Diskussion führen kann, wollen wir uns im folgenden Abschnitt beschäftigen.

> **Zum Mitnehmen**
>
> Sich von einem irrationalen Glaubenssystem kommend dem wissenschaftlichen Denken zuzuwenden ist schwer. Es erfordert Selbstüberwindung, die Suche nach Wahrheit und in den meisten Fällen auch viel Zeit. Einzelne Diskussionen und die rationalen Argumente, die dabei vorgebracht werden, können dazu allenfalls kleine Beiträge leisten. Im günstigsten Fall kann man kleine Risse im Glaubenssystem anstoßen, die skeptische Seite etwas kompetenter, gesprächsbereiter oder freundlicher aussehen lassen oder jemanden, der schon im Umdenken ist, in der anfangs möglicherweise noch erschreckenden Welt des skeptischen Denkens in Empfang nehmen.
>
> Die schlechte Nachricht ist: Die Chancen, in einer einzelnen Diskussion etwas Nennenswertes zu bewegen, sind gering, und ein Patentrezept gibt es nicht. Die gute Nachricht ist: Viele Arten der Kommunikation können unter Umständen einen positiven Effekt haben. Manchmal ist es auch gerade die Vielstimmigkeit der Kritiker, die dazu führt, dass irgendjemand das eine Samenkorn des Zweifels mitbringt, das schließlich den entscheidenden Anstoß gibt.

Literatur

1. Jeising T (2014) Irrtumslose Wissenschaft? Bibel Gemeinde 114(1):2
2. Warnke U (2011) Quantenphilosophie und Spiritualität. Scorpio, München
3. Hümmler HG (2019) Relativer Quantenquark, 2. Aufl. Springer, Heidelberg
4. Schmied B, Betsch C (2019) Effective strategies for rebutting science denialism in public discussions. Nat Hum Behav 3:931–939
5. Webster R, Marshall G (2019) The #TalkingClimate Handbook. How to have conversations about climate change in your daily life. Climate Outreach, Oxford
6. Hermes BM (2019) Justice prevails! Cancer quack Colleen Huber loses her defamation suit against me. https://www.naturopathicdiaries.com/justice-prevails-cancer-quack-colleen-huber-loses-her-defamation-suit-against-me/. Zugegriffen: 4. März 2020
7. Haberlandt S (2017) Ex-Verschwörungstheoretikerin: Was hier passiert, ist Gehirnwäsche. https://noizz.de/politik/eine-aussteigerin-aus-der-verschworungs-szene-im-interview/7x50l23. Zugegriffen: 12. März 2020
8. French C (2018) Reflections on pseudoscience and parapsychology: from here to there and (slightly) back again. In Kaufman AB, Kaufman JC (Hrsg) The conspiracy against science. MIT Press, Cambridge, S 375–391
9. Blackmore S (1987) A report of a visit to Carl Sargent's Laboratory. J Soc Psyc Res 54:186–198

4

Grundsätzliche Strategien

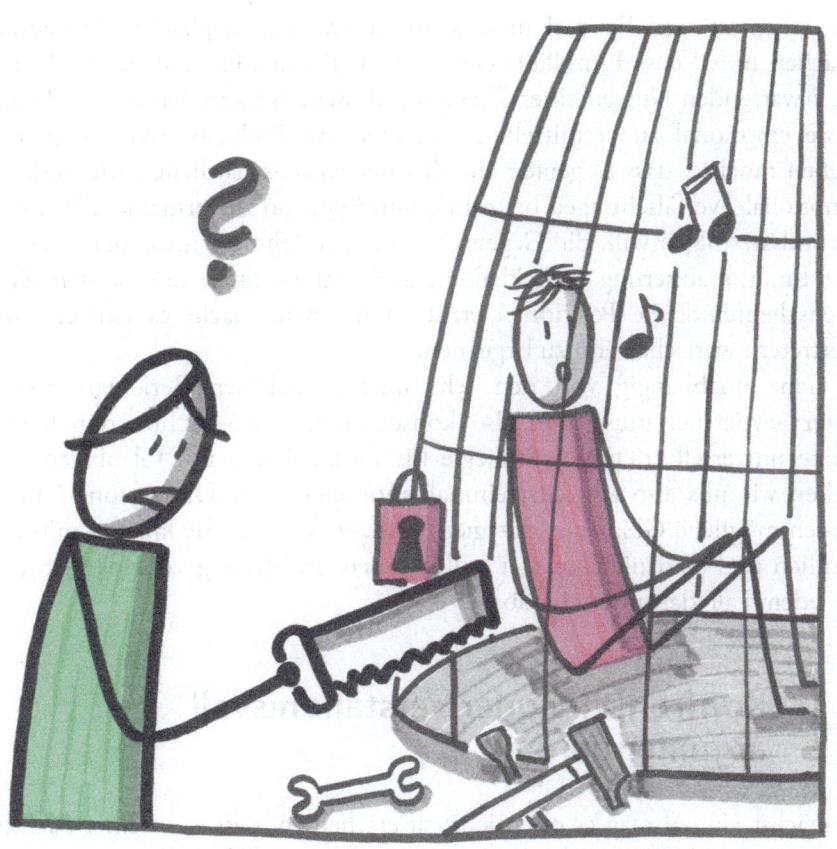

Wenn eine hinreichend große Zahl von wissenschaftlich-skeptisch denkenden Menschen miteinander diskutiert, dann ist es in der Regel nur eine Frage der Zeit, bis sich das Gespräch darum dreht, dass „die Gegenseite" einfach besser kommuniziere. Man dürfe sich nicht auf die Überzeugungskraft von Sachargumenten verlassen, heißt es dann oft, weil man es bei den Gläubigen ja nicht mit einem Wissensdefizit zu tun habe. Stattdessen müsse man emotionaler argumentieren und beispielsweise zur Alternativmedizin berührende Einzelschicksale von Patienten in den Vordergrund stellen. Ebenso wird immer wieder die Forderung erhoben, Skeptiker müssten wertschätzender und verständnisvoller mit der Gegenseite umgehen und ihre Anliegen ernst nehmen.

Wenn man sich die konkrete Umsetzung in der Praxis vorstellt, dann ist unschwer zu erkennen, dass diese Ziele zumindest in Teilen miteinander im Konflikt stehen. Einzelschicksale zur Alternativmedizin in den Vordergrund zu stellen ist zum Beispiel problematisch, wenn man gleichzeitig deutlich machen muss, dass Einzelfälle eben keinen Rückschluss auf den realistisch zu erwartenden Nutzen einer Therapie zulassen. Wissenschaftliche Erkenntnisse emotional zu vermitteln ist generell ein Problem, wenn man darstellen möchte, dass es gerade ein Ziel der wissenschaftlichen Methode ist, emotionale Verfälschungen beim Erkenntnisgewinn zu vermeiden. Wer dem Grundsatz folgen will, die Gegenseite ernst zu nehmen, muss sich auch bei der Emotionalisierung zurückhalten, und antisemitische oder anderweitige menschenfeindliche Positionen ernst zu nehmen, macht es schwer, ihren Vertretern wertschätzend zu begegnen.

Ganz unabhängig von den sehr unterschiedlichen Berichten unserer Interviewpartner muss man also konstatieren, dass es schon rein logisch keine universell „richtige" Strategie für Diskussionen mit Gläubigen gibt. Sehen wir uns also zunächst einmal unterschiedliche Dimensionen an, in denen mögliche Gesprächsstrategien variieren können. Sie klingen mitunter ähnlich und sind nicht immer vollkommen unabhängig voneinander, aber in jedem Fall klar unterscheidbar.

4.1 Konfrontativ oder verständnisvoll argumentieren?

Zunächst einmal mag es offensichtlich erscheinen, dass es in einer Sachdiskussion nicht zielführend sein kann, sein Gegenüber auf der menschlichen Ebene abzuwerten. Persönlich zu werden, kann nicht nur eine Diskussion schnell beenden – auch von eventuellen Zuhörern oder Mitlesern wird ein sogenanntes Argumentum ad hominem[1] in der Regel erkannt und gegen den Argumentierenden gewertet.

In der Politik gilt es in der Regel als ein Idealbild, hart in der Sache, aber persönlich fair zu argumentieren. Angesichts der in Abschn. 2.2 beschriebenen psychologischen Effekte kann es jedoch ausgesprochen tückisch sein, diesem Ideal in der Praxis zu folgen. Dass man zwischen Sachebene und persönlicher Ebene unterscheiden möchte und das nüchtern semantisch betrachtet möglicherweise auch tut, heißt eben nicht, dass das vom Adressaten auch so verstanden wird. Wer eine zentrale Überzeugung oder gar einen Glaubenssatz eines Menschen sachlich widerlegen will, muss zum Beispiel dessen Bestätigungstendenz durchbrechen und löst eine kognitive Dissonanz aus, die in vielen Fällen als Angriff auf die Person wahrgenommen werden wird. Wenn man eine solche Überzeugung nicht aus inhaltlichen, sondern aus ethischen Gesichtspunkten kritisiert, ist die Gefahr, dass das als (Fundamental-)Kritik an der Person verstanden wird, noch erheblich größer.

Nicht umsonst erfreuen sich Trainings zu wertschätzender oder „gewaltfreier" Kommunikation in vielen Organisationen großer Beliebtheit. Das dabei in der Regel vermittelte Prinzip, Urteile nur mit ausdrücklichem Bezug auf die eigenen subjektiven Gefühle und Bedürfnisse zu formulieren, ist jedoch auf Diskussionen der hier betrachteten Art nur schwer übertragbar. Schließlich geht es gerade darum, dass Wissenschaft eben nicht subjektiv ist oder sein sollte und jeder zwar seine eigenen Werte und Meinungen haben kann, aber nicht seine eigenen Fakten.

Tatsächlich berichten mehrere unserer Interviewpartner davon, im Rahmen ihres Umdenkprozesses von der Freundlichkeit und dem Verständnis beeindruckt gewesen zu sein, die ihnen von einigen skeptischen Gesprächspartnern entgegengebracht wurden. Hierzu gehören zum Beispiel die ehemalige Geisterjägerin Hayley Stevens und die frühere Krebsheilerin Britt Hermes. Wenig überraschend, sind für sie gerade diese Skeptiker leuchtende Vorbilder, und Hayley Stevens liefert sich heute regelmäßig zum Teil heftige Auseinandersetzungen mit Skeptikern, deren Kommunikation sie als abwertend gegenüber Gläubigen empfindet. Aufgrund dieser abwertenden Haltung fühlt sie sich oft menschlich enttäuscht von einem skeptischen Umfeld, mit dem sie inhaltlich eigentlich übereinstimmt.

---

[1] Als Argumentum ad hominem bezeichnet man den Versuch, eine Aussage dadurch zu entkräften, dass man ihren Urheber kritisiert. Das kann einerseits ein logischer Fehlschluss, andererseits aber auch ein bewusster Versuch der rhetorischen Manipulation sein.

> *Ich kann mir vorstellen, dass das der Grund ist, warum ich Leser und Hörer von beiden Seiten habe, weil ich nicht die Gläubigen oder ihren Glauben angreife, sondern einzelne Vorstellungen, eher auf der Metaebene.*

Daraus hat sie auch die grundlegende Strategie für ihre eigene Aufklärungsarbeit abgeleitet:

> *Es geht mir immer mehr auch um ein sympathisches Auftreten: ‚Ich bin nicht hier, um Sie zu überzeugen, aber lassen Sie uns einmal den wissenschaftlichen Blick wagen, und Sie entscheiden, was Sie damit machen, aber hören Sie sich das einmal an.' Das ist eine Good-Guy-Strategie, damit die Leute zuhören. Wenn man nett ist und freundlich und verbindlich, hören die Leute eher zu.*
>
> *Skeptiker werden oft als scharf und zynisch und hart empfunden. Da kämpfen zwei Fanatiker gegeneinander. Die einen sind wissenschaftsgläubig, die anderen esoterikgläubig. Wir müssen nicht nur die mit den besseren Argumenten, sondern auch die Netteren sein, denen man lieber zuhört. Es braucht auch von unserer Seite nicht jede Beleidigung und jeden Scherz.*

Die früher homöopathisch tätige Ärztin Natalie Grams berichtet von ihren ersten Kontakten mit Skeptikern und hebt dabei vor allem den emeritierten Professor für Komplementärmedizin an der Universität Exeter, Edzard Ernst (selbst in jungen Jahren ein Homöopathiegläubiger), hervor:

> *Ich habe mich anfangs nicht getraut, Wissenschaftler wie Edzard Ernst anzusprechen. Was mich dann am krassesten erstaunt hat war, wie nett die waren. Wie menschlich, herzlich. Edzard Ernst ist ein lieber, herzensguter Mensch. Ich dachte bis dahin immer, Wissenschaftler sind verknöcherte, alte Säcke in sterilen Labors. Dass die so nett und freundlich und bemüht waren, mir etwas beizubringen, hat mir geholfen, die Kontaktscheu zu verlieren. Ich dachte: „He, man kann mit denen voll gut reden, das sind ja ganz normale Menschen, die sind gar nicht böse, die sind nicht bezahlt und voreingenommen."*

Eine solche verständnisvolle Herangehensweise ist jedoch nicht immer einfach, wenn zum Beispiel durch Glauben an Quacksalberei Kinder zu Schaden kommen oder durch Verschwörungsmythen der Holocaust rechtfertigt wird. Sie ist auch nicht zwangsläufig der einzige Weg, der zum Erfolg führen kann. Sowohl der Skeptiker mit dem religiösen Wunderglauben als auch der Arzt Florian Albrecht berichten zum Beispiel, dass ihre Umdenkprozesse damit begannen, dass sie in Onlinediskussionen heftig und zum Teil auch sehr persönlich angegriffen wurden. In ihrem Fall haben offenbar gerade ihre Bemühungen, sich gegen solche harte Kritik zu verteidigen, dazu geführt, dass sie sich intensiver mit dem Thema auseinandergesetzt und sich auch mehr informiert haben. Stephanie Wittschier war als Verschwörungsgläubige für verständnisvolle Gesprächsversuche ihrer Familie nicht zugänglich. Heute plädiert sie für eine sehr klare Abgrenzung gegen Verschwörungsdenken und betreibt eine Facebook-Seite, auf der der Verschwörungsszene nicht nur mit Aufklärung, sondern sehr häufig auch mit Spott begegnet wird. Der Psychologe Sebastian Bartoschek ist dazu übergegangen, zumindest online bei Kontakten, die schon mit persönlichen Angriffen gegen ihn beginnen, selbst beleidigend zu werden – bereit, das Gespräch damit zu beenden. *„Dann kommen einige von denen an den Punkt, wo sie merken, okay, war vielleicht drüber, war vielleicht einfach mal Scheiße, was ich da gemacht hab."* Das könne durchaus ein neuer Einstieg in einen sinnvollen Dialog sein.

Hinsichtlich der Härte der Konfrontation bevorzugen also auch Menschen, die schon auf der anderen Seite gestanden haben, jeweils ganz unterschiedliche Strategien, wobei eine freundlich-wertschätzende Kommunikation mehrheitlich bevorzugt werden dürfte.

4.2 Aktiv eigene Argumente vorbringen oder reaktiv die der Gegenseite widerlegen?

Eng verbunden mit der Frage, wie konfrontativ man in eine Diskussion hineingeht, ist die, ob man eher aktiv oder eher reaktiv argumentiert. Hayley Stevens nennt als wichtigen Beitrag zu ihrem Umdenkprozess eine Onlinediskussion mit einem skeptischen Teilnehmer auf einem Portal zu Geistersichtungen. Ihr Gegenüber versuchte nicht, Belege dafür zu liefern, dass es keine Geister gibt oder sie auch nur davon zu überzeugen, dass das von ihr als Beleg vorgebrachte Geisterbild ein ganz harmloses Motiv zeigte. Stattdessen schlug er, begleitet von einer kurzen Erläuterung, die in Abschn. 2.2 beschriebene Pareidolie als eine denkbare alternative Erklärung vor. Die zurückhaltende Argumentation ermöglichte ihr, sich von dem kritischen Einwurf nicht angegriffen zu fühlen, und weckte gleichzeitig ihre Neugier. In der Folge begann sie, immer mehr vermeintliche Geisterfotos als Pareidolien zu erkennen.

In der Auseinandersetzung mit unmittelbar schädlichen Formen der Alternativmedizin, wie zum Beispiel der unter dem Namen MMS als Getränk oder Einlauf verwendeten ätzenden Chlorbleiche, ist es hingegen wenig zielführend, nur die Behauptungen zum angeblichen Nutzen der

Mittel zu widerlegen. Stattdessen kommt man nicht umhin, auf ihre in der Regel verschwiegene oder verharmloste Gefährlichkeit zumindest hinzuweisen.

Vom rein wissenschaftstheoretischen Standpunkt könnte man sich als Skeptiker in Diskussionen über paranormale Phänomene grundsätzlich auf eine rein reaktive Argumentation zurückziehen. Schließlich lässt sich ein Beweis für die Nichtexistenz solcher Phänomene ganz grundsätzlich nicht erbringen – versuchen Sie zum Beispiel einmal zu beweisen, dass die Erde noch nie von Außerirdischen besucht wurde! Vielmehr ist derjenige, der solche paranormalen Phänomene behauptet, von Geistern bis zu einer Wirkung homöopathischer Hochpotenzen, in der Pflicht, Beweise für seine Behauptung vorzulegen. Allein auf diese Beweislast hinzuweisen, ist jedoch selbst wieder Teil einer aktiven Argumentation.

4.3 Sachlich aufklären oder moralisch bewerten?

Aus rein wissenschaftlicher Perspektive erscheint es offensichtlich, dass eine Diskussion auf der Sachebene, getrennt von Werturteilen, geführt werden sollte. In der Praxis ist eine solche wertneutrale Haltung natürlich nicht immer einfach, wenn man zum Beispiel feststellt, dass Eltern ihre Kinder zu Opfern medizinischer Scharlatanerie machen oder wenn sich Pseudowissenschaft mit Rassismus verbindet.

Auch einige unserer Interviewpartner haben den Weg aus antiwissenschaftlichen Glaubenssystemen gerade durch die moralische Auseinandersetzung mit ihrem eigenen Tun gefunden. So hinterfragte Jessica Schab ihre Rolle als Internetguru erst, als sie sich ihrer Verantwortung für die mentale Gesundheit ihrer Anhänger bewusst wurde. Unter ihren früheren Anhängern bemerkt sie, dass rationale Herangehensweisen zum Teil aus Prinzip abgelehnt werden: *„Das Fühlen ist wichtiger, die richtige Methode. Denken sieht man als die falsche Methode. Denken hat eine unangenehme Assoziation, als ob man sie beleidigt, wenn man sie damit konfrontiert."*

Für Britt Hermes war es die denkbare Strafbarkeit ihrer alternativen Krebsbehandlungen, die sie zu den ersten kritischen Recherchen führte. Gleichzeitig betont sie, wie erleichtert sie war, dass ihr die ersten Skeptiker, mit denen sie dann Kontakt aufnahm, keine Vorwürfe machten.

Hier zeigt sich das grundsätzliche Problem mit moralischen Überlegungen in solchen Diskussionen: Es kann für Menschen, die in unwissenschaftlichen Glaubenssystemen stecken, sehr hilfreich sein, sich Gedanken über die ethischen Konsequenzen dieses Glaubens zu machen – es ist aber in der Regel wenig hilfreich, von anderen daran erinnert zu werden. Der ehemals homöopathiegläubige Kinderarzt Thomas F. berichtet aus seiner heutigen Arbeit über eine von seiner Seite völlig misslungene Kommunikation mit impfkritischen Eltern: *„Das war sicherlich mein Problem, dass das schiefgelaufen ist, weil ich mich geärgert habe. Ich habe dann gesagt: ‚Das ist total egoistisch, was Sie da machen.' Die Mutter hat nur noch geheult, und den Vater hätte man vielleicht noch bekehren können – dann aber auch nicht mehr."*

4.4 Inhaltlich oder auf der Metaebene diskutieren?

Die moralische Bewertung ist nicht die einzige Möglichkeit, in einer Diskussion die rein inhaltliche Ebene zu verlassen. Im Prinzip hat das der erwähnte Onlinediskussionspartner der Geisterjägerin Hayley Stevens getan, als er allgemein über das Phänomen der Pareidolie gesprochen hat, anstatt sich auf eine Diskussion einzulassen, was auf einem konkreten Bild zu erkennen sein könnte. Über Wahrnehmungs- und Selbsttäuschungen aufzuklären, gibt einem ernsthaft interessierten Gläubigen die Möglichkeit, seine Positionen selbst zu hinterfragen, was viele innere Widerstände umgeht.

Im Fall von Verschwörungsgläubigen könnte man stattdessen thematisieren, warum wir alle eine Tendenz haben, an nicht belegbare Verschwörungen zu glauben: Sie folgen dem Prinzip, unsere Umwelt in Mustern zu erfassen, ersetzen Zufall und Unsicherheit hinter spektakulären Ereignissen durch entsprechend spektakuläre Erklärungen, schreiben abstrakte Bedrohungen (zum Beispiel durch ein Virus) konkreten Schuldigen zu – und sie sind in der Regel auch einfach gute, spannende Geschichten.

Ein interessantes Thema kann auch sein, welche Funktion ein bestimmter Glaube für jemanden erfüllt. Die Kriminalpsychologin Lydia Benecke verweist auf eine Diskussion mit einem Rechtspopulisten, der sie wegen angeblicher Verharmlosung von Straftätern mit Hasskommentaren auf Facebook überzogen hatte. *„Beim Blick auf sein Profil ist mir aufgefallen, dass er seiner Kindheit hinterhertrauert und ein total erfolgloses aktuelles Leben hat."* Als sie ihn darauf ansprach, stieß sie zunächst auf Befremden: *„Das Komische ist, dass der dann aber darauf eingegangen ist und gesagt hat ‚Ja, ich bin unzufrieden und beschäftige mich im Moment damit, wie Scheiße die ganzen*

Flüchtlinge sind, weil es mir nicht gut geht' und dahin gekommen ist, zu sagen: ‚Vielleicht sollte ich mal eine Therapie machen und mich wieder mit mir beschäftigen'."

Wenn es nicht gelingt, diese grundsätzlichen Überlegungen glaubwürdig von der Einzelfrage abzugrenzen, besteht aber auch die Gefahr, dass das Gegenüber sich mit seiner Argumentation und gegebenenfalls seinem Anliegen nicht ernst genommen fühlt. Auch diese Diskussionsstrategie kann also im ungünstigen Fall belehrend und herablassend wirken.

4.5 Argumente als Aussagen vorbringen oder Fragen stellen?

Eine relativ häufige Empfehlung für Diskussionen mit Gläubigen ist, lieber kritische Fragen zu stellen, als selbst Sachargumente zu formulieren. Dies soll unter anderem dazu beitragen, den impliziten persönlichen Angriff durch einen inhaltlichen Widerspruch zu vermeiden oder dem Gegenüber die Möglichkeit geben, die Mängel seiner Argumentation selbst zu erkennen.

Die Extremform dieser Vorgehensweise dürfte die Diskussionstechnik der *Street Epistemology* sein, die von dem amerikanischen Philosophieprofessor Peter Boghossian spezifisch für den Zweck entwickelt wurde, Menschen zum Atheismus zu bekehren [1]. Eine inhaltliche Argumentation wird dabei komplett vermieden und der Gläubige stattdessen immer wieder gefragt, mit welcher Methode er zu seiner Überzeugung gelangt sei und warum er diese Methode für geeignet halte. Die Antworten werden vom Fragenden zusammengefasst und als Grundlage für die nächste Frage nach einer Begründung verwendet. Kritiker der Methode bemängeln, dass dabei eher die rhetorische Fähigkeit zum klaren Formulieren und Begründen der eigenen Position herausgefordert wird als ein eigentlich zu kritisierender Glaubensinhalt [2]. Gerade bei einem deutlichen intellektuellen Gefälle besteht zudem die Gefahr, dass der Gläubige sich rhetorisch übervorteilt und erst recht nicht ernst genommen fühlt.

Der Psychologe Sebastian Bartoschek hat über Verschwörungsdenken promoviert und positive Erfahrungen damit gesammelt, Verschwörungsgläubigen Fragen zu stellen, um damit eingefahrene Diskussionsmuster zu durchbrechen. Er berichtet von einer Diskussion mit einem Reichsbürger, dessen Forderungen sich nach einigen Rückfragen selbst entlarvten: *„Merkel muss weg? Wer soll denn dann Bundeskanzler werden? Ach so, das Deutsche Reich besteht fort. Und wer ist dann der rechtmäßige Kaiser? Ein Staufer? Das muss das Volk entscheiden? In welcher Regierungsform?"*

Da Fragen, wenn sie nicht nur rhetorischer Natur sind, weniger emotionale Ablehnung hervorrufen als direkter Widerspruch, ist es durchaus denkbar, dass eine solche Vorgehensweise Menschen erreichen und zum Nachdenken anregen kann, die einer normalen Argumentation gar nicht zugänglich wären. Andererseits besteht die Gefahr, dass Zuhörer oder Mitleser, die ein solches Gespräch verfolgen, die Gesprächsführung als manipulativ empfinden oder gar den Eindruck gewinnen, man frage nur deshalb, weil man selbst keine Argumente hat.

4.6 Nüchtern oder emotional argumentieren?

Ein Liebling der Fans war Giovanni Trapattoni nicht, nachdem ihn der FC Bayern München zum zweiten Mal innerhalb weniger Jahre als Trainer verpflichtet hatte. Die Anhänger des Vereins waren wenig begeistert von dem zurückhaltenden, aristokratisch wirkenden Italiener, der sich öffentlich in der Regel über Dolmetscher äußerte. Das änderte sich am 10. März 1998 mit einer einzigen Pressekonferenz nach einer blamablen Niederlage gegen den FC Schalke 04. Trapattonis Wutrede in holprigem Deutsch machte ihn zum wohl populärsten Fußballtrainer in Deutschland; seine Formulierungen „schwach wie Flasche leer" und „Ich habe fertig!" fanden als Redensarten Einzug in die Populärkultur. Was herausragende Erfolge als Trainer mehrerer Vereine nicht erreicht hatten, gelang durch einen Moment ehrlicher Emotion.

Verschwörungsgläubige ließen sich von Fakten nie umstimmen, weil es sich besser anfühlt, unter Gleichgesinnten zu bleiben und sich für überlegen zu halten, argumentiert der didaktisch sehr engagierte Wiener Physikprofessor Mikhail Lemeshko. Die positive Emotion überwiege alle Fakten [3].

Der Journalist Sebastian Herrmann rät in seinem Buch „Starrköpfe überzeugen" dazu, gute Geschichten mit einfachen Zusammenhängen zu erzählen, seine Botschaft mit positiven Gefühlen zu verbinden und auf die „emotionale Wucht des Einzelfalls" zu setzen und Statistiken zu meiden [4]. Für das Vertreten wissenschaftlicher Standpunkte ist das problematisch, weil zum Vermeiden subjektiver Verfälschungen in der Wissenschaft eben gerade eine solide Statistik entscheidend ist. Aus Einzelfällen lassen sich wissenschaftlich hingegen nur Existenzaussagen („Es gibt…") und keine Verallgemeinerungen („Für alle … gilt…") ableiten. Wissenschaft kann also mit emotionalen Einzelfällen ihre Ergebnisse allenfalls illustrieren, aber nicht begründen.

Emotionen funktionieren in einer Diskussion auch nur dann, wenn sie von den Adressaten nachempfunden werden können. Trapattonis Wutausbruch über seine vermeintlich faulen Profi-Großverdiener traf, möglicherweise völlig ungeplant, genau den Nerv vieler Fans. Als fünf Jahre später der aufgrund seiner Erfolge als Spieler in Deutschland eigentlich viel beliebtere Rudi Völler nach einem 0:0 der Nationalmannschaft gegen Island in ähnlichem Tonfall gegen kritische Sportjournalisten wetterte, wurde das überwiegend als primitiv und peinlich wahrgenommen.

Vertretern wissenschaftlicher Sichtweisen werden in der Öffentlichkeit auch häufig weniger Emotionen zugestanden als anderen Diskussionsteilnehmern. Der Wissenschaftsjournalist Joachim Bublath fand sich 2007 in der Sendung „Menschen bei Maischberger" als einzige Stimme der Vernunft zwischen der UFO-gläubigen Altpunkerin Nina Hagen, dem Parapsychologen Walter von Lucadou, dem Esoterikautor Johannes von Buttlar und der Engeltherapeutin Sabrina Fox. Als Bublath nach bizarren Beleidigungen durch Nina Hagen („Aliengeschöpf") die Livesendung vorzeitig verließ, stieß er in Skeptikerkreisen auf Beifall und Verständnis, wurde von anderen aber auch als Spielverderber oder schlechter Verlierer angesehen. Als „von der Wirkung heikel" bezeichnete die Süddeutsche Zeitung Bublaths Abgang: *„Bublath wirkte souveräner, als er Nina Hagens Alienhypothesen einfach weglächelte."* [5].

> **Zum Nachdenken**
>
> Vergegenwärtigen Sie sich kurz die letzten Situationen, in denen Sie aus wissenschaftlicher Perspektive mit Gläubigen diskutieren mussten. Wie ordnen Sie Ihre dort verfolgte Strategie in den hier genannten Dimensionen ein? Wie hätte Ihre Argumentation ausgesehen, wenn Sie in einzelnen Dimensionen die jeweils andere Variante gewählt hätten? Wie hätte die Diskussion verlaufen können?
>
> Beobachten Sie bei nächster Gelegenheit in Diskussionen die Strategien der Streitpartner anhand dieser Dimensionen. Wer scheint Ihnen mit welcher Strategie erfolgreich zu sein? Wie erleben Sie die Wirkung auf sich als Zuseher/Mitleser?

In der Summe ergibt sich also in keiner der betrachteten Dimensionen eine wirklich klare Präferenz für eine bestimmte Diskussionsstrategie. Wie man mit Menschen diskutiert, die wissenschaftliche Erkenntnisse ablehnen, hängt also von der Situation ab, und bevor wir uns in Teil II beispielhaft bestimmte Situationen herausgreifen, werden wir noch einen kurzen Blick auf die Systematik solcher Situationen werfen.

Zum Mitnehmen

Es gibt keine grundsätzlich richtigen und auch kaum grundsätzlich falsche Gesprächsstrategien. Eine Gesprächsführung muss zur Situation passen – aber auch zu einem selbst; sonst ist sie nicht glaubwürdig. Mitunter kann es sogar die beste Strategie sein, das Gespräch zu beenden.

Umso wichtiger ist es, sich selbst zu verdeutlichen, welcher Strategie man eigentlich gerade folgt und welche Alternativen es gibt. Man kann mehr oder weniger konfrontativ sein, proaktiver oder reaktiver; man kann sachlich oder moralisch, auf der inhaltlichen Ebene oder auf der Metaebene diskutieren, Aussagen treffen oder Fragen stellen und dabei nüchtern oder emotional vorgehen. Wenn man aktuell gar keinen Zugang zum Gegenüber findet, sollte man das Gespräch vielleicht einfach einmal anders angehen.

Literatur

1. Boghossian P (2013) A manual for creating atheists. Pitchstone, Durham
2. Eponym (2019) Against street epistemology. https://www.lesswrong.com/posts/tb3mti2Y5znK5vs4L/against-street-epistemology. Zugegriffen: 1. Juli 2020
3. Lemeshko M (2020) Warum wir Verschwörungstheoretiker NIE umstimmen werden. Was machen wir falsch? https://www.youtube.com/watch?v=oNV_QR-Iej8. Zugegriffen: 13. Juli 2020
4. Herrmann S (2013) Starrköpfe überzeugen. Rowohlt, Hamburg
5. Kortmann C (2010) Ausweitung der Fluchtzone. https://www.sueddeutsche.de/kultur/tv-eklat-bublath-und-hagen-bei-maischberger-ausweitung-der-fluchtzone-1.327851. Zugegriffen: 15. Juli 2020

5

Mit wem diskutiert man und wozu?

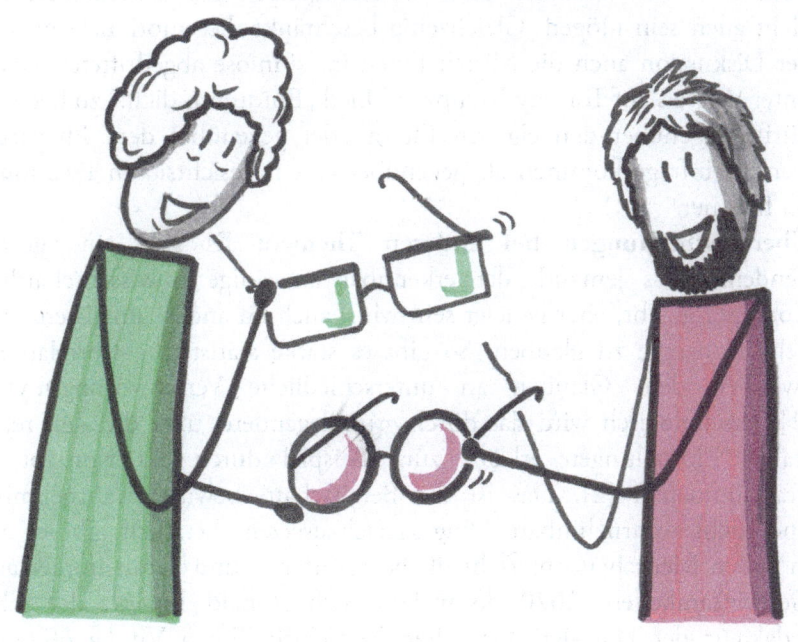

Mit welcher Strategie man in einer Diskussion mit Gläubigen am ehesten etwas erreichen kann – und was das realistisch Erreichbare ist – hängt also von einer Vielzahl von Faktoren ab. Dazu gehört sicherlich auch das eigene Wissen und die rein objektive Belegbarkeit der eigenen Position. Dass dies aber in vielen Fällen nicht unbedingt entscheidend ist, hat sich ja bereits in den vorangegangenen Kapiteln gezeigt. Betrachten wir also zunächst einige ganz andere Faktoren, die eine solche Gesprächssituation charakterisieren und die für ihren Verlauf entscheidend sein können:

- **Die emotionale Beziehung:** Zu einer Person, die uns nahesteht, mit der wir eine Vertrauensbasis und eine emotionale Bindung haben, haben wir einen vollkommen anderen Zugang als zu Fremden im Internet. Emotionale Konflikte zu vermeiden, indem man Sachargumente einfach ignoriert, fällt schwerer, wenn diese von einer emotional nahestehenden Person vorgebracht werden. Diese nahestehende Person zu ignorieren, löst schließlich ebenfalls einen Konflikt aus. Dieser Effekt wirkt aber natürlich in beide Richtungen: Den tiefen Überzeugungen eines geschätzten oder gar geliebten Menschen überhaupt zu widersprechen, kostet Überwindung und kann zu einer ernsthaften Belastung für die Beziehung werden – wie unhaltbar diese Überzeugungen aus wissenschaftlicher Sicht auch sein mögen. Gleichzeitig beschränkt die emotionale Nähe in der Diskussion auch die Mittel: Einen ins sinnlose abgedrifteten Disput unter Verweis auf Tommy Krappweis' Lied „Entdumm dich!" zu beenden, dürfte gegenüber den eigenen Eltern oder gegenüber dem Ehepartner weniger infrage kommen als gegenüber einem gesichtslosen Pseudonym im Internet.
- **Übereinstimmungen bei anderen Themen:** Es gibt eine gewisse Tendenz, dass jemand, der erkennbar an einige unwissenschaftliche Konzepte glaubt, eher geneigt sein wird, auch an andere unwissenschaftliche Konzepte zu glauben. So gibt es starke statistische Korrelationen zwischen dem Glauben an unterschiedliche Verschwörungsmythen [1]. Psychologisch wird das durch grundlegendere, über die Zeit relativ stabile Einstellungen erklärt, zum Beispiel durch das Konzept der Transliminalität [2]. Das ist die Bereitschaft, bewusst wahrnehmbare und nicht wahrnehmbare Dinge gleichzusetzen. Letztlich gibt es aber in jedem Menschen unterschiedliche Facetten – und damit immer auch Gemeinsamkeiten. 2020 distanzierte sich Ronald Engert, der Chefredakteur der Hare-Krishna-nahen Zeitschrift Tattva Viveka öffentlich sehr deutlich von COVID-Verharmlosung und Verschwörungsglauben [3]. Etwa gleichzeitig erhielt Autor Holm Gero Hümmler auf einen

kritischen Blogartikel über einen populären Impfgegner Zuspruch von einer Heilpraktikerin, die „Traumata im Mutterkarma" mit Meditation über Ahninnen behandelt. Und auch während Theresa Stange als junge Mutter Impfungen nachdrücklich ablehnte, hätte sie niemals homöopathische Globuli eingenommen. *„Ich glaube, dass Menschen, die an Paranormales glauben, und Menschen, die nicht an Paranormales glauben, viel gemeinsam haben,"* erklärt auch die ehemalige Geisterjägerin Hayley Stevens. *„Menschen, die an Paranormales glauben, hassen Betrüger, und Leute, die an Monster im Loch Ness glauben, hassen gefälschte Fotos, genauso wie es die Skeptiker tun."*

- **Machtgefälle und Verantwortung:** Da eine Diskussion zwischen Menschen stattfindet, geht es praktisch nie ausschließlich um die Sache, sondern immer auch um das Rechthaben, häufig auch um ganz konkrete Entscheidungen, mit denen individuelle Interessen verbunden sind. Zu diesen Interessen kann auch einfach die Bestätigung der eigenen Autonomie bis hin zum „Recht auf Unvernunft" gehören. Der Coach und Theologe Peter Modler zeigt in seinem Buch „Mit Ignoranten sprechen", wie viele Diskussionen gerade im beruflichen Umfeld eher den Charakter von Machtspielen als den Charakter eines sinnvollen Abwägens von Argumenten haben. Gerade wenn sich Diskussionen nicht nur um abstrakte Inhalte, sondern um konkrete Entscheidungen drehen, muss man immer im Blick behalten, wer diese Entscheidungen letztlich durchsetzen kann. Eine Entscheidung durchsetzen zu können bringt aber eben auch Verantwortung mit sich. Das kann sich noch einmal im Besonderen zeigen, wenn der Gegenpart selbst minderjährig ist oder wenn einer der Beteiligten die Verantwortung für (eventuell sogar gemeinsame) Kinder trägt. Eine ganz ähnliche Situation, und damit auch eine ganz ähnliche Verantwortung, ergibt sich, wenn eine Diskussionspartei, auch ohne unmittelbar etwas entscheiden zu können, in einer Vorbildrolle ist – zum Beispiel als prominente Künstler oder Sportler. Diese Verantwortung ist einerseits ein umso wichtigerer Grund, sich konsequent an gesicherten Informationen, wie zum Beispiel wissenschaftlichen Erkenntnissen, zu orientieren – sie wird aber gleichzeitig bei vielen Menschen eher zu Hemmungen führen, eine allzu konfrontative Diskussionsstrategie zu verfolgen.

Eine spezielle Form von Verantwortung empfinden Menschen, die in ihrem Glauben eine Vorbildrolle eingenommen haben. *„Als spiritueller Führer darf man sich nicht verändern,"* erinnert sich die ehemalige Guru-YouTuberin Jessica Schab an ihren Umdenkprozess. *„Meine Anhänger waren sehr verärgert über mich. Sie sagten, ich sei eine Verräterin, ich sei böse*

und gehirngewaschen, ich sei Teil der Illuminati. Ich bekomme immer noch Briefe von Leuten, die meine alten Videos gefunden haben."
- **Persönliche Bedeutung des Themas:** Praktisch jeder, der in sozialen Netzwerken wissenschaftliche Positionen vertritt, hat Erfahrungen mit Trollen gemacht, die aus purer Lust an der Provokation unbelegte Behauptungen in den Raum stellen, aus dem Zusammenhang gerissene Zitate vermeintlicher Autoritäten präsentieren und gegen Strohmänner[1] argumentieren. Das Nervenaufreibendste an solchen Zeitgenossen ist jedoch, dass ihnen der eigentliche Diskussionsgegenstand in der Regel ziemlich gleichgültig ist, solange sie nur das letzte Wort behalten. Als jemand, dem ein Thema am Herzen liegt, diskutiert man dann mit jemandem, der der puren Lust an der Provokation folgt. Man sollte aber nicht vergessen, dass man einen ziemlich ähnlichen Effekt in umgekehrter Richtung hat, wenn man mit einem rein intellektuellen Interesse an einem Thema (weil man zum Beispiel weiß, dass der behauptete Effekt von „Quantenheilung" physikalischer Unsinn ist) mit jemandem diskutiert, für den genau dieses Thema ein Lebensinhalt ist (weil er oder sie überzeugt ist, seit Jahren mit genau dieser Methode eine große Zahl kranker Menschen geheilt zu haben). Auch in der Familie kann es zum Beispiel eine extrem hohe Bedeutung haben, das Beste für die Gesundheit seiner Kinder zu wollen, selbst wenn man sachlich betrachtet genau das Gegenteil erreicht, indem man sie vor vermeintlichen Gefahren einer Impfung „schützen" will. Was für den einen eine Frage der Wissenschaftlichkeit, der Wahrheit oder schlicht der zugespitzten intellektuellen Auseinandersetzung ist, kann für jemand anderen durchaus ein zentraler Aspekt des Selbstbildes oder der wirtschaftlichen Existenz sein.

Regelrecht problematisch wird es, wie Psychologieprofessor Chris French anmerkt, wenn man aus wissenschaftlich-skeptischer Sicht Vorstellungen kritisiert, die jemandem Halt im Leben geben: *„Solche Situationen sind schwierig für Skeptiker, denn oft greifen wir einen liebgewonnenen Glauben an, einen Glauben, der jemandem großen Trost gibt. Klar, man kann sagen, man sollte die Schönheit und Großartigkeit des wissenschaftlichen Verstehens schätzen lernen – aber das kann nicht jeder."* So hielt er sich selbst mit Kommentaren zurück, als der Sohn einer Mitarbeiterin sich als letzte

---

[1] Ein Strohmann-Argument ist ein Scheinargument, bei dem man dem Gegenüber eine leicht angreifbare Aussage unterstellt, die dieser gar nicht gemacht hat. So schiebt man Homöopathiekritikern die Behauptung unter, eine homöopathische Behandlung sei wirkungslos, wenn sie tatsächlich nur darauf hinweisen, dass die dabei verabreichten Globuli Placebos sind.

Hoffnung bei einer unheilbaren Krebserkrankung einer Misteltherapie unterziehen wollte.
- **Die Rückzugsmöglichkeiten:** Ganz nüchtern muss man schon an diesem Punkt konstatieren, dass bei sehr vielen Gesprächen der betrachteten Art von Anfang an nicht die geringste Aussicht besteht, dass einer der Beteiligten den anderen überzeugen wird. Eigentlich drängt es sich auf, sich in solchen Fällen die ganze Diskussion zu ersparen und der Gegenseite einfach ihren Glauben zu lassen. Allerdings kann es sein, dass man wie im Beispiel von Sophies Mutter in Kap. 1 zumindest versuchen muss, jemanden davon abzuhalten, sich selbst Schaden zuzufügen. Unter Umständen ist einem der Rückzug also durch die Verantwortung für jemand anderen versperrt. Ebenso kommt es – an Omas Kaffeetisch oder im Internet – vor, dass man eine Diskussion aufgezwungen bekommt, der man sich nicht ohne Gesichtsverlust entziehen kann. Auch das kann auf beide Seiten zutreffen: Wer keine Lust auf eine Diskussion hat, hat nicht immer die realistische Chance, sich ihr zu entziehen.
- **Zuhörer*innen und Mitleser*innen:** Wenn man sich für den Fall einer Diskussionsverweigerung Gedanken um den Gesichtsverlust macht, dann denkt man dabei meist weniger an den verschmähten Diskussionspartner als an mithörende oder mitlesende Dritte. Dabei geht es nicht nur um das eigene Ansehen, sondern durchaus auch um die Sache selbst: Bleibt eine offensiv vorgetragene Behauptung unwidersprochen, dann stärkt das ihre Glaubwürdigkeit – selbst bei Zuhörern, die eigentlich eher geneigt wären, sie abzulehnen. Unter Umständen argumentiert man dann gar nicht mehr für sein Gegenüber, sondern eigentlich nur noch für die Zuhörer oder Mitleser. Besonders wichtig ist das dann, wenn man nicht ein beliebiger Diskussionsteilnehmer ist, sondern möglicherweise von anderen als Vorbild wahrgenommen wird. Es kann jedoch auch bei weniger exponierten Mitlesenden wichtig sein, dass sie, zum Beispiel im Fall menschenfeindlicher Äußerungen, Gesicht und Zivilcourage zeigen, indem sie Stellung beziehen.
- **Weitere soziale Aspekte:** Andere Personen haben nicht nur dann einen Einfluss auf den Verlauf einer Diskussion, wenn sie unmittelbar zuhören oder mitlesen. Das soziale Umfeld hat einen großen Einfluss auf Glaubenssysteme und auf die Bereitschaft, davon abzulassen. Wenn, wie bei der ehemaligen Krebsheilerin Britt Hermes, praktisch das gesamte Umfeld aus Gläubigen besteht, dann diskutiert man über weitaus mehr als über wissenschaftliche Fakten. Das soziale Umfeld wirkt also auch auf die persönliche Bedeutung des Themas.

Damit sind wir auch schon beim nächsten Punkt: Wie erfolgversprechend unterschiedliche Diskussionsstrategien sein können, hängt nicht nur von der Situation ab, sondern auch davon, was man eigentlich als Erfolg auffassen würde. Die Antwort darauf, was man in einer Diskussion mit Gläubigen als Ziel verfolgt, ist weniger offensichtlich, als man auf den ersten Blick meinen sollte:

- **Überzeugen:** Die ehemalige Verschwörungsgläubige Stephanie Wittschier bezeichnet in ihrem Interview mit uns jede Diskussion als „totale Zeitverschwendung", in der es ihr nicht gelingt, einen Verschwörungsideologen aus der Szene zu holen. In ihrer Position, mit ihrem hohen zeitlichen Engagement, ihrer Erfahrung und ihrem unmittelbaren persönlichen Zugang zur Szene sind solche radikalen Ansprüche an den eigenen Erfolg durchaus nachvollziehbar. Für jemanden, der in eine solche Diskussion eher unvorbereitet hineingezogen wird und keinen persönlichen Zugang zum Gegenüber hat, dürfte eine solche Erwartungshaltung mit hoher Wahrscheinlichkeit in Frustration enden. So hoch muss man die Latte aber eben auch nicht unbedingt hängen.
- **Einen Riss im Denksystem erzeugen:** Die Vorstellungswelten, mit denen man sich als Streiter für wissenschaftliches Denken auseinandersetzen muss, sind oft geschlossene Denksysteme, die widersprechende Argumente von vornherein ausschließen. Aus einem solchen Denksystem kann sich die betroffene Person nur selbst befreien – das setzt aber einen ersten Riss, das Erkennen eines ersten Widerspruchs oder ein erstes Widerstreben gegen die Werte innerhalb dieses Denksystems voraus. *„Das Problem ist, man muss in diese Blase einen Riss reinkriegen, damit da eine andere Luft rein kann"*, beschreibt Kinderarzt Thomas F. seine ersten Schritte weg vom Homöopathieglauben seiner Studienzeit. Dieser erste Zweifel kann wie in seinem Fall oder wie bei der Parapsychologin Susan Blackmore aus eigenen Misserfolgen entstehen, oder er kann wie bei Theresa Stange, der impfkritischen Mutter, oder bei der Verschwörungsgläubigen Stephanie Wittschier durch das Verhalten von anderen Gläubigen ausgelöst werden. Er kann aber eben auch, wie bei der Geisterjägerin Hayley Stevens, durch Denkanstöße angeregt oder durch Widerspruch provoziert werden, wie bei den alternativmedizingläubigen Ärzten Natalie Grams und Florian Albrecht. Ein solches Ergebnis lässt sich aber kaum vorhersehen oder gar planen. Die Saat des Zweifels, die man ausbringen kann, besteht eher aus einzelnen Samenkörnern, bei denen man nie weiß, ob vielleicht eines davon aufgehen wird.

- **Einen laufenden Umdenkprozess fördern:** Im Fall von Natalie Grams und bei der ehemaligen Krebsheilerin Britt Hermes, aber auch beim ursprünglich verschwörungsgläubigen Psychologen Sebastian Bartoschek wird deutlich, wie wichtig die Unterstützung in einem einmal begonnenen Umdenkprozess ist. *„Man fragt sich, wer bin ich ohne diesen Glauben? Viele Gläubige meinen, ihr Glaube und ihre Identität seien dasselbe,"* erklärt Jessica Schab. *„Man meint, man müsse sich eine ganz neue Identität erschaffen, dabei muss man nur alte Schichten abwerfen."* Wer radikal umdenkt, hat viele Fragen, braucht viele nie zuvor gesuchte Informationen – vor allem aber auch die Bestätigung, dass es ein Leben und ein soziales Umfeld außerhalb der Blase der Gläubigen gibt. Es ist aber nicht unbedingt immer offensichtlich, dass sich jemand bereits in einem solchen Umdenkprozess befindet: Theresa Stange erklärt zum Beispiel, dass gerade ihre wachsende Verunsicherung über die Impfgegnerszene dazu geführt hat, dass sie nach außen um so überzeugter und selbstsicherer auftreten wollte und zunächst einmal vor allem Bestätigung gesucht hat.
- **Ein Zeichen für Zuhörer oder Mitleser setzen:** Die Zuhörer und Mitleser wurden bereits erwähnt, und auch wenn eine Diskussion im Hinblick auf das Gegenüber vollkommen sinnlos erscheint, kann es ein wichtiges Ziel sein, seine Argumente oder schlicht einen grundsätzlichen Widerspruch für diese scheinbar Unbeteiligten darzulegen. Das kann sogar dann notwendig sein, wenn die aufgestellten Behauptungen auf den ersten Blick harmlos erscheinen. *„Wenn es um irrationale, auch vorurteilsbehaftete Glaubenssysteme geht, glaubt niemand nur an Geister oder nur an Hellseher oder eben nur daran, dass sie die weiße Rasse retten müssen,"* erläutert die ehemalige Geisterjägerin Hayley Stevens. *„Viele britische Geisterjägerteams posten auf ihren Facebook-Seiten auch nationalistische Inhalte."*
- **Sein Gesicht wahren:** Wenn man befürchten muss, sich aus einer offensichtlich sinnlosen Diskussion nicht ohne Gesichtsverlust zurückziehen zu können, dann kann es durchaus auch das einzige Ziel sein, sich einen halbwegs würdevollen Abgang zu verschaffen, um seine Zeit dann sinnvoller nutzen zu können.
- **Akzeptables Verhalten erreichen:** Wenn sich jemand zum Beispiel während einer Epidemie weigert, im Kontakt mit anderen Menschen elementare Hygieneregeln einzuhalten, weil diese Person überzeugt ist, die Krankheit sei von einer Verschwörung nur vorgetäuscht, dann ist es unter Umständen weder möglich noch notwendig, sie zu überzeugen. Zumindest kurzfristig kann es durchaus ein sinnvolles Ziel sein,

lediglich das Verhalten dieser Person zu ändern – und sei es auch nur, weil anderenfalls ein Bußgeld droht. Das gilt insbesondere dann, wenn man mit Minderjährigen diskutiert oder wenn es darum geht, Kinder zu schützen.

> **Zum Nachdenken**
>
> Greifen Sie noch einmal die Situationen auf, an die Sie am Ende von Kap. 4 gedacht haben. Wie würden Sie diese Situationen hinsichtlich der zum Beginn des jetzigen Abschnitts genannten Dimensionen charakterisieren? Welche der genannten Ziele haben Sie dabei verfolgt? Wären auch andere infrage gekommen?

Bei aller Fokussierung auf eines oder mehrere dieser Ziele sollte man jedoch eins nicht aus dem Blick verlieren: Es darf am Ende nicht darum gehen, sein Ziel um jeden Preis und nur durch die bessere Rhetorik anstatt die besseren Argumente zu erreichen. Wenn man eine Diskussion nur „gewinnt", indem man die stärkere Emotionalisierung, die dramatischeren Anekdoten und die unterhaltsamere Geschichte präsentiert, läuft man Gefahr, am Ende zu dem zu werden, was man eigentlich bekämpfen will.

> **Zum Mitnehmen**
>
> Bei der Auswahl einer sinnvollen Diskussionsstrategie hilft es, sich zu verdeutlichen, mit wem man eigentlich spricht und was man erreichen will. Je nachdem, welche gemeinsame Basis man mit dem Gegenüber hat, in welcher Situation man sich dabei befindet und welche Bedeutung man jeweils dem Thema zumisst, können ganz unterschiedliche Ziele realistisch sein. Es muss nicht immer darum gehen, die andere Person zu überzeugen: Manchmal ist es viel wichtiger, erst einmal ein Zeichen für Dritte zu setzen oder einfach zu erreichen, dass sich jemand an Regeln hält, zur Not auch ohne davon begeistert zu sein.

Literatur

1. Bartoschek S (2017) Bekanntheit von und Zustimmung zu Verschwörungstheorien – eine empirische Grundlagenarbeit, 3. Aufl. JMB, Hannover
2. Hell W (2010) Von Schafen und Ziegen. Skeptiker 2:56–61

3. Engert R (2020) Revolution, Diktatur und Verschwörung – die spirituelle Szene auf politischen (Ab-)Wegen. https://ronaldengert.com/2020/08/01/revolution-diktatur-und-verschworung-die-spirituelle-szene-auf-politischen-ab-wegen/. Zugegriffen: 20. Sept. 2020

Teil II

Typische Gesprächssituationen

In diesem Teil des Buches kommen wir endlich zu den konkreten Empfehlungen, wie man mit Menschen, die irrationalen Glaubenssystemen anhängen, kommunizieren kann. Da die Voraussetzungen für solche Gespräche, wie wir in Teil I gesehen haben, sehr unterschiedlich sein können, betrachten wir in den einzelnen Abschnitten jeweils unterschiedliche Situationen.

Besonders häufig begegnen uns irrationale Vorstellungen in der Onlinekommunikation, vor allem in sozialen Netzwerken. Das liegt einfach daran, dass uns dort besonders viele Menschen begegnen und sich über Themen äußern, über die sie im sonstigen Leben nur mit einem ausgewählten Personenkreis sprechen würden. In der Onlinekommunikation gelten aber auch ganz besondere Voraussetzungen, und es treten ganz spezielle Probleme auf.

Während man online viele Diskussionen einfach abbrechen kann, ist das in der Familie und dem Freundeskreis kaum möglich. Hier geht es bei allen Konflikten immer auch in besonderem Maße um die Beziehung zwischen den Personen und darum, verständnisvoll miteinander umzugehen, auch die eigene Rolle zu reflektieren und im Blick zu behalten, dass es um mehr als das Rechthaben geht. Gleichzeitig stößt diese Toleranz definitiv an Grenzen, wenn das Wohlergehen von Kindern gefährdet ist. Dabei können Kinder einerseits zur Zielgruppe für irrationale Glaubenssysteme werden, sie können aber auch durch den Glauben der Eltern oder anderer Personen aus dem näheren Umfeld betroffen sein.

Konflikte zwischen Fakt und Vorurteil treten jedoch auch in professionell geprägten Umfeldern auf, zum Beispiel im Berufsleben, und hier sowohl im Umgang unter Kolleg*innen als auch im Vorgesetztenverhältnis. Nicht minder problematisch sind solche Diskussionen im medizinischen oder anderweitig therapeutischen Kontext – und dabei können sowohl die behandelnde als auch die behandelte Person irrationale Vorstellungen haben.

6

Im Internet funktioniert vieles ganz anders

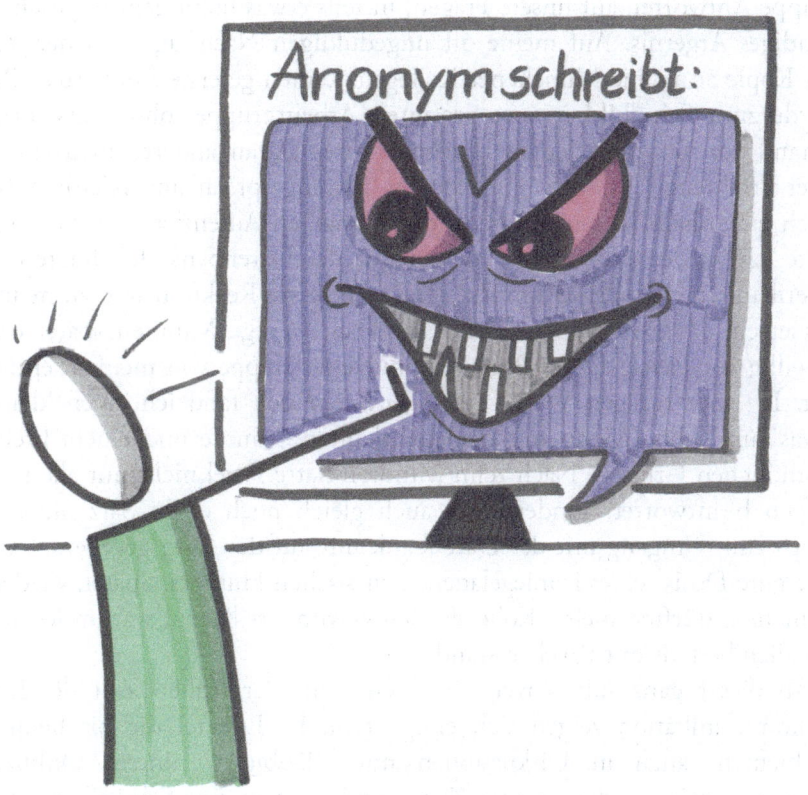

Ende der 1990er-Jahre habe ich (Holm Gero Hümmler) im Rahmen eines internationalen Teilchenphysik-Experiments meine ersten Erfahrungen mit Onlinediskussionen gesammelt. Meine Arbeitsgruppe saß in München; das Experiment selbst und ein großer Teil der am Aufbau beteiligten Wissenschaftler war in New York und der Rest der Forscher über die halbe Welt verteilt. An Videokonferenzen war noch nicht zu denken, internationale Telefonate galten noch als teuer, und das Budget für Flugreisen war begrenzt – die Kommunikation lief also fast ausschließlich über E-Mail, mit der die meisten Leute im privaten Umfeld noch keine Erfahrungen hatten. Der Entwickler der Datenbank, in der die vielen Terabytes an Messergebnissen des Experiments gespeichert werden sollten – und fast die einzige Person, die technische Fragen dazu beantworten konnte – war Pavel, ein aus Russland stammender Mitarbeiter am Experiment in New York. Für unser Team, das, wenn überhaupt, nur über Erfahrungen mit der deutlich anderen Datenbankstruktur von Experimenten am CERN in Genf verfügte, waren Pavels knappe Antworten auf unsere Fragen, in teils etwas holprigem Englisch, ein ständiges Ärgernis. Auf meine oft ungeduldigen Nachfragen, in der Regel mit Kopie an meine Münchener Kollegen, kamen gereizte Antworten. Pavel wurde zum Feindbild meiner gesamten Arbeitsgruppe, ohne dass irgendjemand von uns ihm jemals begegnet wäre. Daran änderte auch ein von einer erfahrenen Kollegin eingeleitetes Krisengespräch am Telefon wenig. Nach eineinhalb Jahren, während eines längeren Aufenthalts in New York, hatte ich wieder einmal ein Problem mit der Datenbank. Ich fragte einen amerikanischen Kollegen um Rat, und seine erste Reaktion war, zu meinem Entsetzen: „*Let's go see Pavel.*" So stand ich wenige Minuten später etwas unwillig vor Pavel, dessen Büro dort nur eine Treppe von meinem entfernt war. In einer riesigen Wolke aus Zigarettenrauch fand ich einen kleinen, etwas rundlichen Mann mit einer markanten Stimme und einem breiten, freundlichen Grinsen. Nach zehn Minuten hatte Pavel nicht nur alle meine Fragen beantwortet, sondern mir auch gleich noch einen Satz nützlicher Tipps zum Umgang mit der Datenbank mit auf den Weg gegeben – sowie eine gute Dosis seines ironiegeladenen russischen Humors. Später, wieder in München, dürften meine Kollegen sich gewundert haben, warum ich mich plötzlich bestens mit Pavel verstand.

An dieser ganz subjektiven Geschichte aus der frühen Zeit der Internetkommunikation zeigen sich einige typische Effekte, die bis heute zu Problemen, auch in Diskussionen mit Gläubigen, führen. Onlinediskussionen zwingen die gesamte Kommunikation in eine Schriftform, deren Unverrückbarkeit und Zitierbarkeit es unmöglich macht, über irritierende Inhalte hinwegzusehen, wie man es im direkten Gespräch unter Umständen ganz automatisch täte. In dieser Schriftform fehlt auch die gesamte Einordnung des Gesagten durch die nonverbale Kommunikation, die unsere persönlichen Aussagen ansonsten begleitet. Ebenso entfallen nonverbale (und unter Umständen auch verbale) Reaktionen des Angesprochenen, die dazu führen könnten, dass Missverständnisse oder unerwartete Konflikte frühzeitig erkannt und ausgeräumt werden können. Allein schon der praktische Grund, dass Schreiben Zeit kostet, führt zudem in vielen Fällen zu einer knapperen Darstellung, in der die eigene Motivation weniger ausführlich dargestellt wird als im persönlichen Gespräch. Je nach Kultur ist mitunter auch ein erwarteter einführender Smalltalk deutlich erschwert.

Diese erschwerten Bedingungen machen es deutlich schwieriger, eine Person, mit der man nur online kommuniziert, als Mensch wirklich kennenzulernen, womit es auch problematisch ist, wenigstens ein grundlegendes gegenseitiges Vertrauen aufzubauen. Für die Erfolgsaussichten einer Onlinediskussion ist daher die Frage ganz entscheidend, ob man sie mit einer Person führt, die man schon vorher gekannt hat, oder mit jemand vollkommen Fremdem.

Zu allem Überfluss gibt es Formen der Onlinekommunikation, welche die Komplikationen, die schon bei E-Mails auftreten, noch auf die Spitze treiben. Vor allem Twitter erzwingt eine noch stärkere Verkürzung von Aussagen, als sie durch die Schriftform ohnehin schon auftritt. *„Im Endeffekt kann da keine sinnvolle Diskussion zustande kommen, sondern das ist ein Austausch von Einzelsätzen, ein Phrasenaustausch, mehr eine Selbstdarsteller- als eine Diskursplattform,"* kommentiert die österreichische Onlinejournalistin Sophie Niedenzu. Wo längere Texte im Prinzip möglich wären, ist es vor allem bei Messagingdiensten wie WhatsApp oder Telegram häufig die Nutzung durch mobile Endgeräte mit ihrer unhandlichen Texteingabefunktion, die zu einer Verknappung von Äußerungen führt. Bei stark auf das Verbreiten von Bildern oder Filmen ausgelegten Plattformen wie Instagram oder TikTok drängen zum Teil die Nutzeroberflächen die Texte im Vergleich zu den Medien so stark in den Hintergrund, dass schon dadurch ein sinnvoller Gedankenaustausch erschwert wird. *„Die Aussagen werden immer kürzer, sind weniger argumentiert und reduzieren sich auf Schlagwörter,"* so Sophie Niedenzu. In Netzwerken ohne die Pflicht zur Nutzung des echten Namens, noch mehr aber in Imageboards und Kommentarspalten, in denen Eingaben ohne feste Anmeldung möglich sind, kann das Gefühl der Anonymität zu einer Enthemmung führen, die Diskussionen noch weiter erschwert. Schließlich ist beim größten Teil dieser Angebote zu beachten, dass die Betreiber von einer möglichst intensiven Nutzung mit schneller Interaktion profitieren, weil viele Seitenzugriffe die

Werbeeinnahmen steigern. Jeder Nutzer ist also gleichzeitig ein Teil des Produkts für andere Nutzer. Hierzu schaffen gerade Portale wie Facebook oder YouTube ein Umfeld, das zu starker Emotionalisierung anregt, sodass Sachlichkeit dort besonders schwer durchdringt. Mit der anderen, in vielen Fällen problematischeren Diskussionskultur in diesen Medien geht eine oft ausufernde Empörungskultur einher. So wird das Aushalten von Kritik oder abweichenden Meinungen eher zur Ausnahme. Zum Teil führen schon kleine Abweichungen von Normen, selbst von solchen, die der abweichenden Person vollkommen unbekannt waren, zu Shitstorms, massiven Anhäufungen von ablehnenden Kommentaren und Zuschriften, die in der Folge leicht ins Beleidigende oder Drohende abgleiten. Im Fall von Shitstorms gegen Unternehmen oder Politiker ist dabei oft schwer zu erkennen, ob es sich um eine spontane Protestwelle oder eine um eine orchestrierte Kampagne handelt.

> **Zum Nachdenken**
>
> Können Sie sich an die Situation erinnern, in der Ihnen zum ersten Mal bewusst wurde, dass im Netz vollkommen andere Kommunikationsprobleme auftreten können als im normalen Leben?

Um diesen Faktoren gerecht zu werden, muss man also auch bei Onlinediskussionen zwischen unterschiedlichen Situationen differenzieren.

6.1 Diskussionen mit Fremden in sozialen Medien oder Kommentarspalten

In einem Social-Media-Portal oder in der Kommentarspalte eines Onlinemediums mit einer Person zu diskutieren, die man ansonsten überhaupt nicht kennt, bringt so ziemlich alle erwähnten Hindernisse für eine sinnvolle Kommunikation in einer Situation zusammen. Nicht wesentlich einfacher ist die Situation bei Facebook-„Freunden", die man nur online und möglicherweise auch nur unter Pseudonym kennt. Wir betrachten hierbei zunächst einmal die Situation, dass die andere Person ihre Position entweder als eigenen Beitrag oder als Kommentar zum Beitrag eines Dritten öffentlich gemacht hat. Man selbst ist als Person also nicht notwendigerweise angesprochen und hat die Möglichkeit, der Diskussion noch fernzubleiben, ohne sich dadurch angreifbar zu machen. Mit der Situation, dass eine eigene Stellungnahme auf einem Blog oder in einem sozialen Netzwerk von jemand anderem angegriffen wird, befasst sich dann Abschn. 6.2.

Zu den schon erwähnten Einschränkungen bei Onlinediskussionen kommt in diesem Fall noch hinzu, dass man einerseits keine emotionale Beziehung zum Gegenüber hat, auf die man aufbauen kann, andererseits die in Kap. 5 aufgeführten situativen Faktoren teils unbekannt sind. Dazu gehört zum Beispiel die persönliche Bedeutung des Themas für das Gegenüber, soziale Aspekte oder seine wahrgenommene Rückzugsmöglichkeit, also ob er subjektiv die Option sieht, die Diskussion zu vermeiden. Wenn jemand auf Facebook einen Verschwörungsmythos verbreitet, ist oft nicht erkennbar, ob dahinter eine aktuelle Verunsicherung, ein lange gehegtes Glaubenssystem oder reine Lust an der Provokation steckt. Es ist auch nicht klar, ob diese Person vom Umfeld in ihrem wahren Leben in diesem Glauben bestätigt, kritisiert oder wegen dieses Glaubens gar ausgegrenzt wird. So lässt sich oft auch nur schwer abschätzen, ob diese Person bei Widerspruch aus der Diskussion aussteigen, Bereitschaft zum Nachdenken zeigen oder missionarischen Eifer entwickeln wird.

Die erste Frage in dieser Situation ist, ob es sich überhaupt lohnt, sich auf ein Gespräch einzulassen, was natürlich einerseits von den Erfolgsaussichten, andererseits vom möglicherweise zu verhindernden Schaden abhängt. Bei den Erfolgsaussichten stellt sich zudem die Frage, was man alles als einen Erfolg betrachten könnte. Die Chance, jemanden tatsächlich zu überzeugen, ist ohne einen persönlichen Zugang noch dürftiger, als sie ohnehin schon ist. Das eigene Gesicht zu wahren scheidet als Notwendigkeit, sich zu beteiligen, ebenfalls aus, wenn man nicht direkt angesprochen wird. Dass jemand, der sich bereits in einem laufenden Umdenkprozess befindet und ernsthaft an Informationen interessiert ist, seine Verunsicherung ausgerechnet in sozialen Netzwerken oder in öffentlichen Onlinekommentaren in die Welt hinausposaunt, ist auch eher unwahrscheinlich. Was das Gegenüber selbst angeht, bleibt also allenfalls die kleine Hoffnung, einen Riss in seinem Glaubenssystem zu erzeugen, der langfristig zu einem Nachdenken führt und es ihm vielleicht irgendwann ermöglicht, sich von seinen bisherigen Denkweisen zu lösen.

Der wohl wichtigste Grund, unwissenschaftliche oder antiwissenschaftliche Stellungnahmen in sozialen Netzwerken oder Onlinekommentaren nicht zu ignorieren und mitunter eben doch in eine Diskussion einzusteigen, wird in der Psychologie als Wahrheitsillusion bezeichnet: Wenn man Probanden gegenüber Aussagen unterschiedlich oft wiederholt, werden sie die Aussagen, die sie am häufigsten gehört haben, tendenziell für glaubwürdiger halten [1]. Dieser Effekt ist ebenso unabhängig vom Alter der Versuchspersonen [2] wie von Intelligenz und Denkstilen [3]. Wenn wissenschaftlich nicht haltbare Aussagen regelmäßig unwidersprochen bleiben, besteht die Gefahr, dass unbeteiligte Mitleser sie zunehmend für wahr halten.

Auch wer solche Inhalte selbst verbreitet, wird ausbleibenden Widerspruch unter Umständen als stillschweigende Zustimmung werten. Selbst Anhänger von extremen Außenseiterbehauptungen, wie des QAnon-Mythos mit seiner Erlöserfigur Donald Trump, sehen sich selbst gerne als Vertreter einer „schweigenden Mehrheit" [4]. So erklärt sich auch, dass nach zwei Querdenken-Demonstrationen gegen die Corona-Maßnahmen 2020 in Berlin zum Teil von mehr als einer Million Teilnehmern gesprochen wurde, obwohl Berechnungen auf Basis von Luftbildern jeweils auf zwischen 20.000 und 40.000 Teilnehmern kamen, je nachdem, welche Nebenkundgebungen mitgezählt wurden.

Gerade wenn von einem Glaubenssystem ein hohes Schadenspotenzial ausgeht, gibt es also gute Gründe, dass solchen Äußerungen widersprochen werden sollte. Davon ist zum Beispiel auszugehen, wenn jemand über das Vorhaben schreibt, gefährliche Quacksalbermittel wie die Chlorbleiche MMS einzunehmen oder lebenswichtige Arzneimittel wie Insulin abzusetzen. Auf keinen Fall schweigen sollte man, wenn von solcherlei gefährlichen alternativen Heilmethoden Kinder oder andere schutzbedürftigen Personen betroffen sind. Weniger gefährlich ist es wahrscheinlich, wenn jemand zur Unterhaltung Sternzeichen kommentiert, seine Yoga-Stunden mit überzogenen Gesundheitserwartungen verbindet oder zur eigenen Beruhigung Rescue-Tropfen einnimmt. Verschwörungsmythen hingegen mögen für den Einzelnen nicht gefährlich erscheinen, sie sind jedoch immer eine Bedrohung für die Demokratie: Die Erwartung, eine Gesellschaft nicht mitgestalten zu können, weil sie von finsteren Mächten gesteuert wird, führt im geringsten Fall dazu, dass sinnvolle Kritik und Verbesserungen unterbleiben. Häufig führt sie jedoch auch zu politischem Extremismus – und im schlimmsten Fall zu Hass und Gewalt.

In solchen Fällen ist es also wichtig klarzustellen, dass es Widerspruch gibt und dass dieser Widerspruch keine unbelegte Meinungsbekundung einer Einzelperson ist. Wie die Beispiele der ehemaligen Geisterjägerin Hayley Stevens und des vom Alternativmedizinglauben geheilten Arztes Florian Albrecht zeigen, ist es in dieser Situation aber noch schwer abzusehen, welche Diskussionsstrategie zielführend ist – es ist ja noch nicht einmal wirklich klar, was ein realistisches Ziel sein kann. Abgesehen davon, dass allzu große Unsachlichkeit einem späteren Dialog im Weg stehen könnte, kann man in dieser Phase also noch nicht allzu viel falsch machen. Gleichzeitig ist die Wahrscheinlichkeit relativ hoch, dass man mit einem solchen Kommentar überhaupt keine erkennbare Wirkung erzielt. Es lohnt sich also in der Regel nicht, mit hohem Zeitaufwand unverlangte ausführliche Stellungnahmen abzugeben. Ein guter Ansatz ist zum Beispiel, Faktenchecks oder andere kritische Artikel als Leseempfehlung anzuführen, ohne sich selbst dazu allzu deutlich zu positionieren. Unkommentiert verlinkte Artikel werden in manchen Kontexten als unhöflich empfunden und zum Teil sogar von Moderatoren gelöscht. In diesen Fällen hilft es in der Regel, Inhalt und Relevanz der angegebenen Quelle stichpunktartig darzustellen. Unter Umständen genügt als Einstieg aber auch zunächst einmal eine klare Distanzierung, ohne schon eine eigene Argumentation aufzubauen, zum Beispiel in der Form: *„Das ist ein Verschwörungsmythos."* Spezifisch für den Fall von Hassbotschaften in sozialen Medien bietet der Verein „Ich bin hier" Trainings an, wie man respektvoll, aber deutlich auf solche Aussagen reagieren und sich dazu auch mit Gleichgesinnten verabreden kann.

Wenn man sich entschlossen hat, auf eine Stellungnahme, die jemand online abgegeben hat, zu reagieren und weder die angesprochene Person noch Gleichgesinnte darauf eingehen, dann ist es in der Regel sinnlos, einseitig digital auf die Person einzureden. Der Eindruck, dass man jemanden bedrängt, wird einem weder bei der Person selbst noch bei Mitlesenden Sympathie einbringen. Sollten andere Diskussionsteilnehmer der eigenen Seite reagieren, dann ist es sicherlich sinnvoll, auch deren Fragen zu beantworten oder Missverständnisse aufzuklären. Es hat jedoch wenig Sinn, sich in einem Ansturm von Kommentaren der eigenen Seite auch noch mehrfach einzubringen. Im Gegenteil: Wenn jemand zum Beispiel auf eine empörende Äußerung mehrere hundert negative Kommentare erhält, dann dürfte es den Eindruck, den diese machen, eher schmälern, wenn schnell auffällt, dass darin immer wieder dieselben Kommentatoren erscheinen.

Erhält man jedoch auf den eigenen Kommentar Antworten von der angesprochenen Person oder von deren Gleichgesinnten, dann wechselt sozusagen die Perspektive, und man ist selbst angesprochen zu reagieren. Damit sind wir dann schon mitten im Thema des folgenden Abschnitts.

Zum Nachdenken

Seien Sie ehrlich: Wann hatten Sie zuletzt das Gefühl, Sie müssten jemanden unbedingt von etwas Besserem überzeugen, der im Internet falsche Behauptungen verbreitet hat?

6.2 Öffentliche Kommentare zu eigenen Beiträgen

Wenn man selbst Beiträge im Netz verfasst hat, die kommentiert werden, oder wenn man auf eigene Kommentare direkt angesprochen wird, hat man nicht mehr die Option, sich einfach aus der ganzen Situation herauszuhalten. Selbst wenn man sich nicht äußert, muss man damit rechnen, dass dieses Schweigen ebenfalls als Stellungnahme ausgelegt wird. Bevor wir uns in Abschn. 6.3 den Onlinediskussionen mit Bekannten zuwenden, gehen wir jedoch weiter davon aus, dass es sich bei der Person, die uns in dieser Form herausfordert, um jemand Unbekanntes handelt.

Die im vorigen Abschnitt angesprochenen situativen Faktoren sind also weiterhin unbekannt, wobei die Aussage, die uns zu einer Reaktion herausfordert, möglicherweise schon einige grundlegende Rückschlüsse auf Situation und Absichten des Gegenübers zulässt. Um zu einer sinnvollen Strategie kommen zu können, empfiehlt es sich, aus dieser Aussage, eventuell vorhandenem Hintergrundwissen, den Reaktionen von Dritten und gegebenenfalls den Anfängen des weiteren Gesprächsverlaufs eine vorläufige Einordnung des Gegenübers in eine von vier Kategorien anzustreben.

Der Interessierte

Beim Interessierten ist die unwissenschaftliche Position, die er vertritt, noch nicht zum Element eines geschlossenen Weltbildes geworden. Es könnte sich zum Beispiel um jemanden handeln, der gestern im Nachtprogramm eine zweifelhafte Reportage über einen Verschwörungsmythos gesehen hat und noch unter dem frischen Eindruck der dort vorgebrachten Argumente steht. Es kann auch jemand sein, der erstmals eine positive Erfahrung mit einer alternativmedizinischen Behandlung gemacht hat.

Interessierte geben sich nicht unbedingt als solche zu erkennen, sondern können durchaus auch durch provokative Aussagen auffallen. Auf Rückfragen oder Widerspruch reagieren sie allerdings oft weniger missionarisch oder aggressiv als echte Gläubige, die ihr Weltbild infrage gestellt sehen. Interessierte haben auch häufig weniger Faktenwissen zu einem Thema als jemand, der seit Jahren sein Weltbild darauf aufbaut. Sie sind daher faktenbasierten Argumenten eher zugänglich, zumal sie grundsätzlich noch dabei sind, relativ neu aufgenommene Informationen auf ihre Verlässlichkeit zu prüfen. Möglicherweise reagieren sie, vielleicht auch nur insgeheim, sogar mit Erleichterung auf fundierten Widerspruch zu den gerade erst übernommenen Thesen, die ihnen eventuell noch selbst ein wenig unheimlich sind. Gleichzeitig sind sie häufig mit den beim Thema auftretenden Kontroversen auch noch nicht vertraut. Aggressiver oder emotionaler Widerspruch kann sie daher leichter verstören oder verärgern und dazu führen, dass eine unwissenschaftliche Position, wenn nicht als sachlich gut belegt, so doch als sympathischer wahrgenommen wird.

Ein guter erster Ansatz im Umgang mit Interessierten oder solchen, die es sein könnten, sind also sachliche Informationen auf allgemeinverständlichem Niveau, die auch mit einer gewissen Zurückhaltung, zum Beispiel als Leseempfehlung, präsentiert werden können. Da selbst an Verschwörungsmythen Interessierte in der Regel noch nicht alle „Mainstreammedien" ablehnen, eignen sich Artikel aus großen Zeitungen oder Nachrichtenmagazinen sowie Beiträge aus seriösen Fernsehformaten, vor allem an ein breites Publikum gerichtete Faktenchecks wie auf tagesschau.de.

Wenn man zu etwas mehr persönlichem Engagement bereit ist, kann man es auch mit unerwartet direkter Ansprache versuchen, um die anfangs beschriebenen Probleme der Onlinekommunikation zu umgehen. Florian Aigner, der Wissenschaftskommunikation für die TU Wien betreibt, berichtet auf Twitter [5]:

Bin gerade online heftig angegriffen worden. Habe den Herrn gegoogelt, eine Handynummer gefunden und angerufen. Rasch waren wir einer Meinung, jetzt sind wir Freunde. Das Internet macht uns alle zu schlechteren Menschen als wir sonst eigentlich sind. Reden wir miteinander!

Sollte man im weiteren Verlauf der Diskussion feststellen, dass man es doch nicht mit jemand Interessiertem zu tun hat, kann man immer noch auf eine andere Strategie umschwenken.

Der Gläubige

Gläubige glauben nicht, *dass* ein bestimmter Sachverhalt vorliegt – vielmehr glauben sie *an* diesen Sachverhalt. Dabei gilt für wahre Gläubige auch außerhalb der Kirche der Satz unzähliger Sonntagspredigten: „*Glaube ist mehr als Wissen*", ein bedingungsloses, wie es auch im Hebräerbrief der Bibel heißt, „*Nichtzweifeln an dem, was man nicht sieht*". Dies steht natürlich im eklatanten Widerspruch zu den Grundsätzen wissenschaftlichen Denkens, zu denen gehört, dass man zu besseren Erkenntnissen nur gelangen kann, indem man zumindest grundsätzlich bereit ist, alles Wissen in Zweifel zu ziehen. Dementsprechend geht es echten Gläubigen in einer Diskussion oft auch nicht um den Austausch von Fakten und Meinungen, sondern vor allem darum, für ihren Glauben zu missionieren.

Bei Diskussionen mit echten Gläubigen arbeiten also all die psychologischen Faktoren gegen einen, die sich in Kap. 1 gezeigt haben. Indem man Glaubensinhalte kritisiert, greift man fast unvermeidbar die Person des Gläubigen an, außerdem in vielen Fällen große Teile seines sozialen Umfelds. Wenn diese Person zusätzlich noch unbekannt ist, dann ist, nach allem was wir bislang gesehen haben, mit sehr hoher Wahrscheinlichkeit davon auszugehen, dass man keine Chance hat, sie zu überzeugen. Somit bleibt als einzig realistisches Ziel in Bezug auf diese Person, eventuell einen kleinen Riss in ihrem Glaubenssystem zu erzeugen, der unter Umständen ganz am Anfang eines längeren Umdenkprozesses stehen könnte. Von einem positiven Ergebnis irgendwann in der Zukunft wird man in diesem Fall wahrscheinlich nie erfahren. Es spricht also einiges dafür, auf eine solche Diskussion gar nicht erst seine Zeit zu verschwenden. In diesem Fall hat man es aber noch mit einer weiteren denkbaren Zielgruppe zu tun, nämlich den Mitlesenden.

Unter den Mitlesenden können sich natürlich ebenfalls Gläubige befinden, ebenso aber auch Interessierte oder Umdenkende, die man mit guten Argumenten eventuell wenigstens ein Stück weit erreichen kann. Vor allem können sich darunter aber Menschen befinden, die sich noch gar keine abschließende Meinung gebildet haben. Viele sind vielleicht auch einer wissenschaftlichen Sichtweise zugetan, sind aber verunsichert oder auf der Suche nach Argumenten. Gerade für diese Menschen wäre es besonders problematisch, wenn die falsche Aussage unwidersprochen stehen bliebe. Dann könnte nämlich die schon erwähnte Wahrheitsillusion, nach der auch falsche Aussagen geglaubt werden, wenn man sie nur oft genug wiederholt, ihre volle Wirkung entfalten. Man muss für die Mitleser aber weder wissenschaftliche Ausarbeitungen mit Daten und Quellennachweisen liefern noch sich mit dem Gläubigen auf eine Detaildiskussion einlassen: Grundsätzlich Unbeteiligte investieren häufig gar nicht die Zeit, solchen Argumentationen zu folgen. Was ihnen im Gedächtnis bleiben wird – und sollte – ist einfach die Tatsache, dass es begründeten oder auch nur formalen Widerspruch gegeben hat. Neben einer grundsätzlichen Stellungnahme lohnt sich unter Umständen noch eine kurze Begründung, warum man sich an einer Diskussion danach nicht weiter beteiligen wird. Damit sollte man auch einen Gesichtsverlust nach außen weitgehend vermieden haben.

Der Troll

Anders als für einen normalen Gläubigen geht es für einen Troll nicht in erster Linie darum zu missionieren, sondern vor allem darum, das letzte Wort zu haben. Er diskutiert also eher nicht für etwas, sondern gegen jemanden und bedient sich dazu gerne provokativer oder destruktiver Argumentationslinien. Ein Troll kann gleichzeitig ein Gläubiger sein, in dem Sinne, dass er von den Inhalten, die er vertritt, tatsächlich überzeugt ist – das ist jedoch keineswegs notwendig, und der Unterschied ist oft nur zu bemerken, wenn man derselben Person in Diskussionen immer wieder begegnet und diese dabei möglicherweise widersprechende Positionen einnimmt. Die Motivation ist jedenfalls nicht das Missionieren für einen Glauben, sondern die Lust an der Provokation.

Der Hauptverantwortliche für den skeptischen GWUP-Blog, der Journalist Bernd Harder, berichtet von Kommentaren zu einem Blogartikel, in dem ein Podcastbeitrag über Kernenergie empfohlen wurde. Ein Kommentator warf dem Blog vor, *„einmal wieder Werbung für Atomkraft"* zu machen. Der Kommentator hatte sich mit dem empfohlenen Podcast offensichtlich überhaupt nicht beschäftigt – sonst wäre ihm aufgefallen, dass es sich trotz relativ neutraler Ankündigung um einen kernenergiekritischen Beitrag handelte.

Anders als der Name suggeriert, ist die Provokation von Trollen keineswegs immer plump, sondern sie kann durchaus den Charakter eines ausgefeilten intellektuellen Spiels haben. Im Vordergrund steht jedenfalls das Ziel, das Gegenüber schlecht aussehen zu lassen. Hierzu verwenden Trolle gerne logisch falsche Argumentationen wie Fangfragen, Schwarz-Weiß-Denken oder Appelle an scheinbar unangreifbare Autoritäten oder „die Natur". Ebenso beliebt ist es, eine Behauptung in den Raum zu stellen und einzufordern, dass diese bis zum Beweis des Gegenteils als wahr zu gelten habe. Eine vor allem in sozialen Netzwerken beliebte Variante davon ist das Verlinken zum Teil mehrstündiger YouTube-Videos, zu denen dann eine Stellungnahme eingefordert wird, womöglich noch mit der Ankündigung, das Video enthielte noch nie gehörte neue Argumente. Macht sich jemand tatsächlich die Mühe, das Video anzusehen und angemessen zu beantworten, dann kann der Troll einfach mit einem Versprechen noch neuerer und spektakulärerer Argumente das nächste Video verlinken. Macht man den Troll auf die Unzulässigkeit seiner Argumentation aufmerksam oder weigert sich ausdrücklich, darauf einzugehen, dann gibt man ihm damit die Gelegenheit, sich in eine Opferrolle zu begeben.

Ganz offensichtlich ist es aussichtslos, einen Troll überzeugen zu wollen. Schon seit der Zeit vor dem Aufkommen sozialer Netzwerke, als Onlinediskussionen noch vor allem in Foren und Mailinglisten stattfanden, kursiert daher der Satz: *„Don't feed the troll."* Hinter der Empfehlung, Trolle nicht zu füttern, steckt die Idee, dass ein Eingehen auf Provokationen dieser Art immer nur zu neuen Provokationen ermutigt. Das ist oft unabhängig davon, ob die Reaktion freundlich, verständnisvoll, ablehnend oder gar aggressiv erfolgt: Ein Troll wird entweder weiter provozieren oder aus der Opferrolle heraus Vorwürfe erheben. Erfolgt hingegen gar keine Reaktion, dann verliert ein Troll in der Regel schnell das Interesse.

Die Vorstellung, Trolle einfach ignorieren zu können, ist allerdings mit mehreren Problemen verbunden. So ist bei öffentlichen Plattformen mit vielen Mitlesern nicht davon auszugehen, dass sich tatsächlich alle Beteiligten daran halten. Zudem ist nicht unbedingt schon vor einem Einsteigen in die Diskussion zu erkennen, dass es sich um einen Troll handelt, wenn die betreffende Person nicht im gleichen Umfeld schon öfter auffällig geworden ist. Schließlich besteht ähnlich wie bei Gläubigen die Gefahr, dass eine unwidersprochen stehenbleibende Behauptung von Mitlesern geglaubt wird oder zu einem Imageschaden für den Angesprochenen führt.

Wenn sich der Trollkommentar auf einen Beitrag bezieht, den man selbst veröffentlicht hat, dann bieten einem viele Onlineplattformen auch die Möglichkeit, den Kommentar zu löschen und die Person gegebenenfalls auch von weiterer Teilnahme an der Diskussion auszuschließen. Löscht man den Kommentar, ohne den Troll wirksam auszusperren, dann besteht allerdings die Gefahr, dass er gegen die Löschung protestiert und sich so erst recht als Opfer hinstellen kann. Außerdem können Unbeteiligte die Löschung bemerken, was ebenfalls einen schlechten Eindruck hervorrufen kann. Auf der anderen Seite kann es je nach Plattform und Thema (erfahrungsgemäß am häufigsten auf YouTube) vorkommen, dass das Niveau der Diskussion so niedrig und die Dichte an Trollen so hoch ist, dass es mitunter besser ist, Diskussionen von vornherein zu unterbinden und Kommentare komplett zu löschen oder gar nicht erst zuzulassen.

Es wird daher in vielen Fällen notwendig sein, eine Diskussion mit einem Troll ausdrücklich für beendet zu erklären – auf die Gefahr hin, ihm damit wieder eine Opferrolle zu eröffnen. Ist die betreffende Person ideologisch wenigstens vage einzuordnen, kann man versuchen, sie mit einem Verweis auf gemeinsame Werte („Eigentlich wollen wir doch alle …") in die Pflicht zum Frieden zu nehmen. Ansonsten hilft einfach nur eine klare Ansage.

Der Bullshitter und der taktische Lügner

Wie wir schon bei den Trollen gesehen haben, ist nicht jeder, der eine unwissenschaftliche Behauptung verbreitet, auch notwendigerweise selbst davon überzeugt. Unter Umständen sind solche Behauptungen auch einfach zweckdienlich. Das passiert vor allem dann, wenn wissenschaftliche Erkenntnisse in Konflikt mit eigenen Wertvorstellungen, Ideologien oder Gewohnheiten geraten. *Bullshitter* und taktische Lügner unterscheiden sich von Trollen vor allem darin, dass es ihnen weniger um die Provokation geht, als vielmehr darum, in ihren eigenen Überzeugungen nicht von lästigen Fakten gestört zu werden.

Eine zweckdienliche Behauptung mochte es zum Beispiel in vielen Fällen sein, wenn langjährige Anhänger von Donald Trump im Januar 2021 entgegen offensichtlicher Tatsachen erklärten, der Sturm auf das US-Parlament sei eine Inszenierung linker Aktivisten gewesen. Auch mancher Klimawandelleugner wird sich nicht wirklich für kompetenter halten als 99 % der Klimatologen, sondern schlicht sein Verhalten nicht ändern wollen. Ähnliches gilt für manche selbsternannten Virologen im Zuge der COVID-19-Pandemie. Die Gefährlichkeit der Krankheit zu leugnen war schlicht der sozial stärker akzeptierte Weg, sich gegen möglicherweise tatsächlich existenzbedrohende wirtschaftliche Einschränkungen zu wehren, als die Forderung, auf Gesundheit und Leben der Risikogruppen keine Rücksicht zu nehmen.

Vielleicht ist es kein Zufall, dass viele wissenschaftliche Einordnungen zu zweckdienlichen Behauptungen aus dem Land kommen, in dem Donald Trump jahrelang Präsident war. Der Philosoph Harry Frankfurt prägte schon in den 1980er-Jahren den Begriff *bullshit* für Behauptungen, deren Wahrheitsgehalt demjenigen, der sie vorbringt, gleichgültig ist, solange sie nur überzeugend genug sind [6]. Der Bullshitter behauptet also nicht einmal, Belege für seine Behauptungen zu haben – an die Stelle nachprüfbarer Tatsachen treten gefühlte Wahrheiten. In jüngerer Zeit wird zudem das Konzept der *blue lie* diskutiert, das sich an den im Englischen etablierten Begriff der unschädlichen, dem Zusammenleben dienlichen *white lie* anlehnt. Eine typische *white lie* wäre zum Beispiel: *„Dein Steckrübeneintopf hat sehr gut geschmeckt, Oma."* *Blue lies* dienen ebenfalls dem Zusammenleben, allerdings nur innerhalb einer Gruppe, während sie andere Gruppen ausgrenzen und angreifen [7]. So war das Märchen von den linken Parlamentsstürmern unter vielen Trump-Anhängern unumstritten, weil es alle vom Vorwurf, einen versuchten Umsturz unterstützt zu haben, entlastete und somit dem Zusammenhalt der Gruppe diente, während es gleichzeitig einen Angriff auf vermeintlich gewalttätige linke Antifaschisten darstellte.

Die Abgrenzung von Bullshit oder einer zweckdienlichen Lüge zu einem zweckdienlichen tatsächlichen Glauben, der zum Beispiel aufrechterhalten wird, weil er kognitive Dissonanz abbaut, ist aber schwierig. Bei Menschen, mit denen man nur online kommuniziert und die man vielleicht auch gar nicht persönlich kennt, wird eine solche Unterscheidung in vielen Fällen sogar unmöglich sein. Man muss sich auch darüber im Klaren sein, dass eine direkte Herausforderung in der Form „*Das glaubst du doch selbst nicht!*" einen massiven persönlichen Angriff beinhaltet.

Wichtig für die Onlinekommunikation ist vor allem, dass man jemanden, der sehr selbstdienliche (oder der eigenen Gruppe dienliche) Behauptungen verbreitet, erst recht nicht wird überzeugen können. Das gilt letztlich unabhängig von der Frage, ob es sich um einen selbstdienlichen Glauben, um *bullshit* oder um *blue lies* handelt. Ziel muss es hier vor allem sein, aufklärende Informationen für Mitleser zu bieten. Dabei auf die Zweckdienlichkeit der Behauptungen hinzuweisen ist rhetorisch ein scharfes Schwert – allerdings auch ein zweischneidiges.

Der Umdenkende

Personen, die sich gerade in einem Umdenkprozess befinden, wie ihn unsere in Kap. 3 Interviewten durchlaufen haben, sind eigentlich die wichtigsten Ansprechpartner, die man in Diskussionen überhaupt erreichen kann. Sie sind auf der Suche nach Informationen – und oft auch nach einem neuen Umfeld, das sie trotz ihrer neuen, kritischeren Sichtweise akzeptiert. Dementsprechend wäre es für sie besonders wichtig, einerseits Hilfe beim Zugang zu gesicherten wissenschaftlichen Fakten zu bekommen, und andererseits das Gefühl, angenommen und wegen ihrer bisherigen Ansichten nicht abgelehnt oder ausgelacht zu werden.

Gleichzeitig werden aber gerade Umdenkende oft besonders zurückhaltend sein, sich in einer öffentlichen Diskussion zu offenbaren. Dort sind sie nicht nur Angriffen von ehemals Gleichgesinnten ausgesetzt, die Zweifler unter Umständen als Abtrünnige betrachten, sondern müssen auch Spott von wissenschaftlich denkenden Menschen fürchten. So distanzierte sich die zur Skeptikerin gewordene ehemalige Geisterjägerin Hayley Stevens 2020 wieder von „der Skeptikerbewegung", weil sie das Auftreten vieler Skeptiker gegenüber Gläubigen als herablassend und feindselig erlebte [8]. Auf Umdenkende kann schon die Erwartung von Spott extrem abschreckend wirken. So waren die ehemals homöopathische Ärztin Natalie Grams und die frühere Krebsheilerin Britt Hermes regelrecht verblüfft, als die ersten Skeptiker, mit denen sie nach langem Zögern in persönlichen Kontakt kamen, sich als freundlich, verständnisvoll und hilfsbereit herausstellten. Es ist also wenig überraschend, dass Theresa Stange sich als impfkritische Mutter noch lange große Mühe gegeben hat, ihre Verunsicherung zu verstecken und sich wie eine vollkommen überzeugte Impfgegnerin zu äußern.

Gerade im oft rauen Umgangston auf sozialen Netzwerken kann man also nicht unbedingt voraussetzen, dass Menschen, die gerade dabei sind, sich vom Glauben ab- und dem Wissen zuzuwenden, sich auch als solche zu erkennen geben. So können sie durchaus als missionarische Gläubige oder sogar als Trolle auftreten, um die Argumente, aber auch die Persönlichkeiten auf der bisherigen „Gegenseite" zu testen und besser einschätzen zu lernen. Das lässt sich oft allerdings nur schwer bis gar nicht unterscheiden.

Hat man jedoch Anhaltspunkte, dass man tatsächlich von jemandem liest, der sich in einem Umdenkprozess befindet oder wenigstens offen dafür ist, dann sollte man diesem Menschen so viel hilfreiche Information und Ermutigung bieten, wie man kann. Im Zweifel für den Umdenkenden!

> **Zum Nachdenken**
>
> Die unterschiedlichen Arten von Diskussionsgegnern sind hier für den Fall von Onlinediskussionen aufgeführt, aber sie begegnen einem natürlich auch im wahren Leben. Versuchen Sie aus Gesprächen, die Sie gut in Erinnerung haben, Beispiele für die unterschiedlichen Typen zu finden.
> Lassen Sie sich Ihre Beispiele einen Moment durch den Kopf gehen … Ganz ehrlich, wie sicher sind Sie sich, dass Sie sich nicht vertan haben?

6.3 Diskussion mit Bekannten in sozialen Medien

Gerät man in einer solchen Onlinediskussion nicht an jemand Fremden, sondern an eine Person, die man schon länger, eventuell auch im realen Leben, kennt, dann kann sich diese Person natürlich ebenso in einer der fünf beschriebenen Rollen finden. An sich sollte man erwarten, dass der Anreiz zu aggressivem Trollverhalten im persönlichen Umfeld sinkt, aber die grundsätzliche Tendenz zum Rechthaben sogar beim absurdesten Thema dürften die meisten Menschen selbst aus ihrem engsten Familien- und

Freundeskreis kennen. Als Troll aufzutreten ist eben weniger ein Persönlichkeitsmerkmal als eine soziale Rolle, die man in einem bestimmten Kontext einnimmt. Die Einschätzung, welcher dieser Rollen die Person zuzuordnen ist, sollte jedoch unter Bekannten deutlich leichter fallen.

Gleichzeitig ist die Option, auf eine unwissenschaftliche Äußerung nicht einzugehen, deutlich eingeschränkt, wenn diese Äußerung von einer bekannten, möglicherweise sogar geschätzten Person kommt. Wenn man selbst nicht angesprochen ist, kann Ignorieren zwar im Prinzip noch infrage kommen. Sobald es aber um freiheitseinschränkende, gesellschaftlich ausgrenzende oder gar gesundheitsgefährdende Vorstellungen geht, wird man bei Bekannten noch eher als bei Fremden das Bedürfnis haben, zumindest auf eine gegensätzliche Faktenlage hinzuweisen. Wird man von Bekannten in sozialen Netzwerken hingegen direkt angesprochen, dann würden ein Ignorieren oder Löschen des Kommentars ebenso wie eine brüske Zurückweisung in vielen Fällen als Affront verstanden werden.

In einer solchen Diskussion eine bekannte Person vor dem anderen Bildschirm zu haben, hat aber auch Vorteile. So können auch die eigenen Argumente von einem bekannten Gegenüber weniger leicht ignoriert oder beiseite gewischt werden. Das Vertrauen, das wir im positiven Sinne bekannten Menschen entgegenbringen, erleichtert den Zugang und sorgt dafür, dass das Gegenüber sich wenigstens in irgendeiner Form mit dem Widerspruch auseinandersetzt. Auch das ist aber ein zweischneidiges Schwert: Je näher man einem Menschen steht, desto eher wird man sachliche Kritik an einer Aussage als Angriff auf die eigene Person werten.

Es gibt aber noch einen weiteren Unterschied, wenn man online mit einer Person kommuniziert, die man bereits kennt, und dieser ist fast immer von Vorteil: Es ist deutlich einfacher, die Diskussion aus der Öffentlichkeit heraus auf einen privaten Kommunikationskanal zu verlegen. In der Regel sollte man das anstreben, selbst wenn es sich nur um die Textnachrichtenfunktion desselben Onlineportals handelt. Gelingt der Kanalwechsel, dann befinden wir uns in der für einen produktiven Austausch schon deutlich günstigeren Situation, mit der sich der folgende Abschnitt beschäftigt. Falls man davon ausgehen muss, dass der öffentliche Teil der Diskussion von einer großen Zahl von Mitlesern verfolgt wurde, sollte man diese gegebenenfalls noch wissen lassen, dass das Gespräch unter vier (eventuell auch virtuellen) Augen weitergeführt wird und nicht etwa von einer Seite brüsk beendet wurde.

Lehnt die andere Person einen Wechsel auf einen privateren Kanal hingegen ab oder hat sie bewusst die öffentliche Auseinandersetzung gesucht, obwohl man sich zum Beispiel zeitnah sogar persönlich getroffen hätte, dann stellt sich natürlich die Frage, warum sie solchen Wert auf Publikum legt. Es kann sich dann schlicht um Trolling handeln, aber auch um einen Versuch, den persönlichen, nichtöffentlichen Austausch frei von kontroversen Themen zu halten. Wer sich seiner eigenen Position unsicher ist, was in der oben eingeführten Systematik bei Interessierten oder Umdenkenden der Fall sein könnte, fühlt sich unter Umständen in einer Öffentlichkeit mit vielen vermeintlich Gleichgesinnten sogar sicherer.

> **Zum Nachdenken**
>
> Denken Sie an Personen, mit denen Sie regelmäßig sowohl öffentlich im Internet als auch im direkten Kontakt zu tun haben. Wie unterscheidet sich deren Verhalten in den unterschiedlichen Rollen? Sind sie im Netz professioneller, distanzierter oder eher hemmungsloser?
> Kennen Sie Menschen, die im wahren Leben und im Internet völlig unterschiedliche Persönlichkeiten zu verkörpern scheinen?

Ein solches Auseinanderfallen von Onlinepersönlichkeit und realem Auftreten erlebt der Psychologe Sebastian Bartoschek auch bei sich selbst, wenn ihm Menschen begegnen, die ihn bis dahin vor allem als Journalisten und Onlinekommentator erlebt haben: *„Die Leute kommen zu mir und erwarten, ein absolutes Arschloch zu treffen, und merken dann irgendwann, der ist ja gar nicht so. Wie auch immer ich online wirke, für mich selbst wirke ich natürlich konsistent."* Er führt das vor allem auf seine Vorliebe für Sarkasmus und Ironie zurück, die online weitaus häufiger missverstanden werden als im direkten Austausch.

6.4 Direkte Onlinekommunikation mit Bekannten ohne Mitleser

Kommuniziert man online mit einer Person, die man bereits kennt, und befindet sich auf einem Kanal ohne Mitleser, dann sind die Voraussetzungen für eine sinnvolle Kommunikation wesentlich günstiger als in der Öffentlichkeit eines sozialen Netzwerks. Unter diesen Bedingungen entfallen zum Beispiel viele Anreize, die Menschen dazu veranlassen, in Onlinediskussionen als Trolle aufzutreten. Natürlich können sich auch im Bekanntenkreis Menschen befinden, die es selbst ohne jegliches Publikum nicht lassen können, aus purer Lust an der Provokation zu provozieren. Die sind aber eher selten, und im näheren Umfeld weiß man das in der Regel auch vorher.

Zudem hat man im Zwiegespräch die Möglichkeit, die Diskussion zu beenden oder einen Themenwechsel einzufordern, ohne dass dadurch auch bei Dritten ein negativer Eindruck entsteht.

Gleichzeitig ist es für Menschen, die sich erst eine Meinung bilden oder gerade beginnen, sich aus dem Glaubenskonstrukt zu lösen, im kleinen Kreis leichter, sich zu öffnen. Ohne Mitleser reduziert sich die Angst, durch das Aussprechen von Zweifeln an der eigenen Position Schwäche zu zeigen. Um abzuklopfen, ob man tatsächlich jemanden mit einem gefestigten Glaubenssystem vor sich hat, können Fragen eine wichtige Rolle spielen: Einerseits kann man die Situation entspannen, Streit vermeiden und mehr über die tatsächlichen Überzeugungen des Gegenübers erfahren, indem man selbst Fragen stellt. Andererseits können sich auch verborgene Zweifel des Gegenübers am ehesten in Fragen äußern. Wer tatsächlich etwas wissen will, wird früher oder später Fragen stellen. So waren bei der impfkritischen Mutter Theresa Stange die ersten Andeutungen gegenüber ihrem neuen Partner, dass ihre Überzeugungen nicht so gefestigt waren, wie sie zeigen wollte, die Fragen: *„Wenn du Kinder hättest, würdest du sie denn impfen lassen? Mit allen empfohlenen Impfungen? Warum?"*

Es bleiben jedoch die Probleme, die bei reiner Onlinekommunikation stets auftreten – und damit immer noch genug Auslöser für Missverständnisse. So kann man auch bei Personen, die man kennt, in der Onlinekommunikation in der Regel schlechter „zwischen den Zeilen lesen", weil die gesamte nonverbale Ebene fehlt. Der reine Zeitaufwand des Schreibens, vor allem auf der improvisierten Tastatur eines Smartphones, fördert zudem die Verknappung von Aussagen, was es ebenfalls schwer macht, auf subtilere Aussagen oder darunter liegende emotionale Bedürfnisse des Gegenübers angemessen einzugehen.

Ein guter Ansatz in einer solchen Situation kann es daher sein, das Gespräch auf eine noch persönlichere Ebene zu verlagern und zum Beispiel zum Telefon zu greifen. Falls entsprechende Gelegenheiten bestehen, bietet es sich auch an, das Thema auf einen späteren Zeitpunkt bei einem – nicht notwendigerweise wörtlich zu nehmenden – Bier zu vertagen.

Wie sich im Verlauf der COVID-19-Pandemie gezeigt hat, können auch Videoanrufe und Onlinekonferenzen eine Möglichkeit sein, die Einschränkungen der Onlinekommunikation in weiten Teilen zu überwinden, wenn persönliche Begegnungen nicht realistisch sind. Natürlich ist auch das kein vollwertiger Ersatz für eine persönliche Begegnung, aber die Möglichkeit, Mimik, Gestik und Umfeld des Gegenübers wahrzunehmen, stellt noch einmal eine deutliche Verbesserung gegenüber dem Telefon dar und kann viele der hier dargestellten Kommunikationshindernisse vermeiden.

Je unmittelbarer der Kontakt und je entspannter die Situation, desto eher wird es möglich sein, zu erfassen, welche Funktion ein Glaubenssystem für das Gegenüber hat, und darauf entsprechend einzugehen. Dann wird man auch im Freundeskreis viele der Ansätze nutzen können, die wir in Kap. 7 für Diskussionen innerhalb der Familie ansprechen.

> **Zum Nachdenken**
>
> Denken Sie jetzt an Menschen aus Ihrem unmittelbaren persönlichen Umfeld, mit denen Sie regelmäßig über unterschiedliche Kanäle (z. B. persönliches Gespräch, Telefon, Kurznachrichtendienste, E-Mail, Brief …) kommunizieren. Für welche Inhalte (z. B. emotionalen Austausch, Terminabsprachen, Humor …) nutzen Sie mit wem bevorzugt welche Kanäle? Gibt es auch Menschen, mit denen Sie gerade sehr persönliche und emotionale Dinge lieber aus der Distanz besprechen?
> Was können Sie daraus für Diskussionen mit Gläubigen mitnehmen?

6.5 Umgang mit Hass- und Drohbotschaften

Wer regelmäßig wissenschaftliche Inhalte im Netz verbreitet und dabei auch Stellung zu kontroversen Themen wie Esoterik oder Verschwörungsmythen bezieht, wird früher oder später mit Hassbotschaften Bekanntschaft machen. In ihrem personenbezogenen Charakter und ihrer massiv abwertenden oder aggressiven Art sind sie in der Regel leicht von akzeptabler Kritik an jemandes Verhalten oder von einer abweichenden Meinung zur Sache zu unterscheiden, die man in einem gesellschaftspolitischen Diskurs aushalten sollte. Hassbotschaften können sowohl als öffentliche Kommentare als auch als persönliche Nachrichten über private Kanäle auftreten. Mitunter kommen sie, auch wenn sie sich auf Inhalte im Netz beziehen, ganz klassisch als meist anonyme Briefe oder Anrufe daher. Es kommt auch vor, dass versucht wird, beim Arbeitgeber gegen die verhasste Zielperson Stimmung zu machen, oder, vor allem bei Selbstständigen, ihr durch falsche Online-Rezensionen zu schaden. Eine kreative, aber nicht weniger unangenehme (und durch Gebühren möglicherweise sogar teure) Form von Hassbotschaft, die Autor Holm Gero Hümmler zuletzt erleben musste, waren regelmäßige Überweisungen von Centbeträgen mit hämischen Betreffzeilen auf eine unter Vorwand in Erfahrung gebrachte Kontonummer. Wenn sich Hassbotschaften nicht einfach per Mausklick löschen lassen, erhöht dies die psychische Belastung, der man dadurch ausgesetzt ist, oft ganz erheblich.

Hassbotschaften in öffentlichen Kanälen sind mitunter schwer von Trollkommentaren zu unterscheiden – zumindest auf den ersten Blick. Die unterschiedliche Intention zeigt sich aber spätestens nach einer Reaktion, denn die Autoren von Hasskommentaren versuchen in der Regel nur, ihre Aggression auszuleben und den Kontakt dann – zumindest für den Moment – relativ schnell zu beenden. Jedenfalls sind sie nicht an einem wie auch immer gearteten Austausch interessiert, selbst wenn sie dasselbe Opfer immer wieder mit Hassbotschaften überziehen. Trolle dagegen versuchen gerade durch ihre Provokation, das Opfer in eine Diskussion zu verwickeln, um dann stetig weiter provozieren zu können. Ein Troll geht also auch auf Gegenargumente ein – nur eben zu keinem anderen Zweck, als das Opfer im Gespräch zu halten. Er wird daher auch den Einstieg eher provozierend als abstoßend gestalten.

Eine subtil perfide Form von Hasskommentar, die jedoch mitunter auch von Trollen als Einstieg genutzt wird, hat die Form: *„Ich habe Sie bislang immer geschätzt, aber jetzt bin ich tief enttäuscht von Ihnen."* Gerade gegenüber Künstlern folgt dann gerne die Empfehlung, sich in Zukunft lieber auf das Singen/Schauspielern/Romanschreiben oder Ähnliches zu konzentrieren und sich politischer oder gesellschaftlicher Kommentare zu enthalten. Sofern man Möglichkeiten hat, das zu überprüfen (zum Beispiel bei Fanseiten in sozialen Netzwerken) findet man in der Regel keinerlei Hinweis darauf, dass die betreffende Person tatsächlich schon vorher irgendwelches Interesse am angeblich so geschätzten Kritisierten gezeigt hat. Offensichtlich wird hier angestrebt, Reue über vermeintlich verlorene Unterstützer auszulösen und eine Rechtfertigung zu provozieren. Tatsächlich dürfte eine solche Rechtfertigung aber wenig nutzen – weder gegenüber einem Hasskommentator noch gegenüber einem Troll.

Im Netz kursieren diverse Erfahrungsberichte zum Umgang mit Hassbotschaften, die gerne auch als Empfehlungen präsentiert werden, aber in vielen Fällen zumindest nicht für jeden anwendbar sind. Der Österreich-Korrespondent des *Spiegel*, Hasnain Kazim, hat ein Buch darüber geschrieben, wie er auf häufig rassistische oder ausländerfeindliche Hassbotschaften pointiert und humorvoll antwortet [9]. Politiker wie Peter Tauber oder Markus Söder haben immer wieder einmal zu dem Mittel gegriffen, Auszüge aus Hassmails öffentlich vorzulesen. Martin Hoffmann, Onlinejournalist bei der *Welt*, hat Urheber von Hassbotschaften recherchiert und angerufen. Die Grünen-Politikerin Renate Künast hat sie zum Teil sogar zu Hause aufgesucht. Beide berichten, sie hätten mehrheitlich sehr kleinlaute Menschen erlebt, die sich zum Teil entschuldigt hätten. Der Zeitaufwand dafür ist aber natürlich erheblich. Wer diesen Weg wählt, muss zudem damit rechnen, wie es Hoffmann in anderen Fällen eben auch passiert ist, am Telefon einfach weiter beschimpft zu werden [10]. Künast ist zudem immer wieder in Rechtsstreitigkeiten mit Beleidigern verwickelt worden, wofür viele Betroffene weder Zeit noch Nerven werden aufwenden wollen [11]. Die sich über die Instanzen stark widersprechenden Urteile in Künasts Verfahren gegen mehrere Facebook-Nutzer, die sie unter anderem als „Stück Scheiße" bezeichnet hatten, zeigen auch, wie groß die Spielräume der Gerichte beim Straftatbestand der Beleidigung sind [12].

Letztlich muss man sich klar machen, dass viele Empfehlungen zum Umgang mit Hassbotschaften im Netz, wie man sie zum Beispiel bei der Amadeu-Antonio-Stiftung findet, sich an die Moderatoren von Portalen und Kommentarspalten richten [13]. Wenn diese sich auf eine Diskussion mit einem Schreiber von Hasskommentaren einlassen, sind sie immer noch in der Machtposition, dessen Kommentare einfach löschen und ihn unter Umständen sogar dauerhaft sperren zu können. Als angefeindete Privatperson hat man diese Möglichkeit höchstens auf dem eigenen Profil in sozialen Netzwerken oder im Kommentarbereich selbstbetriebener Internetseiten. Außerdem sollten selbst freiberufliche professionelle Forumsmoderatoren im Notfall bei Rechtsstreitigkeiten zumindest eine gewisse Rückendeckung durch ihren Auftraggeber erhalten. Diese Unterstützung hat man als Privatperson ebenfalls nicht.

Es ist daher nichts Ehrenrühriges, gerade nichtöffentliche Hassbotschaften einfach zu ignorieren. Möglicherweise könnte man mit einer überraschenden Gegenaktion wie den Hausbesuchen von Frau Künast einige der Schreiber erreichen und zum Nachdenken bringen, aber der Aufwand wäre für die meisten Betroffenen unverhältnismäßig hoch. Man ist auch den Urhebern von beleidigenden, rassistischen, sexistischen oder ähnlichen Hasskommentaren keine Antwort schuldig: Durch die Art ihrer Ansprache haben sie selbst entschieden, keinen sinnvollen Dialog führen zu wollen.

In Situationen, die man, wie ein eigenes Social-Media-Profil, selbst moderieren kann, sollte man auch durchaus erwägen, sinnfreie Hasskommentare einfach zu löschen und, sofern möglich, die Urheber für weitere Zugriffe zu sperren. In vielen Fällen werden die Urheber das noch nicht einmal wahrnehmen, weil sie ein Profil mit für sie unangenehmen Aussagen nach dem Ablassen ihrer Aggressionen oft nicht mehr aufsuchen. Wenn in den Hasskommentaren inhaltliche Aussagen stehen, die sich für Mitleser fruchtbringend beantworten lassen, dann kann man diese Antworten – je nach eigenem Temperament auch pointiert – anbringen und dann darauf hoffen, dass sich der ursprüngliche Hasskommentator für Mitleser zudem noch durch seine eigene Aggressivität diskreditiert.

Das funktioniert aber nur dann, wenn man in der Position ist, wenigstens weitere Hasskommentare dadurch möglicherweise angelockter anderer Urheber dann doch noch zu löschen.

Auf öffentlichen Seiten, die man nicht selbst moderieren kann, hat es in der Regel keinen Sinn, als angegriffene Person allein gegen Hasskommentare anzudiskutieren. In einer solchen Situation braucht man Hilfe – idealerweise von den Moderatoren der Seite, ansonsten von solidarischen anderen Nutzern. Wie Sophie Niedenzu, jahrelang Forumsmoderatorin bei der großen österreichischen Tageszeitung *Der Standard* berichtet, werden in vielen großen Onlineforen mit teilweise zehntausenden von Kommentaren die Beiträge in erster Linie von halbautomatisierten Systemen überprüft. Nur Kommentare, die ein selbstlernender Algorithmus als möglicherweise aggressiven Wortlaut erkennt, oder Verlinkungen werden manuell geprüft: *„Das kann kein Mensch alles lesen."* Hierin zeigt sich, wie wichtig es sein kann, auch selbst anderen Nutzern beizustehen, wenn sie Opfer von Hasskommentaren werden. Eine solche Unterstützung hilft nicht nur in der Darstellung nach außen: Die Seite aktiv-gegen-digitale-gewalt.de betont die Bedeutung auch emotionaler Unterstützung und eines Gemeinschaftsgefühls, wenn man zur Zielscheibe von Hassbotschaften geworden ist [14]. Eine Möglichkeit, sich gegen Hassrede im Netz zu engagieren und mit anderen abzustimmen, bietet zum Beispiel die Initiative #IchBinHier. Gegen spezifisch gruppenbezogene Hassbotschaften engagiert sich no-hate-speech.de, wo auch nützliche Hinweise zum Umgang mit solchen öffentlichen Angriffen zu finden sind.

Soziale Netzwerke bieten die Möglichkeit, Inhalte, darunter auch Kommentare, die mutmaßlich gegen Gesetze oder die Geschäftsbedingungen verstoßen, zur Überprüfung zu melden. Für den Fall, dass tatsächlich Verstöße vorliegen, wird zugesagt, diese Inhalte zu entfernen. Zu den zu entfernenden Inhalten sollen auch (zumindest gruppenbezogene) Hassbekundungen sowie Drohungen gehören. Bei wiederholten oder schweren Verstößen können die Urheber auch zeitweise oder dauerhaft von dem Netzwerk ausgeschlossen werden. In der Praxis funktionieren diese Mechanismen unterschiedlich gut, was teils mit der automatisierten oder in Niedriglohnländer verlagerten Bearbeitung solcher Beschwerden zu tun hat, teils mit der schieren Überforderung durch massenhaftes Melden von Inhalten, die jemand nur aus weltanschaulichen oder persönlichen Gründen ablehnt. Insbesondere Facebook wird nachgesagt, Bilder weiblicher Brüste würden dort zuverlässiger gelöscht als Gewaltvideos oder NS-Symbole [15]. Dennoch sollte man die Gelegenheit nutzen, öffentliche Hassbotschaften in diesen Netzwerken konsequent zu melden. Das mag nicht immer zur sofortigen Löschung der Inhalte führen, aber es dient doch zu mehr als nur dem schon erleichternden Gefühl, irgendetwas unternommen zu haben: Es ist davon auszugehen, dass Nutzer, deren Inhalte regelmäßig von unterschiedlichen Personen gemeldet werden, längerfristig genauer beobachtet und irgendwann doch gesperrt werden.

Für strafrechtlich relevante Formen von Hassbotschaften, zum Beispiel Verleumdungen, üble Nachrede[1] oder Volksverhetzung gibt es natürlich auch noch die Möglichkeit einer Strafanzeige. Auch Drohungen können in der Regel zur Anzeige gebracht werden, wobei in Deutschland der Straftatbestand der Bedrohung nur dann erfüllt ist, wenn ein konkretes Verbrechen angedroht wird. Das wäre zum Beispiel bei einer Vergewaltigungsdrohung der Fall. Weniger eindeutige Drohungen der Form *„Wir kriegen dich"*, *„Wir wissen, wo dein Auto steht"* oder *„Ich kenne deinen Arbeitgeber"* fallen also nicht darunter. Sie können und sollten jedoch ebenfalls zur Anzeige gebracht werden, weil sie zum Beispiel eine strafbare Beleidigung darstellen können, die jedoch nur auf Antrag des Betroffenen verfolgt wird.

Gerade Frauen werden online häufig zum Ziel von Gewaltandrohungen, was zum einen sicherlich damit zu tun hat, dass man Frauen eine geringere Wehrhaftigkeit zutraut, zum anderen mit der besonderen emotionalen Wirkung von sexualisierter Gewalt. Die Netzaktivistin Katharina Nocun und die Psychologin Pia Lamberty berichten von einer Flut von Vergewaltigungsdrohungen, nachdem sie sich in ihrem (sehr empfehlenswerten) Buch *Fake Facts* kritisch mit Verschwörungsdenken auseinandergesetzt haben. Ähnlich erging es der Kriminalpsychologin Lydia Benecke, nachdem sie in einem besonders brutalen Vergewaltigungsfall ein Interview über die Psyche des Täters gegeben hatte. Diverse rechtslastige Internetseiten verdrehten ihre Aussagen im Interview zu den falschen Behauptungen, sie habe Verständnis für den Täter gezeigt und allen Frauen, die Opfer einer Vergewaltigung werden, zum Stillhalten geraten. Auf die folgenden Vergewaltigungs- und Morddrohungen gegen Lydia Benecke selbst reagierte sie resolut: *„Da ich seither ca. 500 Nazis auf Facebook geblockt habe, kommt da nicht mehr viel."*

---

[1] Sowohl Verleumdung als auch üble Nachrede bestehen darin, dass man über jemanden eine rufschädigende Behauptung verbreitet. Für die üble Nachrede genügt es, wenn der Täter nicht beweisen kann, dass diese Behauptung wahr ist – eine Verleumdung begeht er, wenn er weiß, dass sie unwahr ist. Die Verleumdung ist also schwerer zu beweisen und wird härter bestraft.

Strafanzeigen können bei jeder Polizeidienststelle gestellt werden. Eine unkomplizierte Möglichkeit, bei der eine Anzeige relativ direkt zu entsprechend ausgebildeten Beamten geleitet werden sollte, bieten in Deutschland die Onlinewachen vieler Landespolizeibehörden sowie für alle Bundesländer die Meldestelle „respect!" des Demokratiezentrums Baden-Württemberg, auf die auch das Bundeskriminalamt verweist [16]. Bei dauerhafter Verfolgung mit Hassbotschaften kann es sinnvoll sein, sich anwaltlich beraten zu lassen. Kostenlose Beratungsmöglichkeiten sowie viele Hinweise zum Nachlesen gibt es bei der Initiative HateAid unter hateaid.org oder für Österreich in der Beratungsstelle Zara unter zara.or.at.

Negative Kommentare und Beschimpfungen üben leider eine stärkere Wirkung auf uns aus als Lob und Beifall. Wenn unter dreißig Rückmeldungen zwei negative sind, werden uns gerade diese am meisten im Gedächtnis bleiben und am meisten beschäftigen. Angriffe ziehen unsere Aufmerksamkeit immer stärker auf sich als Unterstützung. Wer häufig mit Hassmails konfrontiert ist, wird sich mit der Zeit Bewältigungsstrategien zulegen, und es tritt auch hier ein Gewöhnungseffekt ein. Ganz kalt lassen sie uns aber nicht, und genau das ist ja auch die beabsichtigte Wirkung. Die Belastung durch aggressive Beschimpfungen, Drohungen und Abwertungen der eigenen Person kann sich auch traumatisch auswirken und sollte mit bewussten Gegenstrategien gekontert werden.

> **Zum Nachdenken**
>
> Vergegenwärtigen Sie sich Situationen, in denen Sie erlebt haben, wie andere Menschen zur Zielscheibe von Hassbotschaften geworden sind – Menschen, die Sie persönlich kennen, oder völlig Fremde, von denen Sie eventuell auch gar nicht miterlebt haben, wie sie diese Botschaften aufgenommen haben. Wie haben Sie selbst dabei reagiert? Wie hätten Sie gerne reagiert?
>
> Welche Erfahrungen haben Sie selbst mit Hassbotschaften gemacht?

Praktische Tipps für den Umgang mit Hass im Internet:

- Sobald Sie Position beziehen und eine Meinung aussprechen, wird es Menschen geben, die Ihnen widersprechen. In einer Diskussionskultur, die Extrempositionen fördert und die Empörung zum Hauptinstrument der Debatte adelt, werden Sie immer auch mit aggressivem Gegenwind rechnen müssen. *„Hast du keine Feinde, dann hast du keinen Charakter"* soll der Schauspieler Paul Newman einmal gesagt haben. *„Wer Everybody's Darling sein möchte, ist zuletzt Everybody's Depp"*, hat es Franz Josef Strauß formuliert.
- Gibt es einen Kritikpunkt, der – wenn auch in unangebrachter Form vorgebracht – berechtigt ist? Sich gegen jede Form von negativer Rückmeldung zu immunisieren hieße, das Kind mit dem Bade auszuschütten. Kann ich aus der Rückmeldung etwas lernen? Drücke ich mich unverständlich aus, ist mir ein inhaltlicher Fehler unterlaufen, war mein eigener Tonfall akzeptabel?
- Schenken Sie der Person nicht mehr Aufmerksamkeit als angemessen. Der Triumph der Hasskommentatoren besteht im emotionalen Impact, den sie auslösen. Vielleicht hilft es Ihnen, sich in Erinnerung zu rufen, dass es sich oft um den ohnmächtig-frustrierten Aufschrei einer Person handelt, der es derzeit nicht so gut geht. Sie sind nur die Klagemauer, der Fels an dem sich die Welle bricht, und Sie müssen gar nicht reagieren, wenn Sie nicht möchten. Reinhard Mey formuliert das schön in seinem Lied „Mein Achtel Lorbeerblatt" über seine Kritiker: *„Also tu' ich, was ein Baum tun würde, wenn ein Schwein sich an ihm kratzt. Und ich bedenk', was ein jeder zu sagen hat, und schweig' fein still, und setz' mich auf mein achtel Lorbeerblatt, und mache, was ich will."*
- Aus demselben Lied stammt die Zeile: *„Und solang' mir ein paar Freunde bleiben, hängt meine Fahne nicht im Wind."* Wer sind die Menschen, deren Rückmeldung und Rückendeckung Ihnen wichtig sind, deren fachlichen Rat Sie schätzen? Tauschen Sie sich mit diesen Menschen aus, wenn Sie sich mit heftiger Kritik konfrontiert sehen. Bleiben Sie in Kontakt und Meinungsaustausch mit anderen Fachexpert*innen, wenn die Angriffe aufgrund Ihrer Berufstätigkeit entstehen.
- In der Psycho- und Traumatherapie verwendet man oft innere Bilder, um Ereignisse besser zu verarbeiten, Ressourcen zu aktivieren und mit Ängsten besser umzugehen. Eines dieser Bilder ist der Zaubermantel. Stellen Sie sich vor, Sie gehen in eine Zauberwerkstatt und lassen sich dort einen Zaubermantel nähen, der Sie vor Angriffen und einer feindlichen Umwelt schützen soll. Welche Farbe, welches Material, welchen

Schnitt wählen Sie? Legen Sie in Ihrer Vorstellung den Mantel um. Wie fühlt es sich an, ihn zu tragen? Was hören Sie, wenn Sie sich bewegen? Wie riecht er? Stellen Sie sich vor, was mit Angriffen passiert, die auf Sie gerichtet sind: Prallen diese am Mantel ab, werden sie zurückgeschleudert, wird die Energie des Angriffs absorbiert? Welche Wirkung entfaltet der Mantel nach innen? Gibt er Ihnen Gelassenheit, Mut, Selbstbewusstsein? Sie könnten sich vorstellen, bevor Sie beginnen, Kommentare oder E-Mails zu lesen, diesen Mantel umzulegen. Je öfter Sie dieses Bild verwenden, je vertrauter es Ihnen ist, umso besser kann es eine Schutzfunktion für Sie entfalten. Sie können auch andere Bilder entwickeln, die Ihnen helfen, eine gewisse Distanz aufzubauen und sich zu schützen, zum Beispiel das Bild eines Zoos: Jeder Kommentar entspricht einem Tier, das sich freundlich oder feindlich, still oder lautstark äußert.

- Schenken Sie Ihre Aufmerksamkeit besonders auch jenen Personen, die Sie unterstützen, von denen Sie Dank und Anerkennung bekommen. Reagieren Sie auf diese Rückmeldungen, belohnen Sie aber auch die Mühe jener Menschen, die konstruktive Kritik einbringen. Holen Sie sich emotionelle Unterstützung in Ihrem Umfeld, wenn Sie ein Angriff, eine Beschimpfung oder Bedrohung persönlich trifft. Lassen Sie sich trösten, aber geben Sie den negativen Kommentaren nicht viel mehr Aufmerksamkeit und Beachtung als den positiven.
- Zeigen Sie Unterstützung und Solidarität, wenn andere Menschen Hasskommentaren ausgesetzt sind. Wenden Sie sich gegen gehässige, verunglimpfende Aussagen, gegen den Aufbau von Feindbildern und Stereotypen, gegen die Hetze auf Minderheiten, Ethnien, sexuelle Orientierungen, Religionen oder Weltanschauungen, gegen toxische Sprache insgesamt. Bewegungen wie „ichbinhier" [17] wollen digitale Zivilcourage fördern.
- Lassen Sie sich nicht manipulieren, auf einen aggressiven, verletzenden Tonfall einzusteigen. Wenn Sie antworten, dann besser in der Weise, die Sie sich auch gewünscht hätten. Beschämen Sie ihr Gegenüber mit ausgesuchter Höflichkeit.
- Auch wenn Sie sich nicht direkt bedroht fühlen, kann eine Meldung oder Anzeige eines Hassposters sinnvoll sein, um Menschen aufzuzeigen, dass sie Grenzen überschreiten und ihre Handlung inakzeptabel ist. Sie schützen damit auch andere und zukünftige Opfer.
- Wird eine direkte Drohung ausgesprochen? Traue ich der Person zu, auch eine Handlung zu setzen? Wenn eine Hassbotschaft Angst macht, soll auf alle Fälle Anzeige erstattet werden – besonders bei wiederholten Botschaften, die von ein und derselben Person stammen. Auf alle Fälle

die Nachrichten dokumentieren, Screenshots anfertigen, ein „Giftdepot"-Mailverzeichnis anlegen. Wiederholte Nachrichten können den Tatbestand „Stalking" erfüllen; eine Dokumentation der Dauer und des Ausmaßes der Nachrichten ist dafür nötig.
- Gönnen Sie sich auch Auszeiten, Pausen und Schutzräume, wenn Sie vielen Angriffen ausgesetzt sind.
- Bei Unsicherheit besser früher als später an eine Beratungsstelle wenden.
- Der Vormarsch von Verschwörungsmythen trägt dazu bei, dass Journalist*innen zusehends zum Feindbild werden und neben steigender verbaler Gewalt auch direkten Angriffen ausgesetzt sind. Gehen Sie vorsichtig mit persönlichen Angaben wie Adresse, Familienumfeld etc. um. Maßnahmen wie eine Auskunftssperre der eigenen Adresse im Melderegister und ein redaktionelles Sicherheitskonzept sind leider sinnvoll. Tipps und Adressen finden Sie zum Beispiel im „Leitfaden für bedrohte Journalist*innen in Deutschland" [18].

Zum Mitnehmen

Im Internet ist die Kommunikation in vielen Fällen auf schriftliche Mitteilungen reduziert, die häufig auch noch stark verkürzt werden. Hinzu kommt gerade in sozialen Netzwerken oder Onlinekommentaren eine weitgehende Anonymität, die besonders enthemmend wirken kann. Onlinekommunikation läuft daher nach eigenen Regeln ab, und sie hat eigene Rollenbilder hervorgebracht, nach denen Menschen ihr Verhalten in der virtuellen Welt ausrichten. Bei Diskussionen mit persönlich bekannten Menschen ist es oft hilfreich, die Kommunikation auf ein persönlicheres Medium zu verlagern. Ein besonders problematisches Thema im Internet sind Hass- und Drohbotschaften. Vielleicht möchten Sie sich die eben aufgelisteten praktischen Tipps für den Umgang mit Hass im Internet abfotografieren und für einen kritischen Moment auf Ihrem Smartphone oder Rechner bereitlegen?

Literatur

1. Hasher L et al (1977) Frequency and the conference of referential validity. J Verbal Learn Verbal Behav 16:107–112
2. Fazio LK, Sherry CL (2020) The effect of repetition on truth judgments across development. Psychol Sci 31(9):1150–1160
3. De keersmaecker J et al (2020) Investigating the robustness of the illusory truth effect across individual differences in cognitive ability, need for cognitive closure, and cognitive style. Personal Soc Psychol Bull 46(2):204–215
4. Müller M (2020) X22 Report vom 19.08.2020. http://qanon.at/2020/08/20/x22-report-vom-19-08-2020/. Zugegriffen: 16. Sept. 2020

5. Aigner F (2020) Bin gerade online heftig angegriffen worden. https://twitter.com/florianaigner/status/1305912388009549824. Zugegriffen: 16. Okt. 2020
6. Frankfurt HG (2005) On bullshit. Princeton University Press, Princeton
7. Smith JA (2017) Can the science of lying explain Trump's support? https://greatergood.berkeley.edu/article/item/can_the_science_of_lying_explain_trumps_support. Zugegriffen: 12. Jan. 2021
8. Stevens H (2020) Parting ways with the skeptic movement. https://hayleyisaghost.co.uk/parting-ways-skeptic-movement/. Zugegriffen: 16. Okt. 2020
9. Kazim H (2018) Post von Karlheinz: Wütende Mails von richtigen Deutschen – und was ich ihnen antworte. Penguin, München
10. Ufer G (2016) Meet your hater. https://www.deutschlandfunkkultur.de/umgang-mit-hass-kommentaren-meet-your-hater.2156.de.html?dram:article_id=372948
11. Evers A (2020) Hasskommentare: Künast gewinnt Prozess um falsches Zitat. https://www.e-recht24.de/news/strafrecht/12065-kuenast-hasskommentar.html. Zugegriffen: 26. Okt. 2020
12. Süddeutsche Zeitung (2020) Künast siegt vor Gericht in Hate-Speech-Verfahren. https://www.sueddeutsche.de/digital/renate-kuenast-beleidigung-facebook-kammergericht-1.4855652. Zugegriffen: 26. Okt. 2020
13. Baldauf J et al (2015) „Geh Sterben!" Umgang mit Hate Speech und Kommentaren im Internet. https://www.amadeu-antonio-stiftung.de/wp-content/uploads/2018/08/hatespeech-1.pdf. Zugegriffen: 26. Okt. 2020
14. Grieger K (2020) Was kann ich tun? https://www.aktiv-gegen-digitale-gewalt.de/de/hatespeech/was-kann-ich-tun-2017.html. Zugegriffen: 26. Okt. 2020
15. Bubeck S (2016) Facebook: Staatsanwaltschaft ermittelt gegen Mark Zuckerberg. https://www.giga.de/unternehmen/facebook/news/facebook-staatsanwaltschaft-ermittelt-gegen-mark-zuckerberg/. Zugegriffen: 26. Okt. 2020
16. Bundeskriminalamt (2020) Meldestelle für Hetze im Internet. https://www.bka.de/DE/KontaktAufnehmen/HinweisGeben/MeldestelleHetzeImInternet/meldestelle_node.html. Zugegriffen: 26. Okt. 2020
17. https://www.ichbinhier.eu. Zugegriffen: 16. Febr. 2021
18. Neue deutsche Medienmacher, No Hate Speech Movement. Broschüre: „Leitfaden für bedrohte Journalist:Innen in Deutschland. Zum Umgang mit Bedrohungslagen." https://www.neuemedienmacher.de/helpdesk/fileadmin/user_upload/20201209_NotfallKits_NHS.pdf, Broschüre „Wetterfest durch den Shit-Storm. Leitfaden für Medienschaffende zum Umgang mit Hass im Netz." https://www.neuemedienmacher.de/helpdesk/fileadmin/user_upload/Leitfaden_gegen_Hassrede_2019.pdf. Zugegriffen: 16. Febr. 2021

7

Diskussionen in der Familie

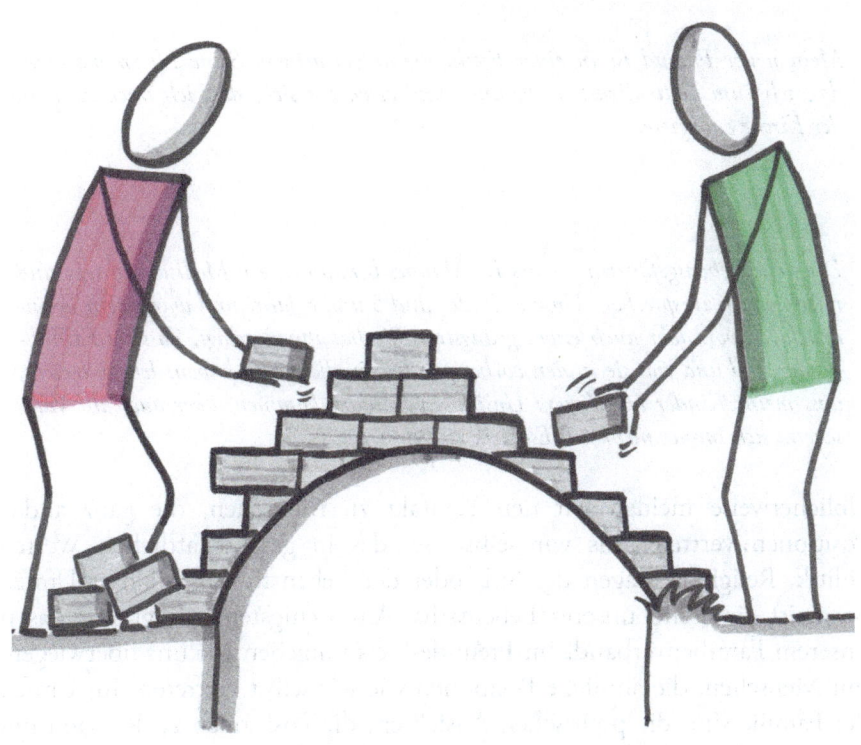

Meine Mutter hat eine Brustkrebsdiagnose. Sie weigert sich, die dringend angeratene Operation und Chemotherapie durchzuführen. Stattdessen will sie sich in einer dubiosen Krebsklinik behandeln lassen, die mit unseriösen und unwissenschaftlichen Methoden arbeitet. Als ich ihr meine Kritik mitteile, beginnt sie zu weinen und wirft mir vor, dass ich es ihr noch schwerer mache und sie nicht unterstütze. Mein Zweifel sei wie Säure, die ihre Aura verletze und die Heilung verhindere.

***

Mein Bruder hat das Fest zu meinem 40. Geburtstag genutzt, bei meinen Freunden für sein zweifelhaftes Finanzschema zu werben. Er ist erst seit Kurzem selbstständig und überzeugt, damit bald reich zu werden. Ich halte es für ein Pyramidensystem und will nicht, dass noch jemand aus meinem Umfeld da einsteigt. Wenn ich die Leute warne, ist mein Bruder stinksauer, weil ich ihm in den Rücken falle.

***

Mein neuer Freund ist in einer Freikirche aufgewachsen. Seine Eltern möchten, dass ich zum Gottesdienst mitkomme, und erwarten sich, dass ich mich auch in der Kirche engagiere.

***

Die neue Lebensgefährtin meines Ex-Mannes behauptet, ein Medium zu sein und mit Geistern zu sprechen. Unsere Kinder sind 5 und 8 Jahre und waren sehr beeindruckt, davon aber auch etwas geängstigt. Sie hat ihnen gesagt, dass sie Kristallkinder sind und was sie in den vorherigen Leben alles getan haben. Ich will nicht, dass meine Kinder mit diesem Unsinn in Kontakt kommen, aber auch ihr Vater scheint sich immer mehr mit Esoterik zu befassen.

Üblicherweise meiden wir den Kontakt zu Menschen, die ganz andere Positionen vertreten als wir selbst, sei das in gesellschaftlichen Werten, Politik, Religion, Fragen des Stils oder der Lebensführung. Unser Umfeld ist meist ein Echo unseres Lebensstils. Am wenigsten gelingt uns das in unserem Familienverband. Im Freundeskreis umgeben wir uns überwiegend mit Menschen, die ähnliche Positionen wie wir selbst vertreten. Im Umfeld der Familie sind die politischen Ansichten, die Positionen zu Religion und Glaube und die Meinungen zu vielen Themen breiter gefächert. Wir können kontroversen Diskussionen nicht so einfach aus dem Weg gehen, sondern sind auf Gedeih und Verderb manchmal auch mit Menschen verbunden, mit denen wir nicht einmal auf der Straße ein Wort wechseln würden. Und jetzt teilen wir Urlaube, Feiertage, wichtige Lebensereignisse mit dem Cousin, der Handysticker verschenkt, die vor gefährlichen Mobilfunkstrahlen schützen sollen; der Schwägerin, die bei Familientreffen flammende Reden gegen das Impfen hält und bei jeder Krankheit die passenden Globuli hervorzieht; der Urstrumpftante, die von ihrer Jugend im Bund Deutscher Mädel schwärmt und erklärt, dass Hitler eine gute Arbeitsmarktpolitik betrieben und der Holocaust so nie stattgefunden habe; den Eltern, die freudig erzählen, dass sie Geld in ein Wasseraufbereitungsgerät investieren wollen, das die Schwingungen des Wassers positiv beeinflusst.

Wir alle kennen Debatten und Konflikte verschiedener Weltanschauungen im Familienkreis. Familie ist anstrengend, und das ist gut so! Die Diskussionskultur nimmt insgesamt in den letzten Jahren ab; Menschen ziehen sich immer mehr in ideologische Festungen zurück, die gegen jedes Eindringen fremden Gedankenguts abgesichert werden. Schwarz-Weiß-Denken und Freund-Feind-Bilder dominieren den Diskurs. Im Familienverband können wir uns diesen Konflikten nicht ganz entziehen. Wir müssen uns anderslautende Standpunkte anhören, unsere eigenen formulieren und argumentieren. Wir müssen tolerieren, dass es andere Denkweisen und Lebenshaltungen gibt, und gemeinsam Kompromisse finden. Wir müssen Kritik an unseren lieb gewordenen Meinungen aushalten und scheinbar Selbstverständliches infrage stellen lassen. Vielfalt ist anstrengend, aber bereichernd.

7.1 Tipps für das Gespräch

Es ist notwendig, dass du einen Menschen achtest als Mensch, dann kannst du mit ihm reden. Du kannst ihn als Person bestätigen und respektieren, das ist die Grundlage für ein gutes Gespräch. (Krista Federspiel)

Zentrale Erfolgsfaktoren, die in unseren Interviews immer wieder genannt wurden, sind ein wertschätzender Umgang und eine gute Gesprächsbasis mit der Person, die Sie überzeugen wollen. Versuchen Sie in das Gespräch als Entdecker und Forscher zu gehen, nicht als Richter oder Lehrer. Wenn Sie Ihre Verwandten nur korrigieren und belehren wollen, erscheinen Sie selbst als fanatischer Eiferer. Diese Gespräche führen meist nicht weit. Angriffe auf eine wichtige persönliche Weltanschauung werden praktisch immer als Angriff auf die eigene Person gesehen und lösen entsprechende

Verteidigungsreflexe aus. Wie oft haben Sie selbst im Rahmen einer Diskussion Ihre Meinung geändert? Wir sprechen nicht von banalen Themen, sondern von wichtigen Glaubensfragen, von Themen, die Ihr Weltbild betreffen, die Ihnen wirklich wichtig sind.

> **Zum Nachdenken**
>
> Haben Sie selbst einmal durch ein gutes Argument eine grundlegende politische Einstellung, Ihre Religion, eine gesellschaftspolitische Überzeugung, Ihre Bewunderung für ein Vorbild aufgegeben? Wenn ja, was hat Sie da überzeugt?
> An welche Gespräche können Sie sich erinnern, die wichtig für Ihre Ansichten waren? Was in diesen Debatten hat Sie beeinflusst?
> Welche Rolle hat Zwischenmenschliches gespielt?

Wir folgen eher Menschen, die wir schätzen, die Vorbild für uns sind, deren Leben und Einstellungen uns imponieren. *„Wir lernen nur von denen, die wir lieben"*, davon war schon Johann Wolfgang von Goethe überzeugt. Für Gespräche in unserem engsten Umfeld bedeutet das, dass die Beziehungsebene ganz entscheidend ist, wenn wir eine Person erreichen wollen. In Familien, die in gewisser Weise Zwangsgemeinschaften sind, ist das Erhalten eines guten Klimas besonders wichtig. Wir wissen, dass wir uns über die Jahre immer wieder begegnen werden. Wir müssen ein gewisses Maß an Toleranz aufbringen, auch wenn unser Freundeskreis das üblicherweise nicht fordert. Wenn jemand in antiwissenschaftliche oder extremistische Ideologien abrutscht, kann die Familie ein letztes Korrektiv, ein Anker und eine Verbindung zu anderen Weltsichten sein, die dem Entwickeln eines Tunnelblicks entgegenwirken.

Ein Schlüsselmoment für mich war ein Gespräch mit meiner Schwester. Ich habe sie gefragt: „Stört es dich eigentlich, dass ich bei den Zeugen Jehovas bin? Liebst du mich weniger, weil ich Zeugin bin?" Und sie hat geantwortet: „Nein, das ist mir komplett egal. Ich liebe dich immer, du wirst immer meine kleine Schwester sein, und es ist egal, in welcher Religion." Da habe ich gemerkt, dass es unkonditionierte Liebe gibt. Bei den Zeugen war das nicht so. Bei den Zeugen war mein ganzer Wert davon abhängig, dass ich in der Gemeinschaft bin, dass ich tue, was man von mir will. Das war eine wichtige Erkenntnis. Wir haben coole Sachen gemacht, wie Shoppen und in ein Café gehen, was man bei den Zeugen nicht macht. Ich konnte mit ihr über Burschen reden und ein anderes Leben kennen lernen. (Lisa L.)

Vereinnahmende Personen und Gemeinschaften versuchen oft, den Menschen möglichst von seinem Umfeld zu isolieren; Kontakte zu Freunden werden eingestellt, wenn diese sich nicht den neuen Regeln und Ansichten anschließen. Meist wird auch empfohlen, den Kontakt zur Familie abzubrechen. Die Eltern werden als Verursacher aller Probleme angeprangert; der Kontakt mit den Angehörigen wird als schädlich für die persönliche Entfaltung dargestellt. Manchmal wird von „Kontaminierung" durch negative Energien gesprochen, die von den Angehörigen ausgehen würden, insbesondere wenn sich diese gegen das Engagement in der Gruppe aussprechen. Freunde, die sich kritisch äußern, sollen als „Bremsen" der eigenen Entwicklung gemieden werden. Je mehr eine Person von ihrem bisherigen Umfeld getrennt und in eine neue Gemeinschaft integriert werden kann, desto besser ist sie kontrollierbar, und umso mehr verfestigt sich die Ideologie.

Wenn es doch in späterer Folge zu einem Rückzug aus dieser Gruppe kommt, ist die Familie oft ein Auffangnetz, und manchmal bleibt sie die einzige der sozialen Beziehungen, die nicht mit der Ideologie in Verbindung steht. Sie kann Startpunkt für eine Neuorientierung sein, ein Brückenkopf, um sich aus einem repressiven System zu befreien.

Mein Sohn hat uns Eltern mitgeteilt, dass er eine Familienaufstellung gemacht habe, und dabei sei „herausgekommen", dass wir ihn nie wirklich geliebt hätten und einen schädlichen Einfluss auf ihn ausüben würden. Er solle sich von uns befreien und wolle daher jeden Kontakt abbrechen.

***

Diese Hellseherin hat meiner Frau gesagt, sie sei in einem früheren Leben eine Priesterin gewesen und ich ein Kreuzritter, und ich hätte sie vergewaltigt und getötet. Wir beide seien karmisch verbunden und würden uns in jedem Leben wiedersehen. Die Aufgabe meiner Frau sei, sich von mir zu befreien. Sie solle sich auf alle Fälle von mir trennen. Wie kann ich mich gegen Anschuldigungen wehren, die nicht einmal aus diesem Leben stammen?

***

Der Prediger hat mir geraten, mich von gottlosen Menschen fernzuhalten. Satan würde sie benutzen, Zweifel zu streuen und mich vom Weg abzubringen. Sünde sei ansteckend.

Gute Rahmenbedingungen schaffen

Wählen Sie Ort und Zeitpunkt mit Bedacht: je emotionaler ein Gespräch, desto unberechenbarer. Ein Gefühlsausbruch kann helfen, dem Gegenüber zu zeigen, wie es Ihnen geht, wie wichtig oder beängstigend ein Thema für Sie ist, wie groß Ihre Sorge. In der Regel sind solche Gespräche aber unproduktiv, können leicht entgleisen und das Gegenteil bewirken. Der Gesprächspartner wird eventuell in die Defensive gedrängt, in der Hitze des Gefechts werden Aussagen getätigt, die man später bereut, und Gräben werden vertieft. Die Gefahr besteht, dass Sie bei starker Erregung gar nicht mehr zuhören können und nur mehr auf primitive Flucht/Kampf-Reaktionen zurückgreifen.

Wenig sinnvoll ist auch, Ihr Gegenüber, wenn es auf dem Sprung zur Arbeit ist oder gerade müde heimkommt, mit Grundsatzfragen der Beziehung zu überfallen. Wenn drei lebhafte Kinder um Sie herumtoben oder der Krimi gerade spannend wird, ist der Zeitpunkt ebenfalls suboptimal.

Versuchen Sie im Vorfeld einen guten Zeitpunkt und einen guten Ort für Gespräche zu wählen. Wo und wann finden in Ihrer Familie sonst die besten Gespräche statt? In der Küche beim Kochen? Beim Autofahren? Beim Spazierengehen? Wenn Sie nach einem Fußballmatch auf ein Bier gehen? Bitten Sie um ein Gespräch und wählen Sie gemeinsam einen guten Zeitpunkt und einen günstigen Ort dafür. Gespräche zu zweit fördern Offenheit, bei mehr als zwei Personen entsteht leicht der Eindruck eines Tribunals. Eine neutrale dritte Person kann aber auch hilfreich sein, um eine wertschätzende, positive Gesprächsatmosphäre zu erhalten.

Diskussionskultur pflegen

Wir leben in einer Zeit der Empörungskultur, und wir sind gewohnt, sehr schnell empört zu sein und alles, was nicht der eigenen Meinung entspricht, radikal zurückzuweisen. In der Folge haben wir dann keinen Spielraum mehr, um zu differenzieren zwischen dem, was nicht unserer Meinung entspricht, und dem, was absolut 100 % gefährlich und inakzeptabel ist. (Florian Aigner, Wissenschaftskommunikator)

Aktuell ersetzt das Verschicken von Links zu Internetquellen oft das eigenständige Argumentieren einer Position. Da sich viele Diskurse auf Onlineplattformen verlegt haben, verändern die Logik und die Algorithmen des Internets auch die Form der Auseinandersetzung. Verkürzte Aufmerksamkeitsspannen führen zu verkürzten Positionen. Emotion ersetzt

Argumente; der Daumen geht nach oben oder unten. Aufmerksamkeit ist die Währung des Informationszeitalters, und Extrempositionen und Polarisierung erzeugen mehr Aufmerksamkeit. Eine häufige Reaktion auf andere Meinungen sind Entrüstung, Wut und Boykottaufrufe. Der Position von Voltaire – *„Mein Herr, ich teile Ihre Meinung nicht, aber ich würde mein Leben dafür einsetzen, dass Sie sie äußern dürfen"* – ist einer Kultur der Empörung gewichen. Gegenpositionen werden als Zumutung empfunden, moralische Überlegenheit ersetzt die Debatte.

Wir vertreten in diesem Buch die Position, dass für befriedigende Gespräche Ihre Social Skills ausschlaggebend sind, aber auch die Kunst der guten Debatte will geübt werden.

Das Informationsduell:

Die folgende Übung soll helfen, Kommunikationskompetenz zu fördern und beiden Positionen eine Möglichkeit zu geben, in gleicher Weise gehört zu werden.

Vereinbaren Sie zuvor Regeln:

- Konkretisieren Sie das Thema: „Klimaerwärmung" oder „Corona" sind zu ungenau, und man sollte sich besser im Vorfeld darauf verständigen, um welchen Aspekt sich die Argumente drehen sollen. Formulieren Sie eventuell eine Fragestellung: Was spricht für/gegen eine COVID-Impfung? Kann ich alleine durch das richtige Denken/Wünschen reich werden?
- Eine Person beginnt mit der Präsentation der Argumente. Sie wird nicht unterbrochen und bekommt volle Aufmerksamkeit. Nach einer Viertelstunde folgt die andere Person mit den eigenen Argumenten.
- Nach der halben Stunde gehen Sie in die freie Diskussion.
- Sie können das auch als Familienshow aufziehen, Popcorn verteilen und eine Gruppendiskussion führen oder in der Art eines Science Slams abstimmen lassen.
- Eine sehr wirksame Zusatzaufgabe kann sein, die Seriosität der eigenen Quellen und der zitierten Experten zu recherchieren und dem Publikum vor der eigenen Viertelstunde zu präsentieren. Jede*r wählt dafür maximal drei Quellenmaterialien (Videos, Bücher oder Internetseiten), die er/sie besonders treffend für den eigenen Standpunkt erachtet.
- Nach dem Modell angelsächsischer Debattierclubs wird es besonders spannend, wenn Sie einmal die Rollen tauschen und die jeweils andere Position vertreten müssen.

Wenn Ihnen dieses Format zu aufwendig erscheint, setzen Sie sich zumindest gleich gemeinsam an den Computer, statt die Links von Videos und Internetseiten nur zu verschicken, und gehen Sie gemeinsam das Material durch. Stoppen Sie die Zeit mit einem Timer, damit jede Position die gleiche Aufmerksamkeitszeit bekommt: zum Beispiel 10 min für das Video der Querdenker und dann 10 min für den Gegenbeitrag auf Mimikama [1]. Durch die Zeitbeschränkung und gerechte Aufteilung der Aufmerksamkeit ist es für beide Seiten leichter, sich mit den Argumenten der anderen zu beschäftigen. Viel Frust in Diskussionen entsteht dadurch, das Gefühl zu haben, der andere hört gar nicht zu.

7.2 Gesprächshaltungen

In Ich-Botschaften sprechen

„Ich mache mir Sorgen, weil …". Du-Botschaften werden meist als Angriff erlebt: *„Du bist nicht gut informiert", „Du machst einen Fehler!"* Erklären Sie Ihrem Gegenüber nicht ungefragt, was es fühlt und warum es so handelt: *„Du lässt dir von deinem Guru alles einreden, weil du keine eigenen Entscheidungen treffen willst und er der gute Papi für dich ist, der dein eigener Vater nie war!"* Mit dieser Aussage haben Sie vielleicht sogar Recht, die hohe Kunst ist aber, sie auf eine Weise und zu einem Zeitpunkt auszusprechen, wo Ihr Gegenüber sich nicht sofort angegriffen fühlt, alles grundsätzlich abstreitet und in den Gegenangriff geht: *„Du bist doch nur eifersüchtig und spielst dich als Hobbypsychologe auf, weil sich jetzt nicht mehr alles nur um dich dreht!"* An dieser Stelle eskaliert das Gespräch schnell und schwenkt auf eventuell vorhandene Paar- oder Familienkonflikte um.

Besser wäre:

> *„Mein Eindruck ist, dass dein Guru ein wichtiger Ratgeber für dich ist. Wenn du dich von ihm bisher gut unterstützt gefühlt hast, ist es auch logisch, bei Alltagsproblemen bei ihm Rat zu suchen, wie manche es bei den eigenen Eltern tun. Ich kann mir vorstellen, dass es eine Erleichterung sein kann, jemanden zu haben, dem man so vertraut, dass man ihm manche Entscheidungen ganz überlässt. Aber auch dein Guru kann falsch liegen. Ich vertraue ihm nicht so wie du, und ich mache mir Sorgen, dass du dich zu sehr auf ihn verlässt und sein Rat nicht immer richtig ist."*

Eine Argumentationskette dieser Form nennt man auch ein **Yes-Set:** Auf mindestens drei Aussagen, denen das Gegenüber leicht zustimmen kann oder die allgemeine Tatsachen ausdrücken, folgt das eigene Anliegen.

Auf diese Weise werden suggestiv eine positive Verbindung und ein automatisches Muster der Zustimmung hergestellt. Das klingt sehr manipulativ, und das ist es auch. Diese Methode wird zum Beispiel im Verkauf angewendet. Wir lernen aber daraus, dass es hilft, wenn zuerst eine Brücke gebaut wird, bevor die eigenen Argumente Wirkung zeigen können.

Missverständnisse vermeiden

Stellen Sie sicher, dass Sie Ihr Gegenüber auch verstanden haben. Fassen Sie die Argumente kurz zusammen. *„Habe ich dich richtig verstanden: Du bist der Meinung…"*

Sie werden sich wundern, wie häufig in der Kommunikation Missverständnisse passieren, wie oft Sie nur einen Bruchteil des Gesagten richtig wiedergeben können. Unsere vorgefassten Meinungen und Erwartungen dienen als Filter, der bereits in der physischen Aufnahme von Informationen wirksam wird. Kurz gesagt: Wir hören, was wir erwarten.

> **Zum Mitnehmen**
> Gute Argumente allein stimmen niemanden um, der einen emotionalen Vorteil aus einer Weltanschauung bezieht. Solange er/sie aus dem Glauben Sicherheit, Halt und Zugehörigkeit gewinnt, wird dieser beibehalten, bis es einen besseren Ersatz gibt oder eine persönliche Erfahrung die Überzeugung erschüttert. Der Einfluss der Umwelt wirkt oft nur langfristig. Wichtig ist, in Kontakt zu bleiben, um zu verhindern, dass sich der Angehörige ausschließlich in einer ideologischen Echokammer aufhält.

Die Motive verstehen

Es geht nicht um Wissen, sondern darum, sich sicher zu fühlen in einer Welt, die wahnsinnig kompliziert geworden ist. (Martin Puntigam, Science Buster)

Es ist ganz entscheidend, die Antriebsfaktoren Ihres Gesprächspartners zu kennen. Sich nicht abwertend zu äußern ist manchmal schwierig; es hilft, im Auge zu behalten, welchen Nutzen eine Ideologie für die Person hat. Es hilft, einen Blick auf die Wurzeln der Begeisterung zu werfen: Welche Bedürfnisse werden erfüllt? Ideologien sind keine freischwebenden Konstrukte, sie beruhen auf Bedürfnissen, Ängsten, Sehnsüchten, Erfahrungen. Es kann ein Bedürfnis nach Sicherheit sein, nach Zugehörigkeit, nach Gesundheit, nach Bedeutung und Sinn. Falls es einen Wandel in den Einstellungen gegeben hat: Was war zu diesem Zeitpunkt im Leben der betroffenen Person wichtig? Gab es einen Einschnitt, ein bestimmtes Ereignis, das eine große Belastung dargestellt hat: einen Todesfall, eine Trennung, Jobverlust, gesundheitliche oder finanzielle Probleme, eine Krise der Identität oder Sinnfindung? Dann hat die Person vermutlich in der neuen ideologischen Heimat Bedürfnisbefriedigung, Antworten und Stütze gefunden.

Ausgehend vom Modell des Psychologen Hilarion Petzold [2] kann man von fünf Säulen sprechen, auf denen unsere Identität beruht:

1. Körper und Gesundheit: Selbstbild, Sexualität, wie wohl fühle ich mich in meiner Haut
2. Soziale Beziehungen: Familie, Freunde, Liebesbeziehungen, Kollegen, soziales Netzwerk, Gesellschaft
3. Arbeit und Leistungsfähigkeit: alle Tätigkeiten, bezahlt oder unbezahlt
4. Materielle Sicherheit: Einkommen, Lebensstandard, gefühlte Sicherheit
5. Werte und Ideale: religiöse und politische Überzeugungen, Sinnstiftendes, Kunst und Kultur

Die Psychotherapeutin Sylvia Neuberger hat aus Petzolds Modell ein Beratungstool für das Feld der Sektenberatung entwickelt. Die Säule „Arbeit" wurde von ihr dem Bereich „Materielle Sicherheit" zugeordnet und stattdessen eine eigene Säule dem Bedürfnis des Menschen nach Sinn in seinem Tun, seiner Arbeit und seiner Existenz gewidmet (Abb. 7.1).

Für eine stabile Persönlichkeit ist es günstig, wenn alle fünf Säulen gut gefüllt sind. Eine schwächere Säule kann auch von den anderen ausgeglichen werden; wenn es aber zu viele Schwachstellen in mehreren Lebensbereichen gibt, entsteht ein Ungleichgewicht, ein Mangel, der gefüllt werden muss. Besonders häufig geschieht dies in Krisensituationen, Umbrüchen und neuen Lebensphasen. Dafür bieten diverse Gruppen und Anbieter Lösungen. *„In diesem Sinne kann der Weg in die sogenannte Sekte als Lösungsversuch für ein vorliegendes Problem gesehen werden."* [3] Wenn diese Bedürfnisse nicht anders gestillt werden können, wird eine Ideologie mit aller Kraft beibehalten, egal wie negativ die Konsequenzen von außen betrachtet auch sein mögen.

In der Beratung wird mit dem Betroffenen oder, was häufiger der Fall ist, mit den Angehörigen, für jede Säule auf einer Skala von 1 bis 10 eingetragen, wie gut (aus der subjektiven Sicht des Betroffenen heraus) die einzelnen Bedürfnisse erfüllt waren, und zwar unmittelbar **vor** dem ersten Kontakt mit der vereinnahmenden Gemeinschaft. Im nächsten Schritt erfolgt die Einschätzung, in welchem Maße die Mitgliedschaft in der Gruppe diese Lücken gefüllt hat: wieder aus der Sicht der betroffenen Person; das besorgte Umfeld beurteilt den Nutzen vermutlich anders. Um

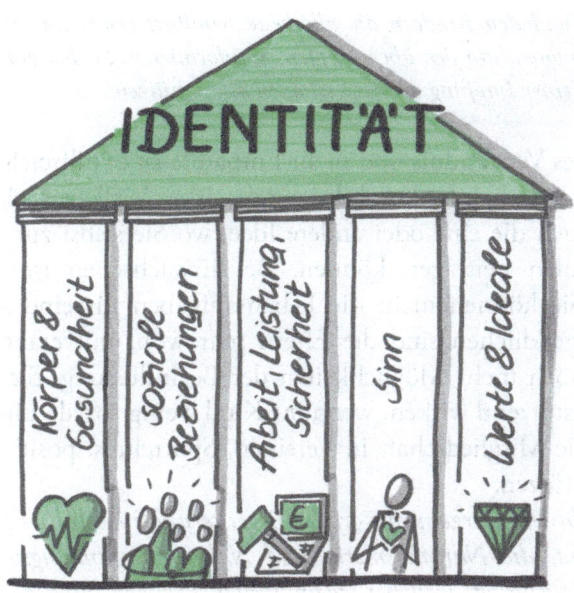

Abb. 7.1 Die 5 Säulen der Identität nach dem Beratungsmodell von Sylvia Neuberger

diese Fragen beantworten zu können, müssen sich Angehörige in die Lage des Familienmitglieds versetzen. Das fördert Verständnis und führt aus der Sackgasse der Schuldzuweisung hinaus. Wenn die Motive für den Beitritt zu einer sogenannten Sekte klarer sind, kann das Umfeld der Person auch überlegen, ob es Unterstützung im zugrunde liegenden Problem leisten kann: Welche Bedürfnisse, Sorgen, Ängste finden in der Gemeinschaft, dem Guru, der Ideologie ihres Verwandten eine Antwort?

Meine Partnerin hat große Angst, wie ihre Mutter an Multipler Sklerose zu erkranken.

***

Mein Neffe ist der Einzige in einer Familie von Akademikern, der nach mehreren Studienabbrüchen immer noch keinen Beruf gefunden hat und von Sozialhilfe und Gelegenheitsjobs lebt. Er ist das Sorgenkind und schwarze Schaf der Familie. Jetzt hat er seine Berufung als Schamane entdeckt und erklärt, dass ein bürgerliches Leben ihn in seiner wahren Aufgabe behindern würde. Vorher haben bei Familientreffen alle auf ihn eingeredet und ihm Tipps gegeben; jetzt will er uns die Welt erklären, belehrt uns und weiß alles besser.

***

Meine Frau will den Kindern die allerbeste Kindheit geben und surft stundenlang in Elternforen, um sich übers Impfen zu informieren. Sie hat große Sorge, den Kindern mit einer Impfung mehr zu schaden als zu nützen.

Für ein besseres Verständnis und mehr Empathie ist es hilfreich zu erkennen, wo ein Glaube (scheinbar) stabilisierend wirkt. Vielleicht gibt diese Einsicht Ihnen auch die eine oder andere Idee, wo Sie selbst zur Stabilisierung einer der Säulen beitragen können. Bei Erwachsenen ist das natürlich schwieriger; Sie können nicht die Lebensaufgaben für eine andere Person lösen. Bei Jugendlichen sind die Eltern sehr wohl mitverantwortlich und haben auch noch mehr Möglichkeiten der Beeinflussung. Sie können zum Beispiel unterstützend wirken, wenn ihr Kind wenig soziale Einbindung hat. Sie können die Mitgliedschaft in Vereinen, Sportclubs, positiven Freundeskreisen unterstützen.

Sabine wirbt seit Kurzem mit großer Begeisterung im Multi-Level-Marketing für eine Firma, die Naturkosmetik und Nahrungsergänzungsmittel anbietet. Die Familie ist genervt, weil bei jedem Treffen Probepackungen verteilt werden und man sich emotional erpresst fühlt, die Produkte zu bestellen. Sabine bekommt dort eine Ersatzfamilie, Status, die Hoffnung, reich zu werden, den Glauben, anderen Menschen mit den Produkten zu helfen, sie zu retten, das Gefühl, sich und ihrem Körper Gutes zu tun, und eventuell sogar eine Ersatzreligion. Warum sollte sie das aufgeben? Wofür? Und je mehr Zeit, Geld und Energie sie dafür investiert hat, desto unbeirrbarer versucht sie, diese Kosten zu rechtfertigen *(sunk cost fallacy)*. Niemand will gerne zugeben, sich geirrt zu haben. Das löst schmerzhafte Schamgefühle aus.

Konzentrieren Sie sich in den Gesprächen nicht zu sehr nur auf die Inhalte einer Ideologie, sondern legen Sie Augenmerk auf die Motive: Warum glaubt jemand etwas? Welcher Gewinn steckt in der Mitgliedschaft in einer Gruppe? Welche Ängste spricht die Gruppe an? Wofür bietet sie (scheinbar) Lösungen? Worauf müsste die Person verzichten, wenn sie die Gruppe verlässt?

Du darfst dir die Ebene nicht vorgeben lassen. Ich spreche mit jemandem, der etwas gegen Ausländer hat, nicht über Ausländer. Ich spreche mit ihm über alles Mögliche, aber nicht darüber. Zum Beispiel schimpft einer über Sozialschmarotzer: „Die tun nichts und bekommen alles, und ich muss arbeiten." Ich kann jetzt mit Statistiken reagieren und sagen, schau, das zahlen Migrant*innen ein, und das bekommen sie heraus. Es ist auch wichtig, diese Argumente präsent zu haben und das zu wissen, aber im Gespräch ist es wichtiger, die Fähigkeit zu haben zu sehen, was hinter diesen Aussagen steht: Die unterdrückte Sehnsucht

nach Faulheit und Versorgtwerden. Ich sage dann: „Wenn du das so sagst, fällt mir ein, ich habe auch so Versorgungswünsche. Wie cool wäre das, nicht aufstehen zu müssen, und die bringen dir alles ans Bett." Und du merkst, wie die Augen deines Gegenübers strahlend werden. Wir reden dann eine Stunde, nicht über Sozialschmarotzer, sondern über die Schwierigkeiten in der Leistungsgesellschaft, der Ellbogengesellschaft, mit solchen Sehnsüchten anders umzugehen, als sie zu unterdrücken und verdrängen und dann auf andere zu projizieren. Das meine ich mit dem Umweg. Es bringt nichts, auf dieser anderen Ebene dagegenzuhalten.
(Andreas Peham, Rechtsextremismus-Experte)

Wertschätzung durch Perspektivenwechsel

Wie wir Verhalten bewerten, hängt in hohem Ausmaß von unserem Bezugsrahmen ab.

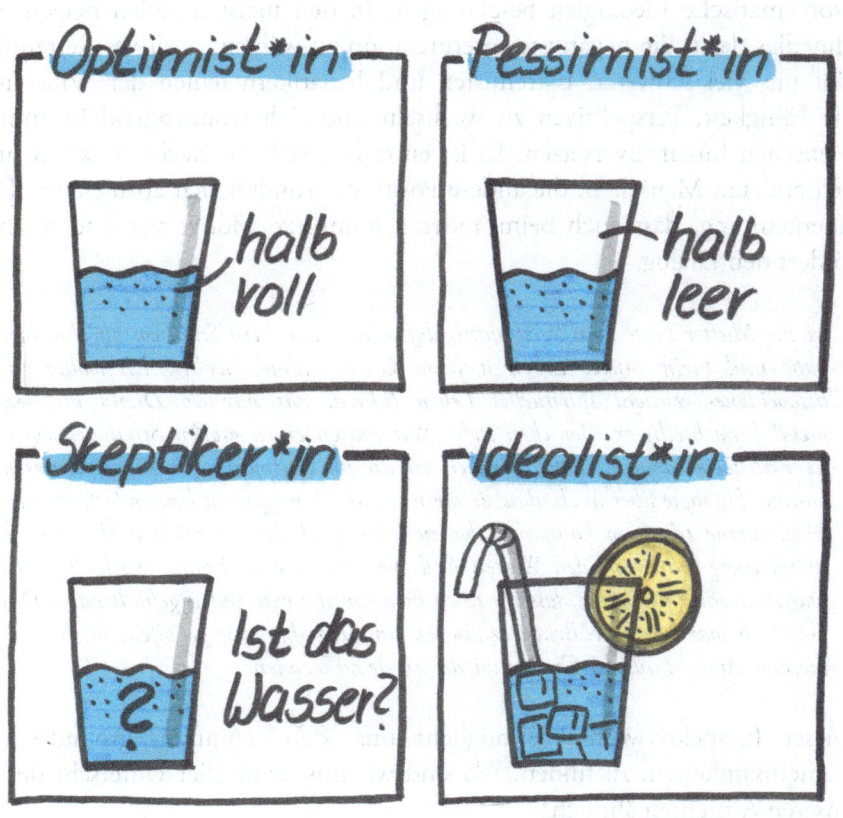

Auch hinter Verhalten, das uns problematisch erscheint, kann eine gute Absicht liegen, und jede Eigenschaft enthält positive wie negative Facetten. In der Systemischen Therapie nennt man diesen Ansatz „Reframing". Wir verändern den Rahmen *(frame)*, mit dem wir auf ein bestimmtes Thema blicken. Dadurch verändert sich die Bedeutung. Ziel ist es, eine Eigenschaft, ein Verhalten aus verschiedenen Perspektiven betrachten zu können und in der Vielfalt wahrzunehmen. Jemand ist fanatisch? Dann ist er (zumindest in diesem Bereich) vielleicht auch begeisterungsfähig, leidenschaftlich, konsequent, hartnäckig, zäh, unbeugsam, ein Idealist, seinem Glauben auch gegen Widerstände treu. Er ist willig, gegen den Strom zu schwimmen, erfüllt vom Wunsch, eine bessere Welt zu erschaffen. Er setzt sich für bestimmte Menschen und Anliegen ein, auch wenn es negative Konsequenzen für ihn bedeutet; er macht keine halben Sachen.

Wagen Sie den Perspektivenwechsel und versuchen Sie einmal, eine wohlwollende Brille aufzusetzen. Das soll nicht bedeuten, dass Sie problematische Ideologien beschönigen. In den meisten Fällen neigen wir ohnedies dazu, die negativste Interpretation zu wählen; positives Reframing fällt uns viel schwerer. Extremisten und Fanatikern fehlen der Wille und die Fähigkeit, Perspektiven zu wechseln und sich wohlwollend in andere Menschen hineinzuversetzen. Es ist einfacher, sich im Recht zu sehen und den anderen Menschen, die andere Position, grundsätzlich abzulehnen. Die Anerkennung, dass auch beim anderen komplexe Motive vorhanden sind, fördert den Dialog.

Meine Mutter hatte kein Verständnis dafür, dass ich mein Studium abgebrochen habe und mein ganzes Leben meinem Guru widmen wollte. Ich wollte ein bescheidenes, zutiefst spirituelles Leben führen, das nur im Dienst anderer, sozial benachteiligter Menschen steht. Wir hatten einen großen Streit deswegen, sie kritisierte meinen Guru, was ich zu diesem Zeitpunkt gar nicht tolerieren konnte. Sie sagte aber auch, dass sie mein soziales Engagement bewundert, meinen Mut, meine Ideale so kompromisslos zu leben und dass sie selbst auch gerne so unabhängig wäre von den Werten und Normen unserer Konsumgesellschaft. Es war so wichtig für mich, dass ich mich hier von ihr verstanden gefühlt habe. Das Gespräch war wie eine Brücke zwischen uns. Das hat mir geholfen, mich nach meinem Austritt aus der Gruppe wieder an sie zu wenden.

Dieser Perspektivwechsel ermöglicht uns, den „common ground", die Gemeinsamkeiten, zu finden. Wo sind wir uns, trotz aller Unterschiede, in unseren Ansichten ähnlich?

Bei der Diskussion mit dem Onkel, der überall die Verschwörungen der Freimaurer vermutet, kann ein verbindendes Glied sein, dass wir beide geheime Absprachen von Mächtigen und Reichen zu deren Vorteil nicht gut finden; dass wir beide der Meinung sind, dass Macht Kontrolle braucht; dass wir beide die Demokratie für sehr wesentlich halten und sie schützen wollen. Welche Gefahren ihr drohen und welche Schutzmaßnahmen wir als sinnvoll erachten, mag voneinander abweichen. Unterschiedliche Sichtweisen sind aber leichter zu akzeptieren, wenn die gemeinsamen Grundwerte und Anliegen benannt sind.

Das macht es möglich, am Weihnachtstisch mit der Familie Rassismus als solchen zu benennen und sich dagegen zu positionieren, aber trotzdem zu versuchen, auf einen Common Ground hinzuführen. Wie kommst du auf diese Aussage? Zum Beispiel bei rechten Narrativen: Wir finden beide Armut scheiße und finden, dass etwas dagegen getan werden soll. (Fabian Reicher, Sozialarbeiter)

***

Man kann radikal unterschiedlicher Meinung sein, ohne dass man einen Menschen als Person oder die Beziehung zu diesem Menschen infrage stellt. (Florian Aigner, Wissenschaftskommunikator)

***

Unser Nachbar hat sich immer wieder darüber ausgelassen, dass er „die Ausländer" für Sozialschmarotzer hält. Anfangs habe ich das über mich ergehen lassen, der guten Nachbarschaft wegen, bis es mir gereicht hat: „Ich bin ganz deiner Meinung, dass ein funktionierendes Sozialsystem wichtig und gut ist. Das muss schlimm sein, wenn man eine Krebsdiagnose bekommt und sich die Medikamente nicht leisten kann. Stell dir vor, du musst Schulden aufnehmen und bei jedem Behandlungsschritt überlegen, ob sich das noch ausgeht." Er schien überrascht von dieser Wende und wir waren uns einig in unserem Grauen vor dieser Vorstellung. Auf seinen erneuten Hinweis auf jene, die seiner Meinung nach das System missbrauchen, stimmte ich ihm wieder zu, dass Menschen das Gefühl brauchen, dass Gerechtigkeit bei der Verteilung der Mittel vorherrscht. Auch hier waren wir einer Meinung, und er teilte mir mit, wie wichtig ihm das Thema Gerechtigkeit generell ist. Auf meinen Einwand, dass Konzerne, die in Österreich Gewinn machen, aber keine Steuern zahlen, das System in viel größerem Ausmaß belasten, gab er mir Recht, und wir beendeten das Gespräch freundlich. Wenn er danach wieder einmal bei einem Thema Vorurteile aufbrachte, sprach ich ihn darauf an, dass er in seinem Urteil nicht gerecht ist, dann hat er mir zugehört. Wir waren oft unterschiedlicher Ansicht, aber mit etwas Aufmerksamkeit gab es da auch immer einen gemeinsamen Nenner, der uns trotzdem versöhnt auseinandergehen ließ.

Humor

Was ist dein Sternzeichen? Ich bin ausgetreten. (Evelyn Preis)

Humor ist eine Strategie, schwierige Situationen zu bewältigen. Er baut Stress ab und ist eine positive Ressource. Er kann auch als Fanatismus-Test für Gemeinschaften und Ideologien dienen. Darf über die Inhalte, die Personen an der Spitze, die Rituale und Gepflogenheiten auch gelacht werden, oder gilt das gleich als Beleidigung, Sakrileg, Respektlosigkeit? Die ironische Selbstbetrachtung, die Karikatur und der Witz erzeugen kritischen Abstand, bringen Kritik auf den Punkt und zeigen uns, wie klein der Abstand vom Erhabenen zum Lächerlichen ist. *„Lachen nimmt dem Heiligtum seinen Schauer"*, formuliert Hubert Schleichert in seinem Buch „Wie man mit Fundamentalisten diskutiert, ohne den Verstand zu verlieren" [4]:

> *Ideologien aller Art, besonders auch Religionen, hassen das Lachen, weil sie wissen, wie gefährlich es ist. Wer über eine Sache lacht, hat keine Angst mehr vor ihr. [...] Die Angst vor dem Lachen ist die Angst vor dem Denken.*

Wenn Sie in einer Familie, vielleicht schon seit Jahren, über ein Thema in Streit geraten, sind die Fronten meist verhärtet, und es stellt sich ein „Tunnelblick" ein, der das Abrücken von der eigenen Position schwierig macht. Humor kann Spannungen lösen, zu einer anderen Perspektive führen und Brücken bauen. Er schafft Distanz zum Problem und kann somit helfen, eingefahrene Denk- und Verhaltensmuster zu unterbrechen [5]. Humor kann einem skeptisch-wissenschaftlich orientierten Menschen helfen, Irrationalität, Wundersucht und Esoterik-Auswüchse zu ertragen. Unter Gleichgesinnten verbindet das Lachen über die Position der anderen. Im Austausch zwischen unterschiedlichen Positionen braucht man aber Fingerspitzengefühl und humoristisches Talent, um Lachen als Brücke nutzen zu können. Eine Voraussetzung ist, dass Sie auch sich selbst und ihre eigene Position aus einer Distanz mit Humor betrachten können. Sonst besteht die Gefahr, beim Gegenüber zynisch, unsensibel oder abwertend anzukommen. Vermeiden Sie vor allem, demütigend oder beschämend zu wirken.

> *Mit Witz und Humor kommt man relativ weit. Man muss nicht immer die Peitsche schwingen. Eher mit Humor antworten und auf Argumentationsfehler hinweisen. (Sophie Niedenzu, Journalistin)*

***

Der Sarkasmus, die Übertreibung, der Witz ist natürlich etwas, was auch einen leichteren Zugang zu einem Thema vermittelt. Wir wissen natürlich, wenn jemand lacht, dann ist er auch zugänglicher für Informationen. (Christian Lübbers, HNO-Arzt)

Fragen statt predigen

Man muss sehr aufpassen, dass man nicht in diese Besserwisser-Rolle kommt. Damit ein Argument andocken kann, muss ich die Lebens- und Gedankenwelt meines Gegenübers verstehen, auch wenn sie irrational ist. Wie tickt diese Person? Einhaken muss ich bei dem Weltbild, das die Leute haben, nicht mit meinem beginnen. (Krista Federspiel, Journalistin)

Stellen Sie Fragen, und hören Sie zu. Fragen regen ihr Gegenüber an, sich mit den eigenen Einstellungen auseinanderzusetzen. Veränderungen unserer Haltungen geschehen erst nach Veränderungen unserer Sichtweisen. Es muss zunächst ein innerer Prozess in Gang gesetzt werden. Fragen sind dafür dienlicher als Predigten:

Zum Inhalt und den Quellen

- Woher stammt diese Information?
- Wie vertrauenswürdig ist diese Quelle? Warum vertraust du gerade ihr?
- Wie wahrscheinlich ist es, dass diese Information stimmt?
- Hast du schon einmal eine andere Quelle verwendet?
- Was, wenn du dich doch irrst und es nicht stimmt?
- Wer hat einen Nutzen davon, diese Information zu verbreiten?
- Was müsste passieren, damit du deine Meinung änderst? Wie müsste ich dich überzeugen? Welche Argumente und Beweise würdest du akzeptieren?

Zu persönlichen Erfahrungen

- Ist es dir selbst auch schon einmal so ergangen?
- Wie hat dich dieses Erlebnis verändert? Was hast du daraus gelernt?
- Welche Auswirkungen hat das auf dein ganzes Leben und dein Umfeld?
- Gibt es Ausnahmen, wo es nicht so war? Was war da anders?
- Man hört, dass Sektenmitglieder immer begeistert von ihrer Gruppe sind. Woran würdest du selbst erkennen, dass du in einer Sekte bist?

Zur Reaktion im Umfeld

- Wie geht dein Umfeld mit deiner Einstellung um?
- Welche Menschen in deinem Umfeld profitieren, welche leiden darunter?
- Bist du damit eher allein oder verbindet dich das auch mit anderen? Schafft es Nähe oder Distanz? Bekommst du Anerkennung dafür, oder wirst du damit eher zum Außenseiter? Wie gehst du mit diesen Auswirkungen um?
- Tut dir XY gut, oder zieht es dich eher runter? Woran erkennst du, dass es dir guttut, woran, dass es dir schadet?
- Wie beurteilen gute Freunde, die dich schon lange kennen, deine Veränderung? Sind sie der Meinung, dass du dich positiv entwickelst, seit du dich mit XY beschäftigst? Sind sie irritiert, oder machen sie sich Sorgen?
- Hat sich dein Freundeskreis stark verändert? Hast du Kontakte mit alten Freunden reduziert? Warum?
- Welche Form von Unterstützung wünschst du dir von mir/der Familie?

Zu den leitenden Personen

- Wie verhinderst du, dass jemand aus deiner Not Profit macht?
- Man hört immer wieder von Gurus, die ihre Schüler emotionell, finanziell oder sexuell missbrauchen. Wie stellst du sicher, dass gerade dein Meister nicht zu denen gehört?
- Was macht für dich eine*n gute*n Mentor*in, Lehrmeister*in aus? Erfüllt er/sie das? Fühlst du dich sicher, gut betreut, ist es eine integre Person? Würdest du an seiner/ihrer Stelle ähnlich handeln? Wenn nein, warum nicht? In welchem Fall nicht?
- Stimmt der Inhalt der Lehre mit den Handlungen der Leitung überein?

Zu den Auswirkungen

- Wo sehe ich konkret in deinem Leben die positive Auswirkung von XY?
- Was soll sich in deinem Leben langfristig verbessern, was könnte verloren gehen? Worauf musst du eventuell verzichten, wenn du deinen Weg konsequent weiterverfolgst? Ist es das wert?
- Bis wann sollte ein Erfolg sichtbar sein?

Die Wunderfrage
Wunderfrage (nach Steve de Shazer [6]): Was wäre, wenn ein Wunder geschieht und das Problem plötzlich, während du schläfst, verschwindet?

Wenn du aufwachst, ist es nicht mehr da. Woran würdest du es erkennen? Was würde sich dadurch verändern? Wer in deinem Umfeld würde es zuerst merken?

Gehen Sie respektvoll mit den Antworten um. Sie müssen keine klugen Interventionen setzen, keine Tipps geben oder die Probleme des Gegenübers lösen. Eine gute Frage zu stellen und aufmerksam der Antwort zu lauschen, ohne zu unterbrechen und ohne die Antwort zu bewerten, ist bereits ein kostbares, seltenes Geschenk. Zuhören, um zu verstehen, nicht nur um eine Pause zur Vorbereitung der eigenen Argumente zu haben.

Ihr Gegenüber bemerkt, ob Sie an den Antworten wirklich interessiert sind oder ob die Fragen einen rein manipulativen Charakter haben, die mit einer bestimmten Absicht verbunden sind. Fragen Sie nach, bevor Sie Ihre eigene Meinung einbringen, ob die Person an Ihrer Perspektive interessiert ist, ob sie selbst gerade zuhören kann und will.

Der Autor Alexander Eydlin beschreibt in einem spannenden Artikel in der ZEIT, welche Motive ihn bewogen haben, an Verschwörungsmythen zu glauben und welche Gespräche er hilfreich fand, sich wieder daraus zu lösen. Die Konfrontation mit Fakten findet er nicht zielführend [7]:

Was meiner Erfahrung nach stattdessen hilft, sind Demut und Geduld. Ob man einem ehrlich interessiert wirkenden Zuhörer erzählt, was man gestern über verdeckte CIA-Operationen herausgefunden zu haben meint, oder einem ideologischen Gegner, der rhetorische Fragen stellt und lächelnd mit dem Kopf schüttelt, ist ein enormer Unterschied. Das Interesse des Ersteren steckt an und öffnet Wege, wertungsfrei die eigenen Widersprüche zu entdecken. Die Skepsis des Letzteren mobilisiert Wehrimpulse. Nur durch den Willen zu verstehen – nicht den Willen zu widerlegen – kann gedankliche Deeskalation geschaffen werden. Wer kritisches Denken hervorrufen möchte, muss auf den Habitus des Erziehers verzichten, denn Erziehung offenbart nicht nur das Vorhandensein einer Agenda, also genau dessen, was Verschwörungstheoretiker überall wittern. Sondern auch denselben unbedingten Willen zum Wissen und Rechthaben, den man am Gegenüber kritisiert.

Rechnen Sie nicht damit, dass Ihre Fragen sofort einen Gesinnungswandel auslösen. Menschen ändern grundlegende Einstellungen dann, wenn sie etwas selbst erlebt und erfahren haben, das einen Wandel auslöst. Ihre Fragen und Ihre Argumente sind wie Samenkörner, die Sie ausstreuen und die vielleicht einmal aufgehen, wenn die Bedingungen dafür richtig sind. Unmittelbar im Gespräch werden Ihre Fragen vielleicht beiseite gewischt („*Das sind typische Fragen für Unwissende.*") oder mit großer Leidenschaft für die Ideologie beantwortet („*Mein Guru ist der beste Mensch, der je gelebt hat!"*), aber sie können sich zu Dauerbrennern entwickeln und viel später Wirkung zeigen. Gute Fragen zu finden ist oft schwerer als gute Argumente. Wenn Sie kein ehrliches Interesse an den Antworten haben, dann bemerkt das auch Ihr Gegenüber. Dann ist Ihre Motivation, zu belehren und nicht eine Brücke des gegenseitigen Verständnisses zu bauen. Das wirksamste Instrument im Gespräch sind Sie selbst. Ihre Wirksamkeit entsteht dadurch, dass Sie authentisch, greifbar, menschlich und am Gegenüber interessiert sind. Erzählen Sie auch von sich und wie Ihr eigenes Weltbild entstanden ist. Was waren für Sie prägende Lebenserfahrungen, die zu Ihren Einstellungen heute geführt haben?

Wenn es Ihnen schon nicht gelingt, die Ansichten Ihres Gegenübers zu beeinflussen, dann bleiben Sie zumindest als Mensch in guter Erinnerung. Sie verändern damit das Bild des „Gegners" und relativieren Schwarz-Weiß-Feindbilder.

So haben mich am Ende nicht die verbissenen Argumente derer überzeugt, die mir beweisen wollten, dass ich irre. Sondern die beständigen Freundschaften mit Menschen, die meine seltsamen Ideen nicht teilten und in mir dennoch mehr sahen als einen Spinner. Sie stritten mit mir, aber erst nachdem sie sich die Zeit genommen hatten, meine kruden Ideen zu verstehen. Diese Zeit und der Respekt, der dahinterstand, und die Zuneigung zu mir als Person waren wertvolle Ressourcen, die für mich Sinn jenseits moderner Mythen erschufen. Das Verhalten der Person war wichtig, nicht ihre Ansichten. (Alexander Eydlin [7])

> **Zum Mitnehmen**
> Ein freundlicher, empathischer Zugang bewirkt mehr als eine aggressiv-abwertende Kommunikation. Das fällt leichter, wenn man sich mit den Gründen befasst, warum ein bestimmter Glaube für diesen Menschen Sinn macht, aus welcher Erfahrung er stammt und welche Ängste er bannt. Hinter Missionsbestrebungen und Versuchen, andere für diese Ideologie zu gewinnen, stehen häufig gut gemeinte Motive. Ein Interesse für die Person und ein Versuch, ihre Perspektive zu verstehen, können mehr bewirken als der Versuch, allein die Ideologie zu bekämpfen. Die Ideologie ist Ausdruck und Erfüllung eines Bedürfnisses; wenn dieses verstanden wird, können eventuell Alternativen eingebracht werden.

Die Auswirkung im Alltag ansprechen

„*Vor der Erleuchtung Holz hacken und Wasser holen, nach der Erleuchtung Holz hacken und Wasser holen*", lautet ein Spruch aus dem Zen-Buddhismus.

Entscheidend ist nicht die einmalige spirituelle Erfahrung, sondern der Transfer in den Alltag. Ideale und Werte müssen einen konkreten Ausdruck im Alltag finden, sonst sind sie leere Worthülsen. Lassen Sie sich nicht mit vagen Aussagen abspeisen: *„Seit ich bei Guru X meditiere, ist viel mehr Liebe in meinem Leben."* Wie wird diese Liebe konkret sichtbar? An welchen Handlungen? Woran würde ein Nachbar dieses Mehr an Liebe erkennen? Wer profitiert davon am meisten, wer am wenigsten?

Sie können mit dem missionierenden Familienmitglied auch vereinbaren, dass Sie abwarten und beobachten möchten, welche positiven Veränderungen in dessen Leben in den nächsten Monaten/Jahren sichtbar werden. Wenn der Glaube eine so ausgezeichnete Lebenshilfe ist, dann muss das auch im Alltag sichtbar sein. Mit dem Ausspruch *„An ihren Früchten sollt ihr sie erkennen"* wird auch in der Bibel darauf hingewiesen, dass es auf die Auswirkungen ankommt und nicht so sehr auf die Absichten. Konfrontieren Sie das Familienmitglied mit seinen Handlungen. *„Ich beobachte, dass du abwertender über andere sprichst und sie schneller in Schubladen steckst als vorher. Bei Kritik scheinst du mir gleich wütend und aggressiv zu werden"* ist sinnvoller als *„Ihr haltet euch in der Gruppe für etwas Besseres"*.

Sind die Mitglieder der Gruppe in glücklichen Beziehungen? Sind sie finanziell gut abgesichert? Arbeiten sie in Berufen, die ihnen Freude bereiten? Sind sie gesund und vital? Verbreiten sie eine positive Stimmung? Werden sie von ihrem Umfeld bewundert? Sind sie Vorbilder für Menschen außerhalb der Gruppe? Sind sie aktiv an der Lösung sozialer Probleme beteiligt? Wenn eine Gemeinschaft sich zum Beispiel besonders für den Weltfrieden einsetzt: Was konkret wurde in den letzten Jahren erreicht? Welche Früchte trägt das Engagement? Woran wird Erfolg messbar? Was zeichnet deine Gruppe gegenüber anderen Vereinen und Hilfsangeboten aus?

Nachdem viele Ideologien von sich behaupten, eine überlegene Lösung aller Lebensfragen anzubieten, müssten auch die Mitglieder überdurchschnittlich erfolgreich in allen Bereichen sein. Sind sie das?

Mir hat der Kontakt zu Außenstehenden sehr geholfen, z. B. in der Schule. Es war ein sehr, sehr langsamer Prozess bei mir, aber ich habe immer wieder mitbekommen, dass andere Menschen auch glücklich sind. Das war für mich ausschlaggebend, als ich gemerkt habe, dass Glück nicht explizit etwas sein muss, das nur von Jehova kommt. Es gibt auch andere Lebenswege. Man muss nicht perfekt sein und tugendhaft. Durch die äußeren Einflüsse habe ich gemerkt, dass es o.k. ist, eine eigene Meinung zu haben. (Lisa L.)

Erwünschtes Verhalten positiv verstärken

Aufforderungen wie „*Lass dich nicht manipulieren! Die wollen etwas von dir und nutzen dich aus. Sei nicht naiv und gib dein Hirn nicht an der Garderobe ab!*" werden bei Ihrem Gegenüber mit hoher Wahrscheinlichkeit Widerstand auslösen. Niemand lässt sich gerne Aufträge erteilen. Vermutlich lösen Sie damit in Ihrem Gegenüber den Impuls aus, die betroffene Gemeinschaft oder sich selbst zu verteidigen. Durch eine Aussage wie „*Du passt sicher gut auf dich auf und lässt dich nicht so leicht manipulieren. Bei Gruppen ist das gar nicht so einfach. Wie ich dich kenne, bewahrst du dir immer ein Quäntchen kritische Reflexion*", als Kompliment formuliert, wird die Botschaft auf eine Weise transportiert, die beim Gegenüber eher den Wunsch auslöst, der guten Meinung gerecht zu werden.

Bei Jugendlichen ist das Weltbild noch nicht geschlossen, extreme Positionen werden ausprobiert als Teil des sozialen Lernens. Der Tipp von Sozialarbeiter Fabian Reicher, wenn es um Radikalisierung geht:

Ich würde Eltern raten, emotional am Jugendlichen dranzubleiben, in Beziehung zu bleiben. Es bringt wenig, die extreme Position nur anzugreifen, vor allem wenn sich nur mehr alles um diesen Konflikt dreht. Wichtig ist die Suche nach den Ausnahmen: Ich kritisiere nicht nur, was nicht passt, sondern ich lobe, wenn etwas gut läuft. Denn durch negative Verstärkung verstärke ich auch. Der Jugendliche denkt sich dann: „Wenn ich sonst schon nichts bin, bin ich wenigstens der negative Antiheld. Je mehr Feinde, desto richtiger ist es."

Auf die Rahmenbedingungen fokussieren

Ideologien verklären oft den Blick auf die Realitäten des Lebens. In der Begeisterung werden gerne Fakten wie Sicherheit, Finanzen, Gesundheit, Zusammenhalt der Paarbeziehung, Familienstabilität oder Kindeswohl übergangen. In vager Weise wird meist angenommen, dass diese Bereiche nicht wichtig seien oder sich automatisch durch die Ideologie verbessern. Besonders in Feldern der Esoterik wird bewusst der Bezug zur schnöden Realität aufgelöst. Wer sich nur gut genug das Richtige beim Universum wünscht, wird reich und gesund. Menschen im richtigen Mindset sind automatisch erfolgreich und glücklich. Allein der Zweifel daran kann schon alles zerstören. Dann helfen nur weitere Seminare. („*Und vielleicht sollten Sie sich von diesem kritischen Partner trennen, seine negative Aura zieht sie nur runter.*") Schuld am Misserfolg ist in der Folge nie die Methode oder der

Guru selbst, sondern die Person, die Fehler in der Umsetzung macht oder „noch nicht reif genug" ist.

An der Ideologie ist meist nicht zu rütteln, aber manche Menschen sind auf der praktischen Ebene zu Überlegungen bereit – allerdings nur, wenn sie nicht den Eindruck haben, dass es ein Angriff auf die Ideologie ist. Erstellen Sie gemeinsam einen Businessplan, führen Sie eine Risikoanalyse durch, unterstützen Sie bei einer Arbeitsmarktrecherche. Laden Sie dazu ein, das Vorhaben ganz praktisch und konkret zu durchdenken und dabei auch Worst-Case-Szenarien durchzugehen. Das wird bei manch esoterisch geprägtem Menschen eventuell auf Widerstand stoßen, weil für ihn allein schon der Gedanke an negative Entwicklungen diese „anlockt". In diesem Fall würde ich nachfragen, ob das auch für Brückenkonstrukteur*innen, Fluglots*innen, Automechaniker*innen, Ärzt*innen etc. gilt. Entstehen alle Probleme unserer Welt, weil sich jemand Sorgen darüber gemacht hat? Sollen sich diese Berufsgruppen ab jetzt keine Gedanken über negative Auswirkungen machen und nur mehr ganz fest in die Kraft des Lebens vertrauen? Warum nicht? Wenn es unter bestimmten Bedingungen doch erlaubt ist, warum darf dann nicht auch Ihr Gegenüber eine Risikominimierung betreiben?

Wie viel Geld hat die Person zur Verfügung? Wie viel wurde bereits investiert, und wie lange wird es dauern, bis die Kosten eingespielt sind? Wie sind die Berufsaussichten, die Rahmenbedingungen einer Selbstständigkeit, das erwartete Einkommen? Wie viel Zeit kann für das System aufgebracht werden? Woran kann Erfolg gemessen werden? Was könnten Auswirkungen auf die Partnerschaft, die Familie sein? Wie kann negativen Auswirkungen entgegengesteuert werden?

Stellung beziehen, Grenzen setzen

„Ich bin nicht deiner Meinung, aber es interessiert mich, wie du zu dieser Ansicht kommst" ist eine hilfreiche Grundhaltung. Leichter gesagt als getan. Das ist umso schwieriger bei Themen, die uns selbst emotional berühren, bei denen man sich persönlich angegriffen fühlt oder bei denen man über besonders viel Fachwissen verfügt.

Ein respektvoller Umgang miteinander bedeutet nicht, alles gut zu heißen und, um der Harmonie willen, die eigene Meinung zu unterdrücken. Manchmal ist Konfrontation sinnvoll und notwendig, vor allem, wenn es um menschenverachtende Ideologien geht. Hier ist es notwendig, Position zu beziehen. Schweigen ist Zustimmung oder Billigung.

Je problematischer die Aussage, umso wichtiger, sie nicht ganz wortlos stehen zu lassen, selbst wenn man sich nicht auf eine ausführliche Diskussion einlassen will. Verschwörungsmythen sind zum Beispiel sehr häufig antisemitisch oder vertreten rechtsextreme Positionen, sind verleumderisch oder asozial. Das wird von den Anhängern dieser Erzählungen gerne übergangen. Unter dem Deckmantel der Empörung werden oft Menschlichkeit, Respekt und Anstand über Bord geworfen. Darauf kann und soll man hinweisen. Besonders bei Verschwörungsmythen ist es wichtig, sie als solche zu benennen. Mit den Worten des Deradikalisierungsexperten Fabian Reicher:

Ich finde es wichtig aufzuzeigen, was Extremismus ist, und es zu benennen. Das ist eine Strategie der sogenannten neuen Rechten, Rassismus und andere rechtsextreme Positionen zu normalisieren.

***

In meiner Familien-WhatsApp-Gruppe wurden zunehmend Verschwörungsmythen und rechtspopulistische Links geteilt. Ich habe mich lange zurückgehalten, weil ich die Harmonie nicht stören wollte. Ich wollte nicht wieder die Außenseiterin sein, die Besserwisserin, bis es mir zu viel geworden ist. Ich habe beschlossen, jeden Post, jeden Link zu kommentieren und als Reaktion Links zu Faktencheck-Seiten zu posten. Ich habe mich mit Menschen vernetzt, die meine Meinung teilen und die mir so den Rücken gestärkt haben. Das hat auch zu heftigen Auseinandersetzungen mit meinen Geschwistern geführt. Ein Neffe von mir hat sich aber bei mir gemeldet und mir mitgeteilt, dass er meine Haltung bewundere und es ihm helfe, ebenfalls seine Meinung zu sagen. Es ist anstrengend, in diese Auseinandersetzung zu gehen, aber ich fühle mich jetzt viel kraftvoller. Ich lasse mir nicht mehr verbale Gewalt als Meinung verkaufen.

Es ist sehr sinnvoll, selbst Position zu beziehen, das kann auch kurz sein: „Das sehe ich nicht so." – „Das ist ein Verschwörungsmythos." – „Das glaube ich nicht." – „Diese Aussage ist faktisch falsch/antisemitisch/frauenfeindlich/menschenverachtend/ …" – „Das ist Rufmord und Verleumdung." – „Dieser Vorwurf reduziert auf simple Schwarz-Weiß-Schablonen, ich sehe das komplexer."

„Ich glaube nicht an Astrologie, aber ich kann mir vorstellen, dass man sich über einen kleinen Tipp in Lebensfragen freut."

Der Versuch, das Gegenüber zu verstehen und zwischenmenschliche Brücken zu bauen, schließt nicht aus, dass Konflikte angesprochen und Sorgen und eigener Ärger mitgeteilt werden. Auf den Glauben eines Menschen haben Sie keinen direkten Einfluss, auf das resultierende

Verhalten aber durchaus. Es muss sich nicht die gesamte Familie den Verhaltensvorschriften des Gläubigen unterwerfen. Auch Religionsfreiheit endet dort, wo die Freiheit anderer Menschen beschnitten wird. Manche Menschen suchen das Korsett einer sehr strikten Regelung des Alltags, die durch eine spirituelle Ideologie beschönigt und überhöht wird. Dahinter können aber auch Zwangsstörungen, Rituale der Angstabwehr und despotisches Verhalten stehen und als spirituelle Verpflichtung getarnt werden.

Wenn es im Zusammenleben einer Familie oder Partnerschaft zu Konflikten kommt, ist es nicht sehr sinnvoll, Ärger lange Zeit hinunterzuschlucken. Für das ideologisch extreme Familienmitglied stehen das eigene Empfinden, die Begeisterung, das Sendungsbewusstsein oft so im Vordergrund, dass die Bedürfnisse des Umfelds wenig wahrgenommen oder ignoriert werden. Klare Grenzsetzungen sind manchmal nötig.

Achten Sie auf die eigenen Grenzen. Dazu gehört auch zu akzeptieren, dass Ihr Einfluss auf andere begrenzt ist und Sie mit mehr Anstrengung nicht unbedingt mehr Resultate erzielen.

Ich ziehe nicht missionierend aus und will gewinnen. Wenn es mir gelingt, bei anderen Interesse zu wecken, ist es gut, aber ich will nicht gewinnen. Ich positioniere mich, ich behaupte meine Position, aber ich will meine Energie nicht verpulvern. (Krista Federspiel, Journalistin)

Es kann auch sein, dass eine Reduktion oder gar ein Abbruch des Kontakts notwendig ist, wenn es Ihnen nicht auf andere Weise gelingt, Grenzüberschreitungen zu verhindern. Nicht jede Person ist durch positive Gesprächsstrategien erreichbar. Manchmal wird erst nach einer drastischen Reaktion wie dem Blockieren von Nachrichten und dem Ausschluss aus Treffen für die Person klar, dass Sie es ernst meinen. „*Die Grenze ist der eigentlich fruchtbare Ort der Erkenntnis.*" Dieser Satz von Paul Tillich weist darauf hin, dass Erkenntnisse und Veränderungen oft erst möglich sind, wenn eine Grenze erreicht und überschritten ist.

Mein Mann hat stundenlang täglich meditiert. Ich war mit den drei Kindern oft allein, obwohl er im selben Haus war. Bei den Umbauarbeiten hat er seinen Meditationsraum als Erstes fertig gestellt, für die restlichen Arbeiten war er kaum zu motivieren. Er sagte mir, dass ich zu materialistisch sei und er seinen spirituellen Weg auch für die ganze Familie gehe. Er würde für unser aller Seelenheil meditieren. Meine Beschwerden sind an ihm abgeprallt. Erst als ich mit den Kindern zu meinen Eltern zog und er sah, dass ich es ernst meine mit einer

Trennung, war er plötzlich kompromissbereit und hatte wieder mehr Zeit für die Familie. Ich musste aber strikt darauf bestehen, dass die Meditationszeiten begrenzt bleiben, er würde sonst schnell wieder in die alten Muster zurückfallen.

***

Wenn wir Lebensmittel einkaufen, dann muss bei jedem Produkt, bevor es die Schwelle des Hauses überschreitet, der Balkencode mit einem Stift durchgestrichen werden. Ich habe anfangs mitgespielt, weil es meine Freundin beruhigt hat, aber es wurde immer extremer mit den diversen Vorschriften, die Unheil verhindern sollen. Ich habe ihr dann ein Ultimatum gestellt, dass sie zum Psychiater gehen und eine Psychotherapie beginnen müsse, sonst würde ich mich von ihr trennen. Es wurde eine Zwangserkrankung diagnostiziert, und mithilfe der Therapie ging es ihr bald viel besser. Jetzt ist sie mir dankbar, dass ich sie dazu gezwungen habe.

***

Mein Sohn blieb der Feier zu meinem 60. Geburtstag fern, weil seine spirituelle Lehrerin zu dieser Zeit die wöchentliche Meditationsstunde online abhielt. Ich habe mich lange Zeit bemüht, Verständnis für seine Spiritualität aufzubringen, und meine Bedenken für mich behalten, aber da war eine Grenze erreicht. Es gab eine sehr emotionale Aussprache; da habe ich ihm gesagt, wie sehr mich das verletzt hat und dass er zwar viel von göttlicher Liebe spricht, sich aber egoistisch und herzlos verhält. Wir haben beide geweint und uns einige Dinge gesagt, die wir uns bisher nicht zumuten wollten, weil wir beide immer versuchen, Harmonie zu erhalten. Das war anstrengend, aber es hat uns gutgetan. Er wendet sich jetzt wieder bewusster der Familie zu, und die Lehrmeisterin besetzt nicht mehr die allererste Stelle in seinem Leben.

Geduldig bleiben

Umdenken passiert nicht durch radikalen Wandel, sondern durch graduelles „Nudging" in eine Richtung. (Florian Aigner, Wissenschaftskommunikator)

Wie fast alle unsere Gesprächspartner bestätigen, die einen grundsätzlichen Wandel ihres Weltbildes erfahren haben, finden Einstellungsveränderungen meist über einen größeren Zeitraum hinweg statt. Manchmal dauert es Jahre, und als Familienmitglieder können Sie wiederholt mit kleinen Impulsen mehr Wirkung entfalten als mit dem einen großen

Showdown-Gespräch. Als Familie bleiben Sie über eine lange Zeitspanne in Verbindung, mitunter das ganze Leben lang. Denken Sie in großen Zeiträumen, bleiben Sie in Kontakt, bieten Sie alternative Weltanschauungen und Werte als z. B. diejenigen in einer vereinnahmenden Gemeinschaft an. Was ist uns als Familie wichtig? Dass wir Hobbys und Unternehmungen, Urlaube, Feste und Traditionen miteinander teilen. Uns verbindet eine gemeinsame Geschichte. Wir renovieren zusammen die Wohnung und sind füreinander da, wenn jemand Hilfe braucht. Bleiben Sie geduldig, machen Sie unterschiedliche Angebote, aber akzeptieren Sie auch, wenn diese abgelehnt werden. Gras wächst nicht schneller, wenn man daran zieht. Man braucht auch Glück und zur rechten Zeit das richtige Angebot.

Man muss sich von der Idee verabschieden, dass man unmittelbare Kommunikationserfolge hat. Wenn es mir gelingt, ein gutes Gespräch zu führen, auch wenn wir anderer Meinung sind, ist schon viel erreicht. (Martin Puntigam, Science Buster)

***

Mein Neffe hat mit 17 Jahren die Familie mit seinen rechtsradikalen Ansichten verstört; 10 Jahre später hat er dann selbst als Sozialarbeiter gegen diese Ideologie gekämpft. Als er 33 Jahre alt war, wollte er den Job kündigen, um als Schamane und Krieger des Lichts die Welt zu retten, wieder waren seine Eltern entsetzt. Nachdem er einige Jahre sehr stark in der Esoterik verwurzelt war, hat er sich daraus komplett zurückgezogen und will damit gar nichts mehr zu tun haben. Jetzt renoviert er mit seiner neuen Partnerin einen Bauernhof und will dort eine Selbstversorgergemeinschaft aufbauen. Als sein Onkel war es für mich leichter, ihm zuzuhören, als für meine Schwester. Ich war oft nicht seiner Meinung und habe viel mit ihm diskutiert, aber ich habe immer gesehen, dass er ein Idealist ist, ein Kämpfer für eine bessere Welt. Ich habe das immer respektiert und ihn gemocht, und das wusste er. Wenn er Ärger mit den Eltern hatte, kam er zu mir. Wir waren uns einig, dass die Welt sich grundlegend verändern muss, aber uneinig über die Methoden. Dann sind wir gemeinsam segeln gegangen.

***

Sobald ich erste Zweifel entwickelt habe, habe ich nur mehr zuhören müssen, und dann sind mir immer mehr Dinge aufgefallen. Es war nicht ein Ereignis, sondern ganz viele kleine. (Lisa L.)

Nicht beschämen

Betroffene sind häufig in der Defensive, fühlen sich oft bevormundet, unverstanden und wie ein Kind behandelt. Sie verstehen die Angst der Umgebung nicht, sehen es als Vertrauensbruch, wenn persönliche Informationen über sie mit Außenstehenden geteilt werden. Sie erleben sich plötzlich als Problemfall in der Familie, über den hinter ihrem Rücken beratschlagt wird.

> *Ich war dieselbe Person wie immer, und plötzlich wurde ich behandelt, als hätte ich ein Verbrechen begangen, als wäre ich nicht mehr zurechnungsfähig. Mein Mann hat E-Mails von mir und meiner Energetikerin mit Familienmitgliedern geteilt und auch mit Freunden darüber gesprochen, dass er befürchtet, ich wäre jetzt in einer Sekte. Alle redeten auf mich ein, dass ich da sofort jeden Kontakt abbrechen soll. Ich fühlte mich wie nackt ausgezogen an den Pranger gestellt.*

Sich über eine Person zu sorgen berechtigt nicht, in deren Privatsphäre einzudringen, sich versteckt persönliche Daten zu beschaffen und mit anderen zu teilen. Eine Ausnahme stellen dabei in gewissem Umfang Kinder und Jugendliche dar. Wobei auch hier ein Recht auf Privatsphäre besteht und nicht heimlich hinter dem Rücken der Betroffenen gehandelt werden sollte.

Wenn sich eine Person aus einer Ideologie zurückzieht, eine Gemeinschaft verlässt, eventuell auch Fehler eingesteht, ist das ein großer Schritt, der Respekt verdient. Es ist nicht der Zeitpunkt, mit Häme oder Selbstgerechtigkeit zu reagieren. Helfen Sie dem Betroffenen, soweit wie möglich, sein Gesicht zu wahren. Aussagen wie *„Siehst du endlich, dass ich recht hatte?"* oder *„Das habe ich dir doch schon immer gesagt!"* sind nicht hilfreich.

Anfangs sind oft Scham und Zweifel an der eigenen Urteilsfähigkeit vorherrschend. Manchmal müssen die gesamte persönliche Weltanschauung und das Wertesystem neu überdacht und die stützende Funktion der Ideologie und der Gruppenzugehörigkeit durch Neues ersetzt werden. Je umfassender und je länger die Ideologie/die Gemeinschaft zuvor das eigene Leben dominiert hat, umso größer sind der Verlust und das Hadern mit zuvor getroffenen Entscheidungen. In problematischen Gemeinschaften kann es auch zu belastenden bis zu traumatischen Erfahrungen gekommen sein. Viele gehen zu diesem Zeitpunkt durch eine tiefe persönliche Krise. Manche haben kaum ein soziales Netz übrig, weil ein Loslösen aus der Gemeinschaft mit Kontaktabbruch bestraft wird und die alten Freundschaften zuvor aufgegeben wurden. Manche müssen sich beruflich neu orientieren, manche ihre gesamte Existenz neu aufbauen. Zu diesem Zeitpunkt erweist sich oft die Familie (wenn sie nicht Teil des Systems ist) als eine unschätzbar wertvolle Ressource. Sie ist Auffangnetz, Brückenkopf in eine neue Existenz und manchmal der einzige Ort, an dem gewagt wird, Hilfe zu suchen. Es kann sein, dass es zuvor Jahre der Entfremdung gab, dass vorangegangene Kränkungen und Verletzungen auf beiden Seiten den erneuten Kontakt erschweren. Dennoch wenden sich viele an die Mitglieder der Herkunftsfamilie, wenn sie in Not geraten.

„Du bist der Durchschnitt aus den fünf Personen, mit denen du am meisten Zeit verbringst", hat meine Mentorin immer gepredigt. Weil ich etwas Besonderes sein wollte, erfolgreich und auf einem hohen spirituellen Niveau, habe ich den Kontakt zu meinen Freunden und der Familie stark reduziert. Sie schienen mich nicht zu verstehen, fanden nur Kritik an meiner Mentorin und meinen Kursen bei ihr, das wollte ich mir gar nicht mehr anhören. „Die ziehen euch in ihre niedrigen Frequenzen", hat sie gesagt. Erst als ich gemerkt habe, wie oberflächlich und unecht diese angeblich erleuchtete Frau war und wie sehr mir ihre Ratschläge geschadet haben, habe ich wieder den Kontakt zur Familie gesucht. Ich genieße jetzt, wie selbstverständlich ich dort aufgenommen worden bin, dass ich einfach so dazugehöre und gemocht werde. Es tut so gut, über ganz normale Dinge zu reden und Alltägliches miteinander zu erleben. Es hilft mir, wieder in Kontakt mit meinen eigenen Bedürfnissen zu kommen und Boden unter meine Füße zu bekommen.

***

Mein Bruder war 15 Jahre lang in einer Kommune in Südamerika. Wir hatten nur ganz selten Kontakt, weil der Leiter der Gemeinschaft das verboten hat. Zu seinen Freunden von früher ist jeder Kontakt schon lange abgerissen. Vor einem Monat hat er sich plötzlich gemeldet, dass er es dort nicht mehr aushält und alle völlig unter der Fuchtel des Anführers stehen. Es geht ihm gesundheitlich schlecht, weil er keine ärztliche Behandlung für seine Herzerkrankung in Anspruch nehmen darf. Seine Erkrankung sei ein Zeichen von Unreinheit, er muss sich von den anderen Mitgliedern der Gemeinschaft fernhalten, nur die Heilbehandlungen der Gruppe sind erlaubt. Wir haben in der Familie sofort das Geld für das Ticket nach Hause gesammelt; eine Cousine hat den Kontakt zum Konsulat vor Ort aufgenommen, damit er einen Pass bekommt, die Eltern haben die nötigen Dokumente zusammengesucht. Meine Schwester nimmt ihn die erste Zeit bei sich auf, ein anderer Cousin ist Krankenpfleger und hat mit einem Kardiologen in seinem Spital vereinbart, dass der sich meinen Bruder gleich ansieht und eine Behandlung beginnt, auch wenn er noch keine Versicherung hat. Ich kümmere mich um die soziale Seite und helfe ihm bei den Anträgen und dem ganzen Papierkram. Wir sind so froh, ihn endlich wieder bei uns zu haben, und er sagt auch, wie dankbar er über die Familie ist.

Eigene Anteile reflektieren

Ich glaube, meine 33-jährige Tochter ist in einer Sekte! Bis vor Kurzem haben wir täglich mindestens einmal telefoniert, die Urlaube haben wir gemeinsam verbracht, und sie hat mir alles erzählt. Jetzt will sie mit Freundinnen in Urlaub fahren und hebt nicht immer ab, wenn ich anrufe. Sie weicht aus, wenn ich ihr Fragen stelle. Da steckt bestimmt eine Sekte dahinter. Die versuchen doch immer, den Kontakt zur Familie zu stören.

Nicht immer steckt hinter Veränderungen im Verhalten eines Familienmitglieds eine vereinnahmende Gemeinschaft. Manchmal gehört es zu Entwicklungsphasen, sich ein Stück weit aus dem Familienverband zu lösen; manchmal sind die Erwartungen und Aufträge der Familie auch unangebracht, oder es gibt grenzüberschreitendes Verhalten. Veränderungen irritieren das Umfeld, auch wenn sie sinnvoll und notwendig sind. Richten Sie einen kritischen Blick auch auf eigene Verhaltensweisen und die Familiendynamik. Wo leisten Sie eventuell einen Beitrag zum Verhalten Ihres Familienmitglieds? Sind Ihre Erwartungen dem Alter des Angehörigen entsprechend? Sind Sie selbst authentisch, aufrichtig, fair? Sind Ihre Erwartungen angemessen? Kann ein Teil des Problems auch mit einem Mangel an Toleranz und Vertrauen auf Ihrer Seite zusammenhängen? Wie objektiv können Sie die Situation beurteilen? Wenden Sie die kritische Selbstreflexion, die Sie sich vom Familienmitglied wünschen, auch auf sich selbst an. Manchmal hilft dabei die Außenperspektive eines guten Freundes oder eine therapeutische Begleitung.

Zum Nachdenken

Welche Personen waren für Sie prägend und warum?

In welchen Phasen Ihres Lebens und durch welche Auslöser haben Sie grundlegende Einstellungen entwickelt oder verändert?

Welche Familienmitglieder waren bedeutsam für die Entwicklung Ihres eigenen Weltbildes?

War in Ihrer Familie eher Einheit oder eine Vielfalt der Ansichten vorhanden? Wie wurde mit Außenseitern umgegangen? Welche Gesprächskultur wurde gepflegt?

Welches Familienmitglied beeindruckt Sie, obwohl Sie andere Ansichten und Werte vertreten?

Für welche Personen in Ihrem aktuellen Umfeld können Sie einen wertvollen Beitrag zur Entwicklung eines kritischen Verstandes liefern?

7.3 Konflikte in der Partnerschaft

Meine Frau hat der ganzen Familie verboten, Nachrichten anzusehen, weil sie negative Energien ins Haus bringen. Sie hat das Bücherregal durchsucht und alle Bände, die laut der Meisterin eine schlechte Aura verbreiten, entfernt. Überall hingen Bilder der verehrten Meisterin. Dann hat sie auch begonnen, die Musik, die ich höre, zu zensieren. Ich bin mir vorgekommen wie im Gefängnis.

Besonders schwierig ist die Situation, wenn es innerhalb einer Beziehung gravierende Differenzen in der Weltanschauung gibt. Die meisten Beziehungen beginnen mit einer grundsätzlichen Übereinstimmung bei wichtigen Werten, Ansichten und Haltungen. Manchmal entwickelt sich ein Partner in eine andere Richtung, entdeckt für sich eine Religion oder löst sich aus ihr, verändert die politische Einstellung oder wird radikaler in seinen Ansichten. Schnell entstehen andauernde Grabenkämpfe, wo mit allen Mitteln versucht wird, dem anderen zu beweisen, wie unrecht er/sie hat. Manche dieser Diskussionen sind spannend, harmlos und bringen Würze in die Beziehung. Wenn es aber um ein Thema geht, bei dem die Auswirkungen problematischer oder andere Personen mit betroffen sind, steigt der Blutdruck. Wird die Neurodermitis der Tochter vom Heilpraktiker oder mit Kortison behandelt? Werden die Kinder geimpft oder nicht? Muss der Urlaub verschoben werden, weil Medium Esmeralda einen Flugzeugabsturz prophezeit? Muss auch der Partner an den Treffen der Gruppe teilnehmen, weil der Meister sonst keine Zukunft für die Beziehung sieht?

Die schrullige Macke, die am Beginn der Beziehung noch charmant war, das Engagement für Bewegung XY, das man anfangs noch bewundert hat, kann mit der Zeit zu einer zunehmenden Irritation führen. Zeit, Geld, Energie werden von dem*r Partner*in für etwas eingesetzt, wofür man immer weniger Verständnis hat. Manchmal entsteht ein Auseinanderklaffen der Ansichten auch erst im Laufe der Beziehung, wenn sich zum Beispiel einer der Partner einer spirituellen Bewegung zuwendet, sich in seinen (sozial-)politischen Ansichten stark verändert oder sich zunehmend für Verschwörungsmythen interessiert.

Eine Klientin hat das so formuliert:

Wir haben zu Beginn unserer Beziehung gerne diskutiert, in wichtigen Fragen waren wir uns aber einig. Jetzt denke ich mir manchmal, dass ich diesen Mann gar nicht kenne. Unlängst hat er mir ernsthaft erklärt, dass die wichtigsten Politiker alle außerirdische Echsenwesen seien, die sich tarnen, um die Erde zu übernehmen. Wie kann ich ihn noch respektieren, wenn er solche Ansichten vertritt? Es ist mir peinlich, wenn er im Freundeskreis davon spricht.

Wenn die grundsätzliche weltanschauliche Basis in einer Beziehung auseinanderdriftet, entstehen schnellwachsende Klüfte, die sich nur schwer überbrücken lassen.

Rechnen Sie damit, dass Sie Ihre Partnerin/Ihren Partner nicht verändern können. Wenn Sie davon ausgehen, dass die verschiedenen Glaubenspositionen beständig sind, gibt es dann trotzdem genug Verbindendes? Wie kann ein Zusammenleben trotzdem funktionieren?

Beziehungstipp:
Wenn es unterschiedliche Ansichten in wichtigen Bereichen gibt, sind zwei Dinge besonders wichtig:

1. **Gegenseitige Toleranz:** keine ständigen Grabenkämpfe und Missionsversuche. Es muss Ihnen **beiden** möglich sein, die andere Person zu respektieren, auch wenn Sie unterschiedliche Einstellungen haben. Sie können die Gesinnung ablehnen, müssen sich aber die Wertschätzung für die Person bewahren. Um das zu klären, ist es hilfreich, auf die Metaebene der Beziehung zu gehen und zu besprechen, wie es Ihnen damit geht, dass der/die andere diese Position vertritt: *„Wir haben unterschiedliche Standpunkte, wie gehen wir damit um? Was löst es in dir aus, dass ich deine Ansicht nicht teile? Wie geht es mir damit?"* Das Thema darf nicht den Großteil der Ressourcen in der Beziehung verschlingen, es darf sich nicht ständig alles um diese Meinungsverschiedenheit drehen. Manchmal verdeckt diese Auseinandersetzung auch andere Paarkonflikte, und manchmal dient sie als Begründung oder letzter Anstoß, eine Beziehung zu beenden, die bereits am Auseinanderdriften ist.
2. **Verbindendes:** Arbeiten Sie bewusst daran, dass es andere Bereiche gibt, die Sie als Paar verbinden, wo es gemeinsame Interessen und geteilte Anschauungen gibt. Nehmen Sie bewusst wahr, was das Schöne, Wohltuende und Stärkende in der Beziehung ist, was Sie an dem/der anderen schätzen. Die unterschiedlichen Weltanschauungen (wenn sie starke negative Emotionen auslösen) erzeugen eine Abstoßungsreaktion, wie bei gleichgepolten Magneten. Sie brauchen eine gute gemeinsame Basis und gute Alltagserfahrungen, die Sie als Paar verbinden und stärken, um dem entgegenzusteuern.

Ich habe stundenlang am Computer verbracht und mir Verschwörungstheorie-Videos und -Blogs angesehen. Ich bin völlig in diese Welt eingetaucht. Es hat mir gar nicht gutgetan. Die Menschen, die dort posten, sind so voller Angst und Hass, die ganze Welt scheint am Abgrund zu stehen. Es war wie eine Droge, ich konnte nicht davon weg. Jeden Tag habe ich als Erstes nachgelesen, welche neuen Zeichen die große Übernahme der Welt durch die dunkle Kabale belegen. Es war ein euphorisches Gefühl, zu den wenigen „Erwachten" zu gehören. Zugleich habe ich mich immer unruhiger und leerer gefühlt und den Boden unter den Füßen verloren. Dann hat mein Lebensgefährte mir eröffnet, dass er so nicht mehr mit mir leben könne. Er hat geweint und gesagt, dass er sich hilflos fühle, weil er sehe, dass es mir nicht gut gehe und er mich nicht mehr erreichen könne. Er sagte, er erkenne die Frau nicht wieder, in die er sich verliebt hat, und dass er die Beziehung beenden müsse, wenn ich nicht bereit sei, mit ihm daran zu arbeiten. Das war ein großer Schock für mich. Ich wusste, dass er unzufrieden ist, aber nicht, wie sehr es ihn belastet, und dass ich drauf und dran war, ihn zu verlieren. Wir haben uns dann darauf geeinigt, dass ich als erste Maßnahme für drei Wochen einen kompletten Online-Entzug der einschlägigen Seiten mache und wir uns Zeit für uns nehmen und viel in die Natur gehen und auf die Berge, das war immer unser liebstes gemeinsames Hobby. Anfangs hat das nicht funktioniert. Wenn ich die Facebook-Nachrichten meiner Schwester sehen wollte, konnte ich auch die der anderen Gruppen nicht vermeiden. Mir ist auch aufgefallen, wie oft ich zum Handy greife, weil ich mich ablenken will, mich langweile oder Angst habe, etwas zu verpassen. Dann habe ich einen Artikel über eine Digital-Detox-Challenge gelesen. Über den Zeitraum von 30 Tagen wird das Smartphone immer weniger benutzt [8]. Mein Freud war einverstanden, es mit mir gemeinsam zu machen. Das ist ihm noch schwerer gefallen als mir. Auf einmal war ich nicht mehr der „Problemfall" in der Beziehung, sondern wir haben gemeinsam gegen unsere schlechten Angewohnheiten gekämpft. Das hat uns sehr verbunden, wir haben gemeinsam gelitten, hatten Spaß und mussten uns wieder viel mehr miteinander beschäftigen. Nach den 30 Tagen habe ich alle Social-Media-Aktivitäten radikal reduziert. Ich habe die meisten Seiten gelöscht und teils neue Accounts erstellt. Ich könnte nicht sagen, dass ich mich von den Verschwörungstheorien losgesagt habe, aber ich weiß, dass sie mir nicht guttun. Ich will mich nicht damit befassen und vermeide, auch nur daran zu denken. Wenn das Thema in den Nachrichten kommt, schalte ich ab. Im Moment hilft mir das am besten, und es hat meine Beziehung gerettet.

Gibt es gemeinsame Kinder, verschärft sich dieser Konflikt häufig. Wenn z. B. für einen Elternteil eine Religion sehr wichtig ist und der andere Elternteil dieses Glaubensengagement strikt ablehnt, entbrennt meist ein Konflikt darüber, in welcher Weise und in welcher Intensität den Kindern dieser Glaube vermittelt werden soll.

Ein Beispiel aus der Praxis:
Der Gatte von Frau X ist nach einigen Jahren Beziehung den Zeugen Jehovas beigetreten. Frau X lehnt die Gemeinschaft ab und will nicht, dass die beiden

gemeinsamen Kinder an Versammlungen und Kinder-Bibelkursen teilnehmen. Für Herrn X ist es aber sehr wichtig, dass er seinen Kindern diese Werte und Inhalte vermittelt. Er würde sonst, aus seiner Sicht, einen schweren Fehler als Vater begehen und seine Kinder ohne den Schutz des Glaubens einer gefährlichen Zukunft aussetzen. Bei manchen Bereichen, wie dem Feiern von Geburtstagen und Weihnachten, findet das Paar schnell Kompromisse, in anderen ergeben sich ständige Diskussionen: Dürfen die Kinder Harry-Potter-Bücher lesen? Sind Plakate von Musikbands in den Kinderzimmern problematisch? Kann Herr X die Kinder mitnehmen, wenn er als Missionar Hausbesuche macht? Frau X will nicht, dass er den Kindern von der Sünde, der Strafe Gottes und den Versuchungen des Teufels erzählt. Ihn ärgert es, dass sie die Kinder (aus seiner Sicht) schädliche Filme und Bücher ansehen bzw. lesen lässt.

Mehr dazu im nächsten Kapitel.

Zum Mitnehmen

Wenn eine Veränderung der Ansichten nicht möglich erscheint, dann ist schon viel gewonnen, wenn einem Freund-Feind-Denken entgegengewirkt werden kann. Respekt vor anderen Meinungen kann nur gefordert werden, wenn er auch selbst vorgelebt wird.

Bei allem Verständnis und aller Empathie bleibt es wichtig, die eigenen Grenzen zu erkennen und zu wahren. Menschenfeindliche, radikalisierende Ideologien sollen nicht durch Schweigen legitimiert und normalisiert werden. Sich zu schützen und abzugrenzen und im schlimmsten Fall einen Kontakt zu beenden bleibt eine Option. Veränderungen der Weltanschauung ziehen sich oft über viele Jahre, die Familie ist besonders ab dem Einsetzen von Zweifeln und nach einem Wandel eine wichtige Ressource.

Literatur

1. https://www.mimikama.at
2. Petzold H, Orth I (1994) Kreative Persönlichkeitsdiagnostik durch mediengestützte Techniken in der Integrativen Therapie und Beratung. In: Petzold H (Hrsg) Integrative Therapie. Zeitschrift für vergleichende Psychotherapie und Methodenintegration, Bd 20. Junfermann, Paderborn, S 312–391
3. Neuberger S (2018) Menschen auf der Suche: Beratung und Psychotherapie im Umfeld von sogenannten Sekten und weltanschaulichen Gemeinschaften vor dem Hintergrund systemischen Denkens. Facultas Universitätsverlag, Wien, S 90

4. Schleichert H (2012) Wie man mit Fundamentalisten diskutiert, ohne den Verstand zu verlieren: Anleitung zum subversiven Danken, 7. Aufl. Beck, München S 150–151
5. Hain P (2009) Humor und Hypnotherapie. In: Revenstorf D, Peter B (Hrsg) Hypnose in Psychotherapie, Psychosomatik und Medizin. Springer, Heidelberg, S 162–166
6. de Shazer S (2006) Der Dreh: Überraschende Wendungen und Lösungen in der Kurzzeittherapie. Carl-Auer, Heidelberg
7. Ich sah das Schlachtfeld von Alexander Eydlin. https://www.zeit.de/kultur/2020-09/verschwoerungstheorien-anhaenger-erfahrung-umgang-vorurteile-coronavirus. Zugegriffen: 21. Febr. 2021
8. https://www.forbes.com/sites/nextavenue/2017/01/04/try-the-30-day-digital-detox-challenge/. Zugegriffen: 1. Mai 2020

8
Kinder und Jugendliche

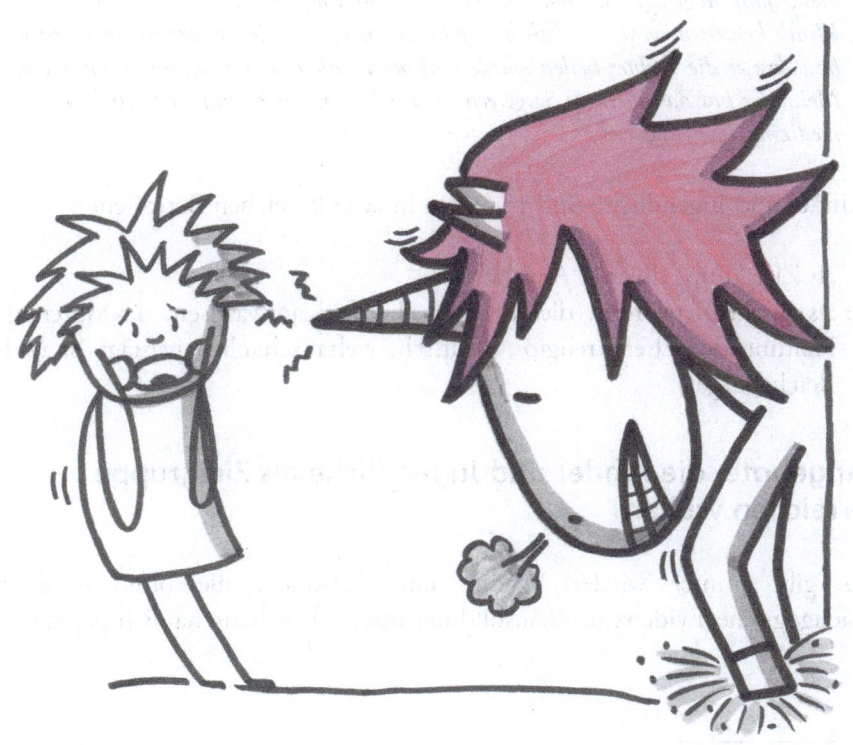

8.1 Problemfelder

Ich bin Grundschullehrerin. Ein 7-jähriges Mädchen in meiner Klasse hat mir begeistert erzählt, dass es gemeinsam mit seiner Mutter eine Ausbildung als Heilerin macht. Es lernt dort, seine Hände auf den Kopf von Menschen zu legen, und dann kommt die Energie des Universums und heilt die Menschen. Ich habe die Mutter des Kindes darauf angesprochen, und sie hat mir bestätigt, dass sie ihre Tochter zu Ausbildungsgruppen eines Esoterik-Anbieters mitnimmt, das wäre von den Anbietern ausdrücklich erwünscht. Kinder können bis zum 15. Lebensjahr gratis teilnehmen. Sie wären besonders gute Heiler, weil sie eine viel bessere Schwingung als Erwachsene hätten und daher besonders gut als geistiger Kanal wirken. [1]

***

Meine Tochter ist fünf Jahre alt. Als Baby wurde sie am Herzen operiert, sie muss jährliche Kontrolluntersuchungen absolvieren. Meine Ex-Freundin hat den Termin dieses Jahr abgesagt. Sie hat im Krankenhaus angegeben, dass sie eine andere Klinik besuchen wird. In Wahrheit geht sie zu einem Heiler, der ihr zugesichert hat, dass er die Tochter heilen würde und bereits die erste Operation unnötig war. Meine Ex hat das alleinige Sorgerecht, ich bekomme nicht einmal Einsicht in die medizinischen Akten.

Kinder und Jugendliche sind vor allem in zwei Bereichen Betroffene[1]:

1. als Zielgruppe diverser Angebote,
2. als direkt Betroffene, die in einem Umfeld aufwachsen, das durch die Haltung der Eltern religiös, politisch, weltanschaulich geprägt ist (z. B. Reichsbürger).

Angebote, die Kinder und Jugendliche als Zielgruppe erreichen wollen

Es gibt immer wieder Vereine und Personen, die ohne fundierte pädagogische Evidenz und Ausbildung ihre, oft weltanschaulich geprägten,

---

[1]Teile des Textes mit Änderungen bereits veröffentlicht im Tätigkeitsbericht der Bundesstelle für Sektenfragen 2019: https://www.parlament.gv.at/PAKT/VHG/XXVII/III/III_00175/index.shtml zugegriffen am 09.02.2021.

Angebote an Schulen und Kinderbetreuungseinrichtungen stellen. Manchmal wird der Ursprung des Angebots nicht kommuniziert, z. B. bei „Jugend für Menschenrechte" und „Sag Nein zu Drogen", die von Scientology-Mitgliedern initiiert sind. Neben dem Engagement für gesellschaftlich anerkannte Themen (z. B. Frieden) wird oft in wenig deklarierter Form auch für die eigene Gemeinschaft, die eigene Ideologie geworben. Ein Beispiel dafür ist „Weihnachten im Schuhkarton", ein beliebtes und weitverbreitetes Projekt, das zu Weihnachten benachteiligte Kinder mit Spiel- und Schulsachen, in einen Schuhkarton verpackt, beschenkt. Wenig bekannt ist, dass dieses Projekt von „Samaritan's Purse", einer evangelikalen Vereinigung, ausgeht, die als ein wichtiges Ziel der Verteilungsaktion auch die Mission sieht. Gemeinschaften wie z. B. Scientology versenden ungefragt Bücher und CDs/DVDs ihrer Bewegung an Schulen als Spende für die Schulbibliotheken oder als Lernunterlagen für Themenbereiche wie Suchtaufklärung, Ethik- oder Sexualaufklärungsunterricht.

In unserem Kindergarten wurde zu einer Informationsveranstaltung eingeladen. Es ging darum, wie man die Talente und Fähigkeiten des Nachwuchses erkennen und fördern kann. Der Redner stellte ein Programm vor, das angeblich wissenschaftlich erwiesen sei. Mithilfe des Geburtsdatums und der Geburtszeit würde ein Chart für jedes Kind erstellt, anhand dessen man die Talente und Begrenzungen erkennen könne. Ich war sofort skeptisch und habe noch während des Vortrags am Smartphone kritische Berichte aus dem Internet dazu gelesen. Meine Einwände prallten aber am Vortragenden ab, und ich war erschrocken, wie viele der Eltern an seinen Lippen hingen und seine Erziehungsanleitungen begeistert aufnahmen.

Zweifelhafte Produkte wie Nahrungsmittelergänzungen, „energetisierte" Heilmittel, Talismane, diverse Behandlungen und Programme werden Eltern gegen ADHS, Autismus, Allergien, Rechtschreibschwäche (Legasthenie), Entwicklungsverzögerungen und alle erdenklichen Beschwerden angeboten. Dabei reicht die Palette von harmlosen Mitteln bis zu lebensgefährlichen Produkten wie MMS (Miracle Mineral Supplement), einer Chlordioxidlösung, die beispielsweise autistischen Kindern als Einlauf verabreicht wurde, in der Hoffnung, dass sie auf diese Weise geheilt würden. Mittels Gerätschaften und Methoden, die keiner wissenschaftlichen Überprüfung standhalten, werden (häufig von medizinischen Laien) Diagnosen gestellt und Behandlungsempfehlungen ausgesprochen. Mit kinesiologischen Muskeltests werden zum Beispiel angebliche Allergien bei Kindern festgestellt, die dann meist über einen langen Zeitraum auf Weißmehl, Zucker, Milchprodukte und dergleichen verzichten sollen, was eine große Belastung und gesundheitsschädlich für ein Kind sein kann. Häufig wird Eltern empfohlen, ihre Kinder nicht impfen zu lassen; manchmal werden auch dringend erforderliche medizinische Behandlungen nicht durchgeführt, weil die ärztliche Diagnose angezweifelt oder ein alternatives Behandlungskonzept propagiert wird. Begleitend zu einer bestehenden medizinischen Betreuung können diese Behandlungen und Produkte durchaus harmlos oder sogar hilfreich sein. Bei chronischen Erkrankungen von Kindern und Jugendlichen wie Diabetes, Mukoviszidose, Epilepsie oder akuten Erkrankungen wie Krebs und Infektionen kann Lebensgefahr bestehen, wenn Eltern ausschließlich auf spirituelle oder alternative Heilmethoden vertrauen.

Der Konflikt kam, als unser Kind geboren war und ich bei ihm dann auch mit Homöopathika experimentiert habe, und das hat auch überhaupt nicht funktioniert. Da hat meine Partnerin gesagt: „Du bist doch gar nicht objektiv, lass das doch lieber von der Kinderärztin behandeln." (Thomas F., Kinderarzt)

Kinder als direkt Betroffene

Die Entwicklung von Kindern und Jugendlichen in Sicherheit und Freiheit kann durch extreme religiöse oder weltanschauliche Vorstellungen der Eltern gefährdet werden. Das kann sein, weil sie in großer Angst aufwachsen, einerseits vor einem strafenden Gott, der das Kind ständig beobachten würde, seine Vergehen in einem „Sündenregister" vermerkt und Ungehorsam bestraft, andererseits vor einem dämonischen Einfluss, der stets versuchen würde, das Kind zu unerwünschtem Verhalten zu verführen. Das trifft auch zu, wenn Kindern vermittelt wird, dass sie in einer gefährlichen und gefährdeten Welt, ständig in Gefahr durch übermächtige negative Kräfte, aufwachsen. Aber auch der Auftrag, man dürfe stets nur positive Gedanken hegen und müsse immer einem bestimmten Regelkanon entsprechen, kann großen Stress verursachen. Es wird mitunter ein spiritueller Perfektionismus erwartet, der kaum zu erfüllen ist, und damit werden die Kinder und Jugendlichen mit dem ständigen Gefühl zurückgelassen, zu versagen, zu sündigen, nicht gut genug zu sein oder andere durch ihr Verhalten zu gefährden. Unter diese „Vergehen" fallen mitunter auch normale Gefühle und Impulse wie Wut, Eifersucht, Ärger und sexuelles Begehren. Der eigene Einfluss auf die Welt wird zum Teil überschätzt *(„Weil ich diesen negativen Gedanken hatte, sind so viele Menschen beim Erdbeben in Haiti gestorben."),* aber auch unterschätzt („Meine Bedürfnisse zählen nicht, solange es der Gemeinschaft gut geht" „Ich bin nichts ohne meinen Glauben."). Besonders problematisch ist es, wenn religiöse Schriften Erziehungsmethoden empfehlen, die nicht mehr zeitgemäß sind, wenn zum Beispiel das Schlagen von Kindern als legitimes Instrument der Korrektur nicht nur empfohlen, sondern sogar von den Eltern als „Liebesbeweis" verlangt wird („Wer seine Rute schont, der hasst seinen Sohn; wer ihn aber lieb hat, der züchtigt ihn bald." [2]).

Da den Kindern vermittelt wurde, dass die Eltern im göttlichen Erziehungsauftrag handelten, stand stets die Drohung im Raum, dass bei Ungehorsam und Rebellion gegen die Eltern auch Gottes Strafe, bis zum Verlust des Seelenheils, drohte. Meine gleichaltrigen Freundinnen und ich entwickelten daraus ein stark von Anpassung und Unterwürfigkeit geprägtes Verhalten allen Erwachsenen gegenüber. [3] (Anna, Bericht einer Aussteigerin)

Soziale Kontakte außerhalb der Gemeinschaft werden manchmal erschwert, der Besuch von Schulveranstaltungen wird verboten, Bücher, Filme und Medien, die Kinder konsumieren dürfen, werden stark reglementiert und kontrolliert. Zeitaufwendige religiöse Pflichten lassen den Kindern und Jugendlichen oft auch kaum Zeit, sich mit Gleichaltrigen zu treffen und alternative Interessen zu entwickeln; sie erleben sich dann häufig als Außenseiter, fremd und unsicher im sozialen Umfeld außerhalb der eigenen Gemeinschaft.

Im Kindergarten habe ich oft gehört: „Jetzt muss die Sarah vor die Türe gehen, wir feiern jetzt Geburtstag." Oder Weihnachten, Ostern, Nikolaus. Und dann bin ich im Gang gestanden, während die anderen gesungen und Kuchen gegessen haben. Für mich hat es nie eine Geburtstagsfeier gegeben. Ich habe versucht, mir vorzustellen, wie alle in der Gruppe von Jehova bestraft werden, aber das wollte ich eigentlich auch nicht, es waren ja meine Freunde. In der Schule war ich „das Zeugen-Jehovas-Kind" und ein Außenseiter. Die Mutter einer Mitschülerin hat durchgesetzt, dass ihre Tochter nicht neben mir in der Bank sitzen durfte, weil sie Angst hatte, dass ich ihre Tochter missioniere, als ob ich ansteckend wäre.

Übermäßiges religiöses oder ideologisches Engagement der Eltern kann auch zu Vernachlässigung von Kindern führen. Die Bedürfnisse der Kinder werden den Forderungen der Gemeinschaft nachgeordnet, manche Gemeinschaften fordern sogar, sich „aus Bindungen zu lösen", Beziehungen und Verantwortung zugunsten der Spiritualität abzulegen. Zeitaufwendige

Glaubenspflichten und Praktiken können das Familienleben stark dominieren und einschränken.

Glaubensgemeinschaften entwickeln oft eigene Vorstellungen, über die Entstehung von Krankheiten, die einer medizinischen Behandlung entgegenstehen können; insbesondere psychische Erkrankungen erfahren häufig keine adäquate Diagnose und Behandlung.

Ein weiteres Konfliktfeld entsteht bei unterschiedlichen Positionen der Eltern, wenn ein Elternteil das spirituelle Engagement oder die weltanschauliche Ausrichtung des anderen Elternteils ablehnt und darin eine Gefährdung der gemeinsamen Kinder sieht. Solche Konflikte führen häufig zu Sorgerechtsverfahren vor Gericht und werden mit hoher Emotionalität geführt. Die Kinder befinden sich in einem enormen Loyalitätskonflikt, nicht nur zwischen den Eltern, sondern auch zwischen zwei unterschiedlichen religiösen Werten, Grundhaltungen und Sichtweisen auf die Welt.

Mein Ex-Freund weigert sich, den Staat anzuerkennen, und hängt diversen Verschwörungsmythen an. Er vermittelt unserem gemeinsamen 13-jährigen Sohn, dass die Schule nicht wichtig sei, weil das System sowieso bald zusammenbreche. Er scheint sich immer mehr in einem rechtsextremen Umfeld zu bewegen. Unlängst hat er unseren Sohn zu einem Überlebenstraining im Wald mitgenommen. Dort gab es Waffenübungen, um sich gegen die angeblich bevorstehende „Umvolkung" zu wehren. Mein Sohn will dem Vater gefallen und findet das kriegerische Auftreten der anderen cool. Ich finde das alles widerlich und will nicht, dass mein Sohn mit dieser Ideologie in Kontakt kommt. Mit meinem Ex-Freund ist jede Diskussion darüber sinnlos.

Soziale Isolierung, ideologische Abschottung und Abhängigkeit von der Glaubensgemeinschaft behindern die Entwicklung einer eigenverantwortlichen Persönlichkeit, die sich in unserer Gesellschaft selbstbestimmt bewegen, Berufs- und Bildungschancen ergreifen und sich in Freiheit entfalten kann. Das Recht auf freie Religionsausübung und die Rechte von Eltern, ihren Kindern eigene Werte und Weltanschauungen zu vermitteln, sind wichtige Grundrechte einer Demokratie. Sie dürfen jedoch nicht auf Kosten der Rechte von Kindern und Jugendlichen gehen: das Recht auf Entfaltung der Persönlichkeit, der Schutz der Menschenwürde, das Recht auf Leben und körperliche Unversehrtheit. Religionsfreiheit darf nicht auf Kosten von Kinderrechten bestehen [4].

> **Zum Mitnehmen**
>
> Die Rechte von Kindern, wie sie in der UNO-Kinderrechtskonvention festgehalten sind, haben Vorrang vor den Rechten von Eltern, religiöse oder politische Weltanschauungen zu vermitteln. Das Recht auf Gesundheit, freie Meinungsäußerung, gewaltfreie Erziehung und Bildung darf nicht durch die Ideologie der Eltern behindert werden. Als Gesellschaft tragen wir Mitverantwortung, dass Kinder und Jugendliche an einer vielfältigen, liberalen Demokratie teilhaben, Berufs- und Bildungschancen ergreifen und sich zu einer eigenverantwortlichen Persönlichkeit entwickeln können.

Meine geschiedene Frau will mit unserer 15-jährigen Tochter zu einer Yoga-Woche nach Kroatien reisen. Zunächst dachte ich, dass das eine gute Idee sei. Meine Tochter ist sehr sensibel, eher schüchtern, leidet unter Prüfungsangst und nimmt sich schnell alles zu Herzen. Ich dachte, Yoga und Meditation könnten ihr helfen, sich bei Stress besser zu entspannen. Bei genauerem Nachfragen hat sich aber herausgestellt, dass sie zu einem Guru fahren, den meine Ex-Frau verehrt. Sie werden in dessen Wohngemeinschaft leben und mit seinen Jüngern gemeinsam eine Intensivwoche seiner selbst entwickelten esoterischen Technik buchen. Im Internet fand ich dann auch noch negative Berichte über ihn, dass er freie Sexualität mit seinen Schülerinnen praktiziere und mit einer Art Sexualmagie arbeite. Ich will auf keinen Fall, dass meine Tochter dorthin mitfährt. Wer weiß, was die dort machen und ob sie in dieser Situation Nein sagen kann. Meine Ex meint, das gehe mich nichts an; und meine Tochter hat sich schon auf den Urlaub am Meer gefreut und möchte auch keinen Stress mit ihrer Mutter bekommen.

8.2 Tipps für Eltern bei Sorgerechtskonflikten

- Die Mitgliedschaft eines Elternteils in einer religiösen/spirituellen Gruppe, einer staatsfeindlichen Bewegung oder das Sympathisieren mit einer anderweitig problematischen Ideologie ist alleine noch kein ausreichendes Kriterium für eine Gefährdung des Kindeswohls [5], selbst wenn es sich um eine Gemeinschaft handelt, zu der bereits viel kritische Berichterstattung vorliegt. Es müssen konkrete Anhaltspunkte für diese Gefährdung vorliegen; dabei ist es nicht erheblich, ob die Gefährdung körperlicher, geistiger oder emotioneller Natur ist.
- Bringen Sie Kinder nicht in Loyalitätskonflikte! Machen Sie sich nicht vor Ihrem Kind über die Spiritualität und die Weltanschauung des anderen Elternteils lustig. Abwertende Bemerkungen und laut geäußertes Entsetzen über dessen Aktivitäten könnten bewirken, dass Ihr Kind Ihnen in Zukunft nichts mehr erzählt (*"Was hat deine Mutter wieder für einen*

Esoterikmist gekauft. Diese Engeltropfen sind der totale Schwachsinn, die nimmst du mir ja nicht!"). Kindern verursacht jeder Konflikt zwischen den Eltern Stress, und sie vermeiden diesen mitunter dadurch, dass sie problematische Themen gar nicht erst aufbringen.

- Das bedeutet nicht, dass Sie nicht Stellung beziehen können und andere Positionen vertreten dürfen. Tun Sie das aber auf eine Art und Weise, die sich auf sachliche Aspekte bezieht und nicht in emotionale Abwertung abrutscht: *„Deine Mutter glaubt, dass es Engel gibt und man die magische Kraft dieser Engel in Wassertropfen packen kann. Ich selber glaube nicht, dass es Engel gibt. Und wenn es welche gibt, glaube ich nicht, dass ihre Kräfte in diesem Wasser sind. Ich glaube das ist etwas, das sich Menschen wünschen. Wir würden alle gerne zaubern können."*
- Versuchen Sie im anderen Elternteil in erster Linie den Vater/die Mutter Ihres Kindes zu sehen und nicht den/die Ex-Partner*in. Sie sind vielleicht wütend, weil er/sie sich schlecht verhalten, Sie verletzt, Sie belogen und betrogen hat. Es gab Gründe, warum die Beziehung gescheitert ist. Dennoch kann die Person ein guter Vater/eine gute Mutter für das gemeinsame Kind sein. Versuchen Sie auf der Elternebene zu bleiben und nicht immer wieder alte Verletzungen und Konflikte aus der Paarebene einzubringen. Das ist sehr viel leichter gesagt als getan, aber wenn Sie selbst Ihrem Kind ein guter Vater/eine gute Mutter sein wollen, dann ist das ein wesentlicher Beitrag. Wenn ein Kind sagt: *„Ich will nicht zum Papa/zur Mama"*, kann das auch Ausdruck des Loyalitätskonflikts sein. Darf ich zum Papa/zur Mama, oder bist du mir dann böse? Darf ich es auch dort schön haben? Eine Aussage wie: *„Ich will, dass du zum Papa/ zur Mama gehst, und ich wünsche dir, dass es dir dort gut geht und du Spaß hast"*, kann ein Kind hier entlasten. Bei andauernden Klagen muss der Ursache natürlich auf den Grund gegangen werden.
- Fördern Sie früh eigenständiges Denken, kritisches Hinterfragen und eine gute Diskussionskultur. Unterstützen Sie die Entwicklung eines eigenen Standpunkts bei Ihrem Kind: *„Was denkst du? Was ist deine Meinung?"* Vermitteln Sie Bildung, liberale und demokratische Werte und die Faszination der Wissenschaft, auch in anderen Bereichen als dem weltanschaulichen Konfliktfeld:
  – Besuch von Museen, eventuell mit Kinderführung. Viele Museen bieten auch Kindergeburtstage mit entsprechendem Programm an.
  – Lange Nacht der Wissenschaften [6], der Forschung [7], der Museen, der Kultur
  – Kinderuniversität: Viele Universitäten und Fachhochschulen bieten Veranstaltungen an, die Kindern Wissenschaft vermitteln wollen [8].

Zum Beispiel öffnet die Kinderuni Wien [9] im Sommer zwei Wochen lang für Kinder von 7 bis 12 Jahren die Türen der Wiener Universitäten. In Vorlesungen treffen sie auf Wissenschaftler*innen und beenden ihr Studium mit einer Abschlussfeier.
- Gemeinsam an einem Forschungsprojekt mitwirken: Citizen-Science [10]
- Kabarettprogramme wie die Science Busters, Vince Ebert
- Science Slams [11]
- Kinderbücher, Bilderbücher, Comics, die Wissen vermitteln oder sich mit Inklusion, Toleranz und der Vielfalt von Lebensweisen befassen (z. B. „Alles Familie" von Alexandra Maxeiner).
- Wissenschaftsfördernde Fernsehproduktionen: Sendung mit der Maus, Willi will's wissen, Löwenzahn, Was ist was, Wissen macht Ah!, Wow – die Entdeckerzone, …
- Online: www.haus-der-kleinen-forscher.de, Technisches Museum in Wien [12], IST Austria [13], Young Science [14], ScienceLab [15]
- YouTube: „MrWissen2go", „MaiLab", „MEGA", „Wild Mics – Ferngespräch", „Quarks", „Kurzgesagt – In a Nutshell", „It's okay to be smart", „Jubilee" „Vsauce", „Checker Welt"

• Es genügt nicht, sich nur als Antithese zu positionieren. Was sind Ihre eigenen Werte und Einstellungen, was ist Ihre Sicht auf die Welt? Sie finden die staatsverleugnende Haltung des Ex-Partners unmöglich? Welche politischen Haltungen vertreten Sie? Was sind wichtige demokratische Werte, die Sie vermitteln wollen? Es erfordert Anstrengung, sich mit diesen Themen auseinanderzusetzen und die Antworten dann auch in konkrete Aktionen umzusetzen. Fanatiker scheuen das nicht und sind durch ihre intensive Beschäftigung mit ihren Ansichten oft eloquenter und sattelfester. Sie vermitteln dadurch eine Sicherheit, die auf manche attraktiv wirkt.

• *„Es macht keinen Sinn, Kinder zu erziehen, sie machen uns eh alles nach."* Dieser Satz wird Karl Valentin zugeschrieben und bringt eine wichtige Weisheit auf den Punkt: Ihr praktisches Vorbild hat eine prägendere Wirkung als Vorträge. Die Haltungen der Eltern vermitteln sich ganz automatisch an ihre Kinder, auch wenn das Thema nicht direkt angesprochen wird. Wenn sich Eltern einig sind und das Umfeld als abgeschlossene Blase gestalten, haben Kinder keine Wahl, als die Ansicht ihrer Eltern als „die Realität" wahrzunehmen. Erst in der Konfrontation mit anderen Ansichten – oft geschieht das über Freunde oder in der Schule – entsteht eine wichtige Differenzierung. Das Bild der Welt wird komplexer und facettenreicher. Meinungsvielfalt und Unsicherheiten,

Zufall und Ungerechtigkeit müssen nun integriert werden. Ein Elternteil vertritt ein problematisches Glaubenssystem? Umso wichtiger, dass der andere Elternteil, aber auch Großeltern, Onkeln und Tanten sowie andere Bezugspersonen als Anker für andere Weltsichten zur Verfügung stehen. Allein das Wissen *„Das kann man auch anders sehen"* wirkt gegen den Tunnelblick und hilft Kindern und Jugendlichen, eigene Positionen zu entwickeln.

- Damit Sie überhaupt die Gelegenheit haben, Ihr Weltbild zu vermitteln, ist es von entscheidender Bedeutung, dass der Kontakt zu Ihrem Kind nicht abreißt. Das bedeutet oft, dass Kompromisse mit dem zweiten Elternteil geschlossen werden müssen, besonders wenn Aufenthalt und Sorgerecht nicht gleich aufgeteilt sind. Pick your battles! Falls der andere Elternteil darauf besteht, dass das Kind Notfalltropfen (Bachblüten) bekommt, wenn es sich das Knie aufschlägt, dann lohnt sich ein Grundsatzkonflikt meist nicht. Wenn die Notfalltropfen die einzige erlaubte Intervention selbst bei groben Unfällen sind, dann ist eine Konfrontation wichtig.
- Achten Sie besonders bei medizinischen Entscheidungen auf Mitspracherecht. In vielen Bereichen der Esoterik herrscht eine feindliche Haltung zur evidenzbasierten Medizin. Es werden diverse Pseudo-Diagnoseverfahren angeboten und unwirksame bis hoch gefährliche Behandlungsmethoden propagiert. Impfungen werden vielfach abgelehnt, nötige Behandlungen nicht gestattet. Treten Sie als Anwalt für die Interessen des Kindes auf und scheuen Sie hier nicht den Konflikt. Kindeswohl trumpft Glaubensfreiheit.
- Haben Sie Geduld und denken Sie langfristig. Elternschaft ist ein Marathon und kein Sprint. Sie bleiben das ganze Leben über ein bedeutender Faktor im Leben Ihres Kindes. Es kann auch nach Phasen der Entfremdung wieder zu Annäherung und einem guten Eltern-Kind-Verhältnis kommen. Gerade in der Pubertät oder im frühen Erwachsenenalter gehören diese manchmal zum Entwicklungsprozess. Wenn der eine Elternteil eine Ideologie radikal lebt, wird dieser häufig versuchen, den anderen Elternteil ganz aus dem Leben des Kindes zu drängen. Das Glaubenskonstrukt wird dabei gern als Waffe eingesetzt: *„Du hast eine ganz negative Aura, wenn du von Besuchen bei deiner Mutter zurückkommst. Bis sich die aufgelöst hat, darfst du nicht mit den anderen Kindern spielen, die werden sonst angesteckt."*
- Hartnäckig bleiben, und immer wieder Kontaktangebote machen!

8.3 Behörden informieren

Die Entscheidung, ob in Konfliktfragen Behörden eingeschaltet werden sollen, ist nicht einfach. Es besteht zu Recht die Befürchtung, dass der Konflikt dann noch weiter eskaliert. Schlimmstenfalls sympathisiert der/die zuständige Sachbearbeiter*in mit der Glaubensrichtung und solidarisiert sich mit dem fanatischen Elternteil. Es kann aber auch sein, dass durch die Einbindung der Kinder- und Jugendhilfe (Jugendamt) extreme Auswüchse der Ideologie in Schach gehalten werden. Je stärker Sie die Gefährdung des Kindeswohls einschätzen, umso wichtiger ist dieser Schritt. Eventuell ist es möglich, sich zunächst anonym bei der Behörde beraten zu lassen, wie die Situation dort eingeschätzt wird und zu welchen Schritten man Ihnen rät. In Österreich kann zur Abklärung dieser Entscheidung auch eine Anfrage an die Kinder- und Jugendanwaltschaft gestellt werden [16]. Auch das Kind oder der/die Jugendliche selbst kann sich direkt an eine dieser Stellen wenden. Es besteht auch die Möglichkeit, dass beide Eltern gemeinsam ein Mediationsgespäch in einem Familienzentrum in Anspruch nehmen. In Österreich wird Konfliktbegleitung und Familienberatung über diverse Träger angeboten. In Deutschland können die Jugendämter, häufig auch Schulen oder Kindertagesstätten einen Kontakt zu entsprechenden Beratungsstellen vermitteln. Der neutrale Blick von außen kann deeskalieren und die Interessen des Kindes in den Vordergrund bringen. Haben Sie keine Scheu vor Kinderschutzeinrichtungen; sie dienen der Unterstützung von Familien und sind Vertreter der Interessen von Kindern und Jugendlichen [17].

Wenn Sie als Nachbarn, Verwandte, Personen aus dem Umfeld des Kindes eine problematische Entwicklung bemerken, ist das Einschalten der Behörden eine wichtige Option. Das kann auch anonym erfolgen; besser ist aber eine persönliche Eingabe, da hier Nachfragen möglich sind und Details geklärt werden können. Besonders wenn beide Eltern dieselbe Ideologie radikal teilen, sind wir als Umfeld verpflichtet [18], zu handeln und nicht wegzusehen. In Österreich kann eine Meldung auch über ein Onlineformular erfolgen [19].

> **Zum Mitnehmen**
>
> Wenn bei den Eltern Uneinigkeit über die religiöse und ethische Erziehung von Kindern besteht, darf das Kind nicht in einem Loyalitätskonflikt aufgerieben werden. Beide Elternteile sollen (soweit möglich) die jeweils andere Position akzeptieren und die eigene Weltsicht unabhängig vermitteln. Kinder

> können lernen, dass es vielfältige Religionen und Sichtweisen gibt. Eine eigenständige Meinungsbildung und Betrachtung der Welt sollen früh gefördert werden. Familienangehörige können dabei Aspekte einbringen, die im Elternhaus zu kurz kommen. Wenn durch religiöse oder ideologische Vorgaben eine Gefährdung des Kindeswohls entsteht, ist das Umfeld zum Einschreiten verpflichtet.

8.4 Tipps für Mitarbeiter*innen im Sozial- und Bildungsbereich

- Oft sind es die besonders ruhigen, braven Kinder, deren Nöte übersehen werden. Oft forcieren religiöse Gemeinschaften besonders Gehorsam und Respekt vor den Autoritäten der Gemeinschaft. Leidensdruck zeigt sich unter diesen Bedingungen weniger als Rebellion, sondern eher als psychische oder psychosomatische Erkrankung oder als Essstörung.
- Kinder und Jugendliche werden manchmal angehalten, die religiöse Zugehörigkeit aus Sorge vor Diskriminierung und Vorurteilen geheim zu halten. Jugendliche führen zuweilen ein Doppelleben. Sie wechseln zum Beispiel zwischen Elternhaus und Schule die Kleidung, geben sich bei den Gleichaltrigen ganz anders als in der religiösen Gemeinschaft. Sie haben oft die Erfahrung gemacht, dass sie mit den Werten und Ritualen der Gruppe in der Klasse zu Außenseitern werden.
- Problematische weltanschauliche Gemeinschaften gehen immer vom Dogma aus, eine Elite und damit anderen überlegen zu sein. Die Außenseiterposition wird positiv umgedeutet durch Abwertung der Nichtmitglieder. Daraus entsteht häufig eine arrogante Haltung, die Werte, Regeln und Anweisungen der „Andersgläubigen" ablehnt und für sich nicht anerkennt. Auch das erhöht die Kluft zwischen einem Kind aus dieser Gemeinschaft und der Umwelt. Die Wiener Kinder- und Jugendanwaltschaft berichtet: *„Und manche sind so in Gefühlen von Angst, Scham und Schuld gefangen, dass sie selbst dann, wenn jemand versucht, ihnen zu helfen, dieses Hilfsangebot als Bedrohung erleben, weil sie völlig verlernt haben, ihre eigenen Gefühle wahrzunehmen. Das ist etwas, das Kindern geschieht, die in radikalen religiösen Gruppen aufwachsen."* [20]

Bereits im Volksschulalter wurden wir Kinder darauf vorbereitet, „Schmähungen um unseres Glaubens willen" tapfer wie Märtyrer zu ertragen. Wir sollten dies als Auszeichnung für unsere Tugendhaftigkeit sehen und uns darüber freuen. Negative

Rückmeldungen aus meinem sozialen Umfeld in Bezug auf meine religiöse Ideologie prallten dadurch von mir ab wie von einer Wand. [3] (Anna, Bericht einer Aussteigerin)

- Lässt das intensive religiöse Engagement den Eltern noch ausreichend Zeit, sich ihren Kindern zu widmen? Wie viel Zeit verbringt ein Kind mit Meditation, Bibelkreisen, Schulungen, Ritualen und Versammlungen der Gemeinschaft? Wie viel Zeit bleibt für die eigene freie Entwicklung? Sind die Aufträge kind- und altersgerecht? Entsprechen sie modernen pädagogischen Ansprüchen?
- **Warnsignale:** Dem Kind werden die in der Altersgruppe verbreiteten Aktivitäten, Bücher und Filme verboten. Das Kind darf aus religiösen Gründen an manchen Unterrichtsaktivitäten nicht teilnehmen. Pädagogisches Material wird abgelehnt, das Themen wie Sexualkunde, Gleichberechtigung, LGBTIQ[2]-Rechte, Evolution, die Werte der liberalen, vielfältigen Gesellschaft zum Inhalt hat. Die Eltern versuchen den Kontakt mit Gleichaltrigen einzuschränken; im Umfeld des Kindes herrschen verbreitet extreme politische und religiöse Weltanschauungen vor. Die dort vermittelten Werte stehen entweder im Widerspruch zur demokratischen Gesellschaft oder lehnen staatliche Rahmenbedingungen grundsätzlich ab.

Naturwissenschaftliche Literatur, z. B. über die Evolutionstheorie, psychologische Fachliteratur und viele Werke der Kinderliteratur (z. B. Harry Potter, Das kleine Gespenst, …) wurden als teuflisch, dämonisch bzw. okkult bewertet und sollten nicht gelesen werden. Auch von Musikrichtungen wie Rock, Pop, Metal etc. wurden Kinder ferngehalten. Viele populäre Filme, Fernsehsendungen und Jugendmagazine (Sabrina, Bravo etc.) waren ebenso als teuflisch verpönt. Harmlose schulische Unterrichtsmittel wie Yogaübungen oder Mandalas ausmalen verweigerte ich wegen deren angeblich „okkulten" Bezugs. Stattdessen bekamen wir christliche Kinderliteratur, Filme und Musik und sollten uns mit dem Kreationismus beschäftigen. Mein kultureller Horizont war dadurch eingeschränkt, und ich konnte bei vielen Themen, die meine Mitschülerinnen beschäftigten, nicht mitreden. [3] (Anna, Bericht einer Aussteigerin)

- Bei Gesprächen mit Lehrer*innen oder Sozialarbeiter*innen gelingt es den Eltern oft, die ideologischen Differenzen herunterzuspielen. Kritische Reibungspunkte mit Grundwerten der modernen, liberalen Gesellschaft

---

[2] LGBTIQ: Abkürzung für Lesbian, Gay, Bisexual, Transgender, Intersexual, Queer.

sind den meisten im Vorhinein bewusst. Manche Gemeinschaften geben konkrete Hilfen, wie auf Fragen und Vorwürfe reagiert werden soll, oder drohen bei Kritik schnell mit anwaltlichen Konsequenzen. Oft wird das Recht auf freie Religionsausübung zitiert und Kritik oder auch nur Nachforschung als Diskriminierung abgewehrt.

- Kinder und Jugendliche, die sich nicht mit den Werten dieser Gruppen identifizieren, fühlen sich oft einsam und nirgends zugehörig. Besonders wenn sich die Eltern nur innerhalb der ideologischen Blase bewegen, stellen Schule und Berufsausbildung eine wichtige Brücke zur großen weiten Welt dar. Umso wichtiger ist die Rolle von Lehrer*innen, Kindergartenpädagog*innen, die zu einer Vertrauensperson werden können. Die Fachstelle „Rechtsextremismus und Familie" [21] stellt fest: *„Fachkräfte sollten dafür sorgen, dass Kinder eine Kultur der Verhaltensalternativen, der Gleichwertigkeit und des wertschätzenden Umgangs mit wahrgenommenen Unterschieden erleben und zentrale demokratische Prinzipien wie Mitsprache, Beteiligung, Formulieren einer eigenen Meinung und Akzeptieren anderer Meinungen erlernen können."* [22]
- Bildung stellt generell einen wichtigen Faktor dar, wenn es darum geht, sich finanziell und ideologisch aus einer vereinnahmenden Gemeinschaft zu lösen. Sie macht nicht immun, aber weniger anfällig gegen Verschwörungsmythen und pseudowissenschaftliche Behauptungen.

In der Schule wird man dazu angeregt, selbst nachzudenken und Dinge kritisch zu hinterfragen, damit man sie besser verstehen kann. Aber in der Versammlung gilt das als geistig schwach, und das hat für mich nie Sinn gemacht. Wenn es nicht gern gesehen wird, eine Lehre zu hinterfragen und eben den eigenen Verstand zu verwenden, wirkt es für mich so, als ob das gelehrte Glaubensgerüst Lücken hat und Fragen nicht standhalten kann. Das hat mich sehr misstrauisch gemacht und hat mich dazu veranlasst, kritische Fragen zu stellen, was ein wichtiger Punkt in meinem Befreiungsprozess war. (Lisa L.)

***

Wir machen einen großen Fehler, einen richtig großen Fehler, wenn wir glauben, dass eine erfolgreiche pädagogische Intervention bedeutet, die Diskussion „zu gewinnen". Ich halte das tatsächlich für einen großen Fehler, wenn in Jugendeinrichtungen bei bestimmten Aussagen gleich Hausverbot ausgesprochen wird. Es ist wichtig, eine Position gegen menschenverachtende Aussagen zu beziehen, aber es ist meistens wenig zielführend, dann gleich ins Argumentieren zu verfallen. Ich kann als Erwachsener einen 15-Jährigen niederargumentieren, wie ich will. Und was er dabei lernt ist, dass der Stärkere die Diskussion gewinnt. So vermittle ich indirekt Autoritarismus. Der Stärkere hat recht. Er wird möglicherweise seine

Position eher verändern können, wenn ich ihm wertschätzend begegne. Es ist in vielen Situationen pädagogisch zielführender, Meinungen nebeneinander stehen zu lassen und darauf zu achten, dass das Setting, in dem die Diskussionen stattfinden, ein demokratisch organisierter Rahmen ist. Ich werde das nicht mit Sanktionen gewinnen; mein pädagogisches Ziel ist, dass die Jugendlichen, mit denen ich arbeite, eine „innere Autonomie" entwickeln, also ein Denken und Handeln von eigenen Werten. Politische Bildung ist nicht dann erfolgreich, wenn der Jugendliche genau das sagt und denkt, was ich denke und sage. Das widerspricht dem ganzen Konzept. Sie sollen ihre eigenen Positionen entwickeln und weder mir noch irgendwelchen Propagandisten alles glauben! (Fabian Reicher, Sozialarbeiter)

- Signale ernst nehmen: Was fällt auf, das nicht einem altersüblichen Verhalten entspricht? Nachfragen, welche Bedeutung es hat.
- Bedenken eines zweiten Elternteils (oder der Großeltern, Nachbarn etc.) in Bezug auf eine Religion und Weltanschauung ernst nehmen, z. B. bei Sorgerechtsverfahren.
- Beziehung herstellen, offenes (Nach-)Fragen, die religiöse Gruppe nicht vor dem Kind abwerten, das erzeugt Loyalitätskonflikte.
- Mögliche Fragen, die gestellt werden können:
  - Welche verschiedenen Religionen gibt es in deiner Familie? Welche hast du?
  - Was ist in dieser Religion wichtig? Was sind die Glaubensgrundsätze? Wo wird das im Alltag sichtbar?
  - Was ist richtiges und falsches Verhalten?
  - Was passiert, wenn sich jemand falsch verhält?
  - Welche Regeln, Rituale, Feste gibt es? Was sind heilige Orte, Gegenstände, Termine, Konzepte?
  - Wer hat das Sagen, wer hat Autorität? Wodurch bekommt man die?
  - Haben Frauen die gleichen Rechte und Aufgaben wie Männer?
  - Darf man auch kritisieren? Wer macht das am häufigsten? Was passiert dann?
  - Worin stimmst du überein, wo bist du anderer Meinung?
  - Darf man sich auch über Inhalte oder die Gemeinschaft lustig machen? Ist Humor erlaubt?
  - Was passiert, wenn du einmal nicht betest, nicht den Gottesdienst besuchst? Gibt es Strafen?
  - Wie viel Zeit verwendest du jeden Tag/jedes Wochenende für deine Religion? Gibt es Pflichttermine wie Religionsunterricht, Bibelkreise, gemeinsame Veranstaltungen? Ist dieses Zeitausmaß für dich in Ordnung? Was würdest du verändern, wenn du könntest?

- Wenn du krank bist, gibt es dann bestimmte Vorschriften in deiner Religion? Wie werden Kranke unterstützt? Gehen sie auch zum Arzt, oder wird eher gebetet, damit sie wieder gesund werden? Ist Krankheit ein Zeichen von Sünde, ein Zeichen, dass man etwas falsch gemacht hat?
- Ist es deine Aufgabe, Menschen für deinen Glauben anzuwerben? Auf welche Weise? Wie geht es dir damit?
- Gibt es in deiner Familie auch Menschen, die nicht gläubig sind? Wie geht man mit ihnen um? Gibt es Kontakt mit ihnen? Müssen die mit Strafen rechnen?
- Was hältst du von Menschen, die nicht deinen Glauben haben?
- Hast du auch Freunde, die nicht deiner Religion angehören?
- Wenn du dich in jemanden verliebst, der nicht deiner Religionsgemeinschaft angehört, ist das ein Problem? Was passiert dann? Gibt es in eurer Gemeinschaft mehrere Paare, die unterschiedlichen Glauben haben?
- Was würde passieren, wenn du einer anderen Religion beitreten würdest? Wie wäre die Reaktion? Wer würde das am stärksten ablehnen, wer würde sich darüber am meisten freuen? Würdest du dann anders behandelt? Gibt es Menschen, mit denen du dann keinen Kontakt mehr haben kannst?

Diese Fragen beziehen sich in erster Linie auf ein religiös geprägtes Elternhaus. Entsprechend angepasst sind sie auch bei Eltern mit stark esoterischen Vorstellungen anzuwenden oder bei Eltern, die Verschwörungsmythen anhängen, den Staat ablehnen, deren Weltanschauung und politischer Extremismus zu Abschottung und Entfremdung der Kinder führt.

Bei Kindern würde ich nicht mit Argumenten kommen, sondern Empathie zeigen: „Es ist völlig in Ordnung, dass du ein Zeuge Jehovas bist, wir akzeptieren das. Wenn du etwas brauchst oder irgendwelche Fragen hast, egal wozu, dann kannst du gerne zu mir kommen." Einfach anbieten und immer wieder betonen: „Du bist hier sicher, das ist ein Safe Space. Du kannst hier auch sagen, was du willst, du brauchst keine Angst zu haben, dass wir es deinen Eltern oder den Ältesten weitersagen." Einen Safe Space gibt es bei den Zeugen nicht. Es gibt ein Spitzelsystem dort, es kann dich jeder verpetzen, du musst die ganze Zeit auf Zehenspitzen gehen. Und das einem Kind klar machen: „Du kannst hier sagen, was du willst, es verlässt diesen Raum nicht", das hätte mir damals sehr geholfen. (Lisa L.)

- Wenn das Kind/der Jugendliche dem LGBTIQ-Spektrum zugehörig ist, das heißt, homo- bi- oder intersexuell ist oder sich als transident empfindet, ist es wichtig, ein besonderes Augenmerk darauf zu richten, ob das zu Problemen mit der Gemeinschaft führt und ob ein Coming-out dort überhaupt möglich ist. Wird mit der sexuellen Orientierung und Gender-Identität ein Stigma verbunden? Wird sie als Sünde, als Form der Besessenheit, als Makel interpretiert? Fundamentale religiöse Gemeinschaften beinhalten häufig homophobe und transphobe Lehren. In diesem Umfeld aufzuwachsen kann eine zusätzliche Erschwernis sein, eine selbstsichere Identität aufzubauen und einen positiven Zugang zur eigenen Sexualität zu entwickeln.

- Generell werden Sexualität und Begehren oft tabuisiert und als „schmutzig" nahezu verboten. Das gilt häufig für jede Form der Sexualität, die außerhalb der Ehe stattfindet, auch für Selbstbefriedigung. Jugendliche stehen dann in dem Dilemma, entweder gegen Glaubensgebote zu verstoßen und Schuld auf sich zu laden oder jedes sexuelle Begehren (auch in Gedanken) unterdrücken zu müssen. Sie befinden sich damit im starken Kontrast zur Peergroup außerhalb der Gemeinschaft, und es beeinflusst auch ihre ersten Beziehungen, was mitunter in frühen Eheschließungen resultiert.

- Achtung bei Vorannahmen über Gemeinschaften, ganz gleich, ob positive oder negative! Religiöse Gemeinschaften sind vielschichtig und haben viele Facetten. Schließen Sie zum Beispiel nicht aus den eigenen Erfahrungen mit der katholischen Kirche auf Freikirchen. Nehmen Sie nicht an, dass Sie eine Yoga-Guru-Gruppe verstehen, weil Sie einen Yogakurs besucht haben. Beurteilen Sie eine Gemeinschaft nicht allein nach der adretten Selbstdarstellung, aber auch nicht ausschließlich nach kritischen Aussteigerberichten. Die Erfahrung in einer vereinnahmenden Gemeinschaft weist oft bestimmte typische Charakteristika auf, ist aber auch individuell wie ein Fingerabdruck. Jeder Fall ist ein Einzelfall.

Allein aus der Zugehörigkeit der Eltern zu einer (neu-)religiösen Gruppe darf nicht zwingend geschlossen werden, dass sie ungeeignet sind, ihre Kinder zu erziehen. (…) Und gleichzeitig darf die Berufung auf die Glaubensfreiheit von Seiten der Eltern nicht zu einer zu hohen Toleranzschwelle im Hinblick auf das Kindeswohl führen. (Broschüre „Glaubensfreiheit versus Kindeswohl" der Sekten-Info NRW) [23]

- Religion ist kein Tabu. Behandeln Sie diesen Bereich wie andere be- oder entlastende Faktoren der Psychologie und Sozialarbeit.

Zum Mitnehmen

Wenn Sie beruflich oder ehrenamtlich mit Kindern und Jugendlichen arbeiten, achten Sie darauf, die stillen und angepassten nicht zu übersehen. Religion kann im Positiven wie im Negativen ein starker Wirkfaktor sein, der nicht ignoriert werden soll. Sprechen Sie das Thema an, bieten sie einen sicheren Platz, an dem darüber reflektiert werden kann. Das Kindeswohl steht über dem Recht der Eltern, ihren Glauben zu vermitteln.

Zum Nachdenken

Welchen Einfluss hat die Religion Ihrer Eltern oder des frühen Umfelds auf Sie ausgeübt?

Gab es positive und negative Auswirkungen auf Ihren Selbstwert, das Gefühl von Sicherheit und Geborgenheit, von Selbstwirksamkeit, von Verbundenheit und Zugehörigkeit?

Wie hat sich Ihre spirituelle Landkarte im Laufe Ihres Lebens verändert?

Was würden Sie heute einem Kind davon mitgeben wollen?

Gibt es Kinder und Jugendliche in Ihrem Umfeld, die destruktiven Glaubensbildern ausgesetzt sind? Schreiten Sie ein? Warum ja, warum nein? In welcher Form könnten Sie unterstützend wirken?

Könnte es sein, dass Sie selbst in bester Absicht belastende Weltanschauungen vermitteln?

Falls Sie selbst mit Kindern und Jugendlichen arbeiten: Wie viel Aufmerksamkeit haben Sie bisher dem Thema Glauben gewidmet? Welche Erfahrungen und Vorurteile beeinflussen Ihre Sichtweise? Handeln Sie deswegen besonders vorsichtig, besonders forsch?

Literatur

1. Angebot auf der Homepage von Access Consciousness https://www.accessconsciousness.com/de/micrositesfolder/accessbars/youth/access-kids-2020/. Zugegriffen: am 09.Febr.2021
2. Altes Testament, Sprüche Salomos, Kapitel 13 Vers 24
3. Erfahrungsbericht einer Aussteigerin, veröffentlicht auf der Homepage der Kinder- und Jugendanwaltschaft Wien. https://kja.at/site/files/2020/04/EVZ-Aussteigerbericht-Anonym.pdf. Zugegriffen: 9. Febr. 2021
4. Nachzulesen in der Kinderrechtskonvention der Vereinten Nationen. https://unicef.at/fileadmin/media/Kinderrechte/crcger.pdf. Zugegriffen: 9. Febr. 2021
5. Kriterien für eine Gefährdung des Kindeswohls (Österreich). https://www.jusline.at/gesetz/abgb/paragraf/138. Zugegriffen: 9. Febr. 2021

6. https://www.langenachtderwissenschaften.de. Zugegriffen: 6. Febr. 2021
7. https://www.langenachtderforschung.at. Zugegriffen: 6. Febr. 2021
8. Eintrag zu „Kinderuniversität" in Wikipedia. https://de.wikipedia.org/wiki/Kinderuniversität. Zugegriffen: 9. Febr. 2021
9. https://kinderuni.at
10. https://www.citizen-science.at, https://www.buergerschaffenwissen.de. Zugegriffen: 6. Febr. 2021
11. Homepage der Scienceslams. https://www.scienceslam.de, http://www.scienceslam.at. Zugegriffen: 10. Febr. 2021
12. https://www.technischesmuseum.at/besuchen/experimente_fuer_zuhause. Zugegriffen: 6. Febr. 2021
13. https://ist.ac.at/de/popupscience/. Zugegriffen: 6. Febr. 2021
14. https://youngscience.at. Zugegriffen: 6. Febr. 2021
15. https://science-lab.org. Zugegriffen: 6. Febr. 2021
16. Wikipedia (2021) Kinder- und Jugendanwaltschaft. https://de.wikipedia.org/wiki/Kinder-_und_Jugendanwaltschaft. Zugegriffen: 6. Febr. 2021
17. Broschüre Kindeswohlgefährdung. https://www.frauen-familien-jugend.bka.gv.at/suchergebnis.html?num=20&q=kindeswohl. Zugegriffen: 4. Febr. 2021
18. https://www.gewaltinfo.at/recht/mitteilungspflicht/, https://www.dgkim.de/leitlinien/awmf-s3-kinderschutzleitlinie. Zugegriffen: 4. Febr. 2021
19. Meldeformular für Gefährdungen des Kindeswohls in Österreich. https://www.gewaltinfo.at/uploads/pdf/recht/Meldeformular.pdf. Zugegriffen: 4. Febr. 2021
20. https://kja.at/site/kinder-in-radikalen-religioesen-gruppen-bericht-einer-aussteigerin-aufruf-zum-hinschauen/. Zugegriffen: 4. Febr. 2021
21. https://rechtsextremismus-und-familie.de. Zugegriffen: 6. Febr. 2021
22. Broschüre „Funktionalisierte Kinder" von Andreas Hechler. https://rechtsextremismus-und-familie.de/mediapool/funktionalisierte_kinder_online.pdf. S. 66. Zugegriffen: 12. Jan. 2020
23. Gollan A, Riede S, Schlang S (2018) Glaubensfreiheit versus Kindeswohl. Familienrechtliche Konflikte im Kontext religiöser und weltanschaulicher Gemeinschaften. Drei-W, Köln

9

Unternehmensumfeld und Weiterbildung

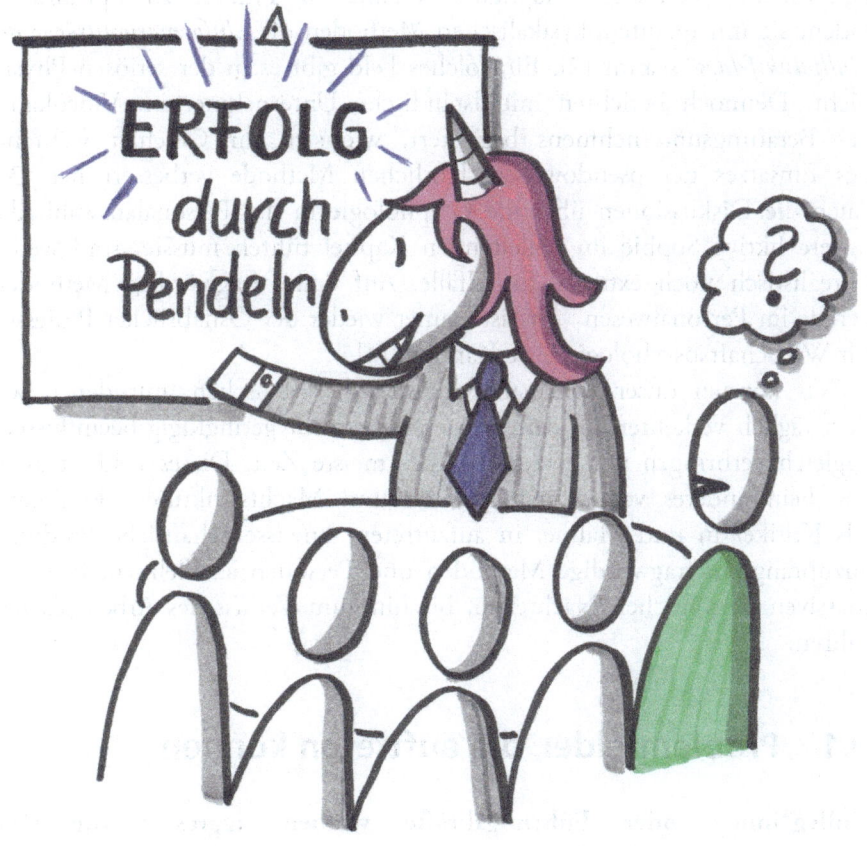

Unsere Chefin stellt nur Menschen ein, die das Sternzeichen Waage haben. Das wären die besten Mitarbeiter, und da sie selbst Waage ist, würde man sich so am besten verstehen.

Unser Bild von Wirtschaft und vom Handeln des Menschen in Unternehmen ist von der Vorstellung nüchterner Gewinnmaximierung auf der Basis möglichst rationaler Entscheidungen geprägt. Der größte Teil der Modellbildung in der Volkswirtschaftslehre basiert auf der Vorstellung, dass wirtschaftlich handelnde Akteure wenigstens im Mittel rationale Entscheidungen treffen. Tatsächlich ist die Realität in vielen Unternehmen bei einem Blick hinter die Kulissen eine andere. Nicht jeder Unternehmer ist dabei so diskret wie die Kunden einer Schamanin, die auf ihrer Homepage damit wirbt, dass die Mitarbeiter nicht bemerken müssten, wenn Vorgesetzte sich *„der Hilfe der Spirits bedienen möchten"* [1]. Eine Schweizer Unternehmensberatung verspricht, Abläufe in Firmen zu optimieren, indem sie mit quantenphysikalischen Methoden die *„Informationsträger des Nullpunktfeldes"* scannt [2]. Ein solches Feld gibt es in der seriösen Physik nicht. Dennoch berichten mittelständische Unternehmer im Videokanal des Beratungsunternehmens begeistert, wie sich ihr Geschäft während des Einsatzes der pseudowissenschaftlichen Methode verbessert hat [3]. Auch die Diskussionen über die Graphologie in der Personalauswahl, die unsere fiktive Sophie im einleitenden Kapitel führen musste, sind weder unrealistisch noch extreme Einzelfälle. Auf derlei fragwürdige Methoden gerade im Personalwesen verweist immer wieder der Osnabrücker Professor für Wirtschaftspsychologie Uwe Kanning [4].

Wir können unser Arbeitsumfeld und die Menschen, mit denen wir dort täglich verkehren, in den meisten Fällen nur geringfügig beeinflussen, zugleich verbringen wir gerade hier die meiste Zeit. Dieses Feld ist auch wie kein anderes von Abhängigkeiten und Machtstrukturen dominiert. Als Kritiker*in und Mahner*in aufzutreten, unwissenschaftliche Produkte anzuprangern, fragwürdige Methoden und Personen abzulehnen, kann zu massiven persönlichen Nachteilen, bis hin zum Verlust des Arbeitsplatzes, führen.

9.1 Problemfelder, die auftreten können

Kolleg*innen oder Führungskräfte werben aggressiv für eine bestimmte Ideologie, Religion, Weltanschauung. Man wird gedrängt, ein entsprechendes Seminar oder Coaching zu absolvieren. Sie verkaufen nebenberuflich ein Produkt, zum Beispiel in Form von Multi-Level-Marketing, das nichts mit dem Arbeitsgebiet zu tun hat. Besonders schwierig ist eine Ablehnung, wenn eine Führungskraft oder eine Person aus dem Arbeitsumfeld betroffen ist, zu der eine Abhängigkeitsbeziehung besteht.

Mein Kollege schickt mir Videolinks zu diversen Verschwörungstheorien. Er ist überzeugt, dass ein Zusammenbruch der Wirtschaft und der sozialen Ordnung unmittelbar bevorsteht. Er nervt alle mit seinen Warnungen, man müsse sich wappnen, Gold kaufen und möglichst autark leben. Alle Gespräche mit ihm drehen sich früher oder später um diese Themen. Er wird in der Firma zunehmend gemieden. Ich arbeite am engsten mit ihm zusammen und brauche ein gutes Arbeitsverhältnis zu ihm. Es ist mir peinlich, per Firmen-Mail-Account von ihm Links zu dubiosen rechten Internetplattformen zu bekommen. Die Kollegen sollen nicht denken, dass ich das gutheiße.

***

Meine Beraterin bei der Bundesagentur für Arbeit sagte, dass ich eine erschöpfte Aura hätte. Sie hat mich gefragt, ob sie mir eine Energieübertragung machen soll. Ich fand das ganze lächerlich, aber ich bin arbeitslos, und diese Frau kann mir erhebliche Probleme bereiten, wenn sie will, deshalb habe ich mitgespielt. Dann hat sie mir aber auch Seminare empfohlen, die sie am Wochenende durchführt. Sie wäre nämlich eigentlich eine Lichtarbeiterin, und in mir sieht sie großes Potenzial. Ich will diese Frau nicht verärgern, sie war mir sonst sehr hilfreich. Aber wie komme ich aus der Nummer wieder raus?

Mitarbeiter*innen werden zu Fortbildungen aus dem religiösen oder esoterischen Bereich verpflichtet.

Meine Chefin wollte unbedingt, dass ich ein 4-tägiges Seminar besuche, das angeblich die Persönlichkeit positiv verändern soll. Es kostet einige Hundert Euro, die müsse ich selbst finanzieren. Sie hat mich aber schon, ohne mich zu fragen, angemeldet und übernimmt die Flug- und Aufenthaltskosten. Ich habe im Internet kritische Berichte über den Veranstalter gelesen und will das nicht machen, aber ich bin erst seit Kurzem über Intervention meiner Chefin eingestellt worden und will sie nicht vor den Kopf stoßen.

***

Wir sind ein kleiner Familienbetrieb mit zwölf Angestellten, es gibt nur wenige Arbeitgeber in unserer Region. Die Unternehmerfamilie lässt sich neuerdings von einem Guru beraten, der sich zunehmend in alle Belange der Firma einmischt. Der „Energiefluss" im Betrieb müsse optimiert werden. Aus diesem Zweck werden Metallplatten in jedem Raum installiert, die für eine „positive Ionisierung" sorgen sollen. Zusätzlich führt der Heiler Gespräche und Heilrituale mit den Mitarbeitern durch. Wenn ich mich beschwere, verliere ich den Job, und es gibt keine guten Alternativen für mich.

Im Recruiting werden unwissenschaftliche Methoden zur Personalauswahl eingesetzt, wie Geburtshoroskope, Schriftanalysen oder andere unwissenschaftliche Verfahren.

Im Bewerbungsgespräch wurde zusätzlich zum Geburtstag nach meiner Geburtsuhrzeit gefragt. Man würde daraus ein „Computerchart" erstellen, das meine Fähigkeiten und Schwächen aufzeigen würde. Es sei kein Horoskop, sondern ein neues, wissenschaftliches Verfahren, das in dieser Firma schon lange mit viel Erfolg angewendet würde.

Weltanschauliche Inhalte vermischen sich mitunter mit Sachinhalten und müssen mitgetragen werden.

Ich arbeite als Ärztin in einer Gemeinschaftspraxis. Meine Kollegen bieten zunehmend Behandlungen und Präparate aus dem alternativmedizinischen Sektor an und wollen das als Schwerpunkt des Zentrums vermarkten. Es kommt bei den Patient*innen sehr gut an, aber ich finde vieles davon unsinnig und unseriös. Ich will damit nicht in Verbindung gebracht werden, möchte die Praxis aber auch nicht wechseln, weil der Standort ideal für mich ist.

***

Ich bin Filialleiter in einem Unternehmen in Privatbesitz. Der Firmengründer hat begonnen, sich von einem Coach betreuen zu lassen, dem er zunehmend hörig ist. Diesem Coach vertraut er blind, macht alle Entscheidungen im Unternehmen von dessen Zustimmung abhängig, absolviert teure Seminare bei ihm und verlangt auch von den Angestellten, dass sie seine Seminare auf eigene Kosten besuchen. Der Coach agiert unprofessionell; die Fragen, die er uns stellt, sind viel zu persönlich, manipulativ und übergriffig. Die Informationen werden dann an den Chef weitergegeben. Seit ich den Coach offen kritisiert habe und mich weigere, Seminare bei ihm zu besuchen, werde ich zunehmend isoliert und gemobbt. Mir wurde mitgeteilt, dass meine negative Einstellung eine „energetische" Wirkung nach sich ziehe, die den finanziellen Erfolg des Unternehmens gefährden würde. Positives Denken und ein unerschütterlicher Glaube an den Chef und dessen Coach würden den Erfolg des Betriebes garantieren.

Der Arbeitsbereich sollte – zum Schutz der Mitarbeiter*innen und Kund*innen – grundsätzlich von religiöser, politischer und weltanschaulicher Propaganda frei gehalten werden. (Außer es handelt sich dezidiert um das Wirkungsfeld des Betriebes.)

Selbstverständlich kann ein Arbeitnehmer privat tun und lassen, was er/sie will, sofern das Handeln im legalen Bereich ist. Auch können Mitarbeiter in Pausen Kolleg*innen von ihren privaten Hobbys, Ansichten, Einkäufen etc. erzählen. Eingreifen können Arbeitgeber dort, wo zum einen die vereinbarte Arbeitsleistung nicht erfüllt wird oder wenn sich andere Mitarbeiter*innen belästigt oder bedroht fühlen. In diesem Fall muss der Arbeitgeber aufgrund seiner Fürsorgepflicht den anderen Mitarbeiter*innen gegenüber sogar eingreifen. Was können Arbeitgeber in diesem Fall machen? Weisung erteilen und Verwarnungen aussprechen, Mitarbeiter*innengespräche führen, Vorgesetzte informieren ... Aber nur dann, wenn hier wirklich ein gewisses Belästigungspotenzial erreicht wird. (Doris Rauscher-Kalod, Leiterin der Abteilung Arbeits- und Sozialrecht, Kammer für Arbeiter und Angestellte für Niederösterreich).

Betriebliche Weiterbildungen müssen einen Bezug zur Tätigkeit haben, vom Arbeitgeber bezahlt werden und in der Dienstzeit absolviert werden können. Wenn Mitarbeiter eine gewerbliche Nebentätigkeit ausführen, muss geklärt werden, ob das laut Arbeitsvertrag zulässig ist. Mitunter verbieten Konkurrenzklauseln einen eigenwirtschaftlichen Zuverdienst, oder er muss zumindest vom Arbeitgeber genehmigt werden. In allen Fällen gilt aber wieder die Regel, dass die Arbeitszeit und die Arbeitsmittel nicht für Nebeneinkünfte genutzt werden dürfen.

Ein besonderes Problem, das in der Diskussion mit Vertretern unwissenschaftlicher Glaubenssysteme gerade in Unternehmen auftreten kann, bezeichnet der Coach Peter Modler als „vertikale Kommunikation" [5]. Im Wirtschaftsleben geht es, mehr als in anderen Bereichen unseres Lebens, auch bei fachlichen Diskussionen neben den eigentlichen Inhalten oft um Fragen von Status, Macht und Hierarchie. Während in der horizontalen, von Hierarchie weitgehend unabhängigen Kommunikation Sachargumente im Vordergrund stehen, geht es bei der vertikalen Kommunikation in erster Linie um das Etablieren und Absichern von Rangordnungen. Modler führt den zeitweise großen Erfolg von Donald Trump in der Politik darauf zurück, dass es ihm gelungen ist, im politischen Diskurs seine Form der vertikalen Kommunikation durchzusetzen, die für seine Gegner ungewohnt und schwer angreifbar war. Wenn der Personalchef auf einer graphologischen Begutachtung von Bewerbern besteht, geht es also nicht nur um seine Begeisterung für dieses pseudowissenschaftliche Instrument, sondern immer auch um die Wahrung seiner Position als fachkundiger Entscheider in der Personalauswahl.

Das bedeutet nicht, dass Inhalte und Sachargumente in der vertikalen Kommunikation keine Rolle spielen. Im Vordergrund stehen sie jedoch vor allem so lange, wie es nicht zu Konflikten kommt. Im Konfliktfall verlagert sich die vertikale Kommunikation schnell zu knappen, stark vereinfachten oder verallgemeinerten Aussagen, denen auf der inhaltlichen Ebene nur noch schwer zu begegnen ist. Zudem spielt für die vertikale Kommunikation die Positionierung im Raum eine besondere Rolle, die Rangunterschiede, Distanz, Ignorieren, aber auch bewusst unangenehme Nähe widerspiegeln kann.

Im folgenden fiktiven Beispiel vertikaler Kommunikation sind die Geschlechter der Akteure nicht zufällig gewählt, weil traditionelle Bilder von „Männlichkeit" in der vertikalen Kommunikation ebenso eine Rolle spielen wie tatsächliche oder informelle Hierarchien. Kehren wir also noch einmal mit Sophie aus der Einleitung an ihren Arbeitsplatz zurück:

Sophie und ihr Kollege Herr Groß sitzen, ihre Laptops vor sich auf dem Tisch, mit anderen Mitarbeitern der Firma in einem Meeting und diskutieren ihre unterschiedlichen Interpretationen der neuesten Marktforschungsdaten. Beide begründen zunächst ihre Position aus den Daten heraus. Als Herr Groß sich inhaltlich nicht durchsetzen kann, wiederholt er sein letztes Argument und schließt mit der verknappenden, zugespitzten Aussage: „Das ist so."

Wenn Sophie jetzt weiter auf der Ebene von Sachargumenten bleibt, wird Herr Groß darauf nicht mehr reagieren. Schlimmer ist aber: Selbst ihr wohlgesonnene Kollegen werden sich nicht mehr mit ihren Sachargumenten beschäftigen, sondern vor allem mit der Frage, wie sie auf diese Konfrontation reagiert. Wechselt sie jedoch auf dieselbe Ebene, zum Beispiel mit einem beherzten *„Das sagen Sie!"* und hält die wahrscheinlich resultierende angespannte Pause aus, dann hat sie die Chance, dass die Diskussion anschließend wieder zu den Sachargumenten zurückkehrt. Es könnte aber auch passieren, dass Herr Groß die Situation weiter eskaliert, indem er aufsteht und sich hinter Sophie stellt, vorgeblich um Daten auf ihrem Bildschirm zu diskutieren. Damit verletzt er einerseits demonstrativ die Regeln eines höflichen Abstands, andererseits stellt er sich buchstäblich über sie. Eine Diskussion über Sachargumente ist so nicht mehr möglich. Als Gegenstrategie könnte Sophie entweder ebenfalls aufstehen und sich gemeinsam mit Herrn Groß über ihren Rechner beugen, oder sie könnte ihm demonstrativ einen Stuhl heranziehen. In beiden Fällen wäre die buchstäbliche Augenhöhe wiederhergestellt, bevor man wieder über Inhalte sprechen kann.

Nichtverbale Formen von vertikaler Kommunikation äußern sich nicht nur in momentanen Verhaltensweisen, sondern zum Beispiel auch in Dingen wie der Büroeinrichtung oder der Kleidung. So werden zum Beispiel Fußballtrainer, die bei Spielen oder Pressekonferenzen ähnliche Trainingskleidung wie ihre Spieler tragen, an der Öffentlichkeit regelmäßig als umgänglicher, aber weniger führungsstark angesehen als solche, die zu solchen Terminen im Anzug erscheinen.

> **Zum Nachdenken**
> Haben Sie auch schon bei sich selbst den Drang beobachtet, als Missionar*in für Ihre persönlichen Überzeugungen im Berufsumfeld tätig zu werden, auch wenn das inhaltlich nicht angemessen war? Gibt es Menschen, die in einem Abhängigkeitsverhältnis zu Ihnen stehen und Ihnen nicht so leicht rückmelden können, dass sie in Ruhe gelassen werden möchten? Sind Sie selbst schon einmal im Wirtschaftsleben in den „Genuss" unerwünschter religiöser, spiritueller, weltanschaulicher, politischer Propaganda gekommen? Wie reagieren Sie dann als Mitarbeiter*in, Führungskraft oder Kund*in auf diese Belästigung?

Bei den beruflichen Problemfällen in Bezug auf Schwurbelangebote und Esoterik handelt es sich oft um Klein- und Familienbetriebe. Wenn das Ehepaar, das die Tischlerei in Semmelweißkirchen leitet, für einen Guru entbrennt, ist es für die Mitarbeiter weitaus schwerer, sich abzugrenzen, als in einer großen Aktiengesellschaft, in der man sich zum Beispiel Hilfe und Beratung beim Betriebsrat holen kann.

9.2 Als Kolleg*in betroffen

Suchen Sie ein klärendes Gespräch, das sachlich und konstruktiv geführt werden sollte. Bei unwissenschaftlichen Produkten und Verfahren verweisen Sie auf Artikel in Fachjournalen und seriösen Onlinequellen. Legen Sie Wert auf gute Informationsquellen und fordern Sie auch vom Gegenüber seriöse Quellen für Behauptungen ein. Versuchen Sie zunächst einen sachlichen Diskurs über das Wirkverfahren. Es kann sinnvoll sein, im Vorfeld abzuklären, ob auch andere Kolleg*innen Ihre Meinung teilen. Sie erreichen mehr, wenn Sie als Gruppe auftreten und nicht nur als der/die einsame Rufer*in in der Wüste. Vor allem wenn Vorgesetzte für unwissenschaftliche

Produkte oder Verfahren eintreten, verstärkt es Ihre Position enorm, wenn Sie in Ihren Argumenten von Kolleg*innen unterstützt werden. Gemeinsam erreichen Sie mehr; eine Einzelperson kann schneller als Querulant diffamiert und isoliert werden.

Ein wichtiges Argument für Firmen ist immer die Außenwirkung. Man möchte als seriöses, verlässliches Unternehmen gesehen werden, das nicht zum Gespött der Mitbewerber wird oder gar negative Berichterstattung in der Presse erzielt.

Ein Beispiel ist die Firma Sonnentor, die sich im Biosektor mit der Produktion von Gewürzen und Tees einen Namen gemacht hat. Aufgrund von Kundenwünschen begann man 2007, den Barcode auf den Produkten mit einem Querstrich zu versehen. In esoterischen Kreisen gibt es bei manchen die Vorstellung, dass der Barcode negative Schwingungen aus der Umgebung auf das Produkt überträgt und sich dann, verstärkt durch den Scanner an der Kasse, gesundheitsschädlich auswirkt [6]. 2013 wurde in einer Mailingliste der Wiener Skeptiker, der Gesellschaft für kritisches Denken (GkD), auf diese Praxis hingewiesen, worauf eine Reihe empörter Kund*innen ihren Ärger der Firma Sonnentor mitteilte. Es folgten kritische Blogbeiträge und Zeitungsartikel [7].

Florian Aigner brachte auf den Punkt, warum Behauptungen dieser Art nicht nur Unsinn, sondern auch schädlich sind [8]:

> *Man darf bei solchen Theorien niemals vergessen: Es gibt Leute, die tatsächlich daran glauben. Es gibt Leute, die unter diesem Glauben leiden, die Barcode-bedruckte Produkte nicht mehr zu kaufen wagen, die durch einen starken Nocebo-Effekt tatsächlich körperliche Schmerzen bekommen. Wer solche abstrusen, wissenschaftlich völlig unhaltbaren Theorien propagiert, indem er sie auch nur als möglich hinstellt, hilft mit, dieses Leiden zu verstärken.*

Sonnentor reagierte schnell auf diese Kritik und beendete das „Entstören" des Barcodes. Die damalige Pressesprecherin des Unternehmens, Manuela Seebacher, nahm in einem Interview dazu Stellung, warum der Querstrich ursprünglich aufgedruckt wurde [9]:

> *Da wurde ehrlich gesagt nicht wahnsinnig viel drüber nachgedacht. Es war einfach kein Mehraufwand. Es wurde auch nicht aktiv kommuniziert und an die Öffentlichkeit gebracht. Es gibt ein paar Unternehmen, die das machen; wir waren nicht die Einzigen. Es war aber kein so großes Thema, so genau haben wir uns damit einfach nicht beschäftigt. Wir wollten nur manchen Leuten die Ängste nehmen. [...] Jetzt gab es viel Feedback von Kunden, die das nicht wollen. Viele*

waren der Meinung, dass unbegründete Ängste geschürt werden und ein Irrglaube gefördert wird. Das Thema hat polarisiert, daher haben wir uns intensiver damit auseinandergesetzt, und wir haben den Schluss gezogen, dass die Entstörung nicht zu Sonnentor passt. Ich denke, es ist wichtig, sich an seine Linie zu halten und dazu zu stehen.

Dieses Beispiel zeigt, wie unreflektiert sich Unternehmen manchmal an Aktionen beteiligen. Ein vages Kundeninteresse und einige wenige Mitarbeiter*innen, die diese Ideologie teilen, sind oft schon ausreichend, dass eine Firma unsinnige Maßnahmen unterstützt. Verärgerte Kunden, drohender Gesichtsverlust in der Branche und negative Berichterstattung können schnell zu einem Umschwenken führen. Nutzen Sie Ihren Einfluss als Konsument*in.

Wenn ich in einem Hotel bin, das sich damit brüstet, Granderwasser[1] zu verwenden, beschwere ich mich immer bei der Rezeption darüber. Die sollen merken, dass sie damit meinen Respekt und meine Sympathie verlieren. In einem Restaurant, das auf der Karte damit wirbt, alles Wasser mit der Granderanlage zu energetisieren, habe ich mitgeteilt, dass ich aus religiösen Gründen kein Granderwasser trinken darf. Das wäre esoterisch und damit für mich als Christin verboten. Es stimmt für mich nicht, aber ich will aufzeigen, dass sie nicht automatisch alle Kund*innen mit so einem Angebot glücklich machen.[2]

Zurück zur Auseinandersetzung mit Kolleg*innen und Vorgesetzten: Es kann sein, dass Ihr Gegenüber sich nicht auf eine Sachdiskussion einlassen will oder dass es um eine Ideologie und Weltanschauung geht, die Argumenten nicht zugänglich ist, zum Beispiel wenn ein Kollege Mitglied einer sektenartigen Gemeinschaft, Querdenker oder Reichsbürger ist und in der Firma und bei Kunden „missioniert". Verlieren Sie in diesem Fall nicht zu viel Zeit mit Diskussionen über den Wert, die Wahrheit oder den Inhalt einer Weltanschauung/Religion, sondern bleiben Sie bei der Auswirkung auf das Arbeitsumfeld. Stellen Sie klar, dass Sie sich durch die Missionierungsversuche belästigt fühlen und Sie negative Auswirkungen auf die Firma befürchten.

Wenn das Gegenüber die oben erwähnten Mittel der vertikalen Kommunikation einsetzt, ist es zunächst einmal hilfreich zu erkennen,

---

[1] Durch ein parawissenschaftliches Verfahren angeblich „energetisiertes" Wasser.
[2] Manche Freikirchen ächten jeden Konsum und Kontakt mit Produkten der Esoterik, da diese als „Hexerei" und „Wirken Satans" verpönt sind.

wann sie auftreten, und zu verstehen, dass man ihnen kaum begegnen kann, indem man selbst nur auf der inhaltlichen Ebene bleibt. Schlimmstenfalls wird dann ein Anhäufen von Sachargumenten als Rechtfertigung oder Entschuldigung umgedeutet. Der Coach Peter Modler empfiehlt gerade Frauen im Umgang mit dominant auftretenden Männern, auf knappe, zugespitzte Aussagen mit knappen, zugespitzten Aussagen, auf Positionierung im Raum mit Positionierung im Raum zu antworten – zumindest bis man einen Gleichstand der Mittel erreicht hat und wieder auf die Sachebene zurückkehren kann [5]. In dem Beispiel weiter oben hätte Sophie das im Umgang mit ihrem dominanten Kollegen Herrn Groß tun können. Das funktioniert nicht nur, wenn man offiziell gleichrangig oder in der hierarchisch besseren Position ist. Gegenüber Vorgesetzten kann es durchaus hilfreich sein, die von diesen markierten Hierarchieunterschiede ausdrücklich anzuerkennen: *„Sie sind der Abteilungsleiter"* bestätigt die Autorität, macht aber unterschwellig auch deutlich, wer gegebenenfalls die Verantwortung für ein angeordnetes Seminar des ganzen Teams bei einem fragwürdigen Motivationstrainer trägt. Ob das Sophie allerdings auch im Umgang mit dem graphologiegläubigen Personalchef aus der Einleitung geholfen hätte, lässt sich natürlich nicht eindeutig vorhersagen. Auch Modelle wie die vertikale Kommunikation bilden eben immer nur einzelne Aspekte der komplexen Abläufe in einer Diskussion ab.

Falls vorhanden, wenden Sie sich an anonyme Beschwerdestellen, den Betriebsrat, die Gewerkschaft. Manchmal ist es aber auch nötig, erst eine Sensibilisierung für das Problem zu erkämpfen, da Führungskräfte oder Mitglieder des Betriebsrates selbst von einem problematischen Angebot überzeugt sein können. Auch bei Arbeitnehmer*innen-Vertretungen, Kammern und Gewerkschaften werden derartige Problemfälle zu selten gemeldet. Die Einstellung *„Da kann man eh nichts machen"* verhindert, dass ein Bewusstsein für diesen Problembereich entsteht und dass längerfristig Betriebsvereinbarungen und gesetzliche Regelungen angepasst werden.

Behalten Sie im Auge, wie sich eine Ideologie auf Kunden und Jobprojekte auswirken kann. Die Haushaltshilfe, die ihren Klienten Erzengel Gabriel Tropfen gegen Bluthochdruck anbietet, kann sowohl ihren Schützlingen als auch dem Ruf des Unternehmens erheblich schaden. Der Außendienstmitarbeiter, der bei jedem Kundengespräch auch vor den Gefahren von 5G warnt und von QAnon erzählt, schadet dem eigenen Ruf und dem seiner Firma. Möglicherweise handelt dieser Mitarbeiter wohlmeinend gutgläubig und ohne dass ihm bewusst ist, wie nachteilig sich sein Engagement auswirken kann.

9.3 Als Firmenleitung in der Verantwortung

Hat man im Unternehmen Führungsverantwortung, dann ist es sinnvoll, den grundsätzlichen Umgang mit weltanschaulichen Angeboten festzulegen. Wenn ein*e Mitarbeiter*in im Unternehmen Werbematerial auslegt, ist es sinnvoll, nicht nur zu argumentieren, warum man genau diesen Guru, diese Gemeinschaft, diese politische Bewegung nicht über berufliche Netzwerke verteilen darf, sondern eine generelle Policy des Unternehmens zu allen vergleichbaren Angeboten zu formulieren. Zum Beispiel sollte ein Supermarkt oder eine Apotheke eine grundsätzliche Linie festlegen, welche Folder im Geschäftslokal ausgelegt und welche Werbeplakate aufgehängt werden dürfen. Das objektiviert die Argumentation, warum z. B. Mitarbeiterin A eine Einladung zum autogenen Training auslegen darf, aber Mitarbeiter B nicht jene für seinen Geistheilerkreis.

Für Bildungseinrichtungen, Universitäten, Seminarhäuser u. Ä. ist diese Abgrenzung besonders wichtig, da allein der Ort, an dem eine Veranstaltung stattfindet, oder der Anbieter eines Vortrags oder Seminars Seriosität vermitteln kann. Beispiele dafür sind: Die Guru-Yoga-Gruppe, die für UNO-Mitarbeiter Meditationskurse anbietet und sich fortan als Kooperationspartner der UNO bezeichnet; das pseudowissenschaftliche Bioresonanz-Angebot, das für eine Tagung Räumlichkeiten der Universität mietet und sich damit einen scheinbar wissenschaftlichen Anstrich gibt; das anerkannte Bildungsinstitut der Wirtschaftskammer, das auch Kurse zum Auralesen anbietet.

Die Österreichischen Volkshochschulen haben, um ein positives Beispiel zu nennen, die grundsätzliche Richtlinie, keine unwissenschaftlichen Inhalte in ihr Kursprogramm aufzunehmen – eine nicht unumstrittene Position, da große Nachfrage nach Kursen zu Esoterik und Alternativmedizin besteht und sie ein „Kundenbringer" sind. Diese Abgrenzung wird klar formuliert [10]:

Die Volkshochschule ist somit kein Ort für die Verbreitung von Heilslehren und von antidemokratischen Weltbildern. Sie bietet keine Plattform für Propaganda, Agitation, Produktwerbung oder für die Rekrutierung von „Klientel" durch politische, religiöse oder andere ideologische Gruppierungen. Der Offenheit und Vielfalt – im Sinne von Beliebigkeit – sind somit Grenzen gesetzt. (Empfehlung zur Gestaltung der Bildungsarbeit an Volkshochschulen)

Um im ausufernden Angebot der Erwachsenenbildung Qualitätskriterien zu etablieren, wurden Standards formuliert und Verfahren zur Bewertung von Anbietern entwickelt. Ö-Zert stellt ein Qualitätssiegel dieser Art da.

Im Leitfaden für Antragsteller wird die Abgrenzung von Erwachsenenbildung zu Esoterik so formuliert [11]:

Von keiner Theorie wird bestritten, dass Bildung damit zu tun hat, auf Basis und durch die rationale Auseinandersetzung mit aktuell als gesichert geltendem Wissen ein kritisches Bewusstsein auszubilden und persönlich, beruflich und gesellschaftlich relevantes und abgesichertes Handlungswissen zu erlangen. Wenn von Bildung gesprochen wird, geht es letztendlich immer um eigenverantwortliches Denken und Handeln gegenüber sich selbst, Natur und Gesellschaft. Bildung verträgt sich somit nicht mit der unkritischen Vermittlung von Ideologien, vorgeblich nicht hinterfragbarem Geheimwissen oder Glaubenssystemen.

Bildungsveranstaltungen lösen ihr immanentes Versprechen nur ein, wenn in ihrem Zentrum die Vermittlung von wissenschaftlich anerkanntem Wissen und die Förderung der Fähigkeit steht, Teilnehmer/innen zur vernünftig-kritischen Auseinandersetzung und zum Handeln mit diesem zu befähigen.

Prinzipielle Vorgaben, mit ausgearbeiteten Kriterien, sollten auch zur Sicherung der Qualität von Weiterbildungsangeboten, Coachings etc. vorliegen. Firmeninterne Standards schützen Arbeitnehmer*innen vor Willkür und Vereinnahmung. Es hilft auch Fördergebern bei der Entscheidung, welche Weiterbildungsangebote unterstützt werden sollen. Diese Kriterien können auch angewandt werden, wenn Mitarbeiter*innen um (Zu-)Finanzierung von Weiterbildungsangeboten anfragen.

> **Zum Mitnehmen**
>
> Auch das als rational verkannte Wirtschaftsleben ist anfällig für Erfolgsversprechen unseriöser Anbieter und unwissenschaftlicher Produkte. In der eigenen Firma als Kritiker*in und Mahner*in dagegen aufzutreten ist aufgrund der Abhängigkeits- und Machtstrukturen in diesem Feld besonders heikel. Hilfreich können die Unterstützung Gleichdenkender, der Blick auf die Außenwirkung auf Kund*innen und den Ruf des Unternehmens sowie grundsätzliche Regelungen im Umgang mit religiösen/spirituellen/weltanschaulichen Angeboten sein. Bildungseinrichtungen tragen eine besondere Verantwortung, umstrittenen Methoden keinen Anschein von Seriosität zu verleihen.

Literatur

1. Ferreiro P (2012) Schamanische Unternehmensberatung. http://www.tunkashila.eu/index.php?option=com_content&view=article&id=17&Itemid=7. Zugegriffen: 11. Dez. 2020

2. Fretz B (2017) Scannen + Informieren. https://www.fretz-partner.ch/unternehmensberatung-zuerich-unternehmensberatung-mit-quantenphysik-3/scannen-informieren. Zugegriffen: 19. Dez. 2020
3. Fretz B (2020) Unternehmensphysiker wie geht das? https://www.youtube.com/channel/UCA8muf-C3ZQnDJnk9FjsGHg/videos. Zugegriffen: 19. Dez. 2020
4. Kanning UP (2015) Personalauswahl zwischen Anspruch und Wirklichkeit. Springer, Heidelberg
5. Modler P (2019) Mit Ignoranten sprechen. Campus, Frankfurt a. M.
6. https://www.psiram.com/de/index.php/Strichcode-Verschwörung. Zugegriffen: 1. Mai 2021
7. https://www.derstandard.at/story/1369363223244/gefaehrlicher-barcode, https://www.faz.net/aktuell/gesellschaft/gesundheit/barcode-bedenken-das-kreuz-mit-den-strichen-12133019.html. Zugegriffen: 1. Mai 2021
8. https://scienceblogs.de/naklar/2013/06/02/faule-kompromisse/. Zugegriffen: 1. Mai 2021
9. https://www.biorama.eu/barcode-entstorung-ein-strich-durch-die-striche/. Zugegriffen: 1. Mai 2021
10. https://www.vhs.or.at/538/. Zugegriffen: 1. Mai 2021
11. https://oe-cert.at/media/leitfaden.pdf. Zugegriffen: 1. Mai 2021

10

Gesundheits- und Sozialsystem

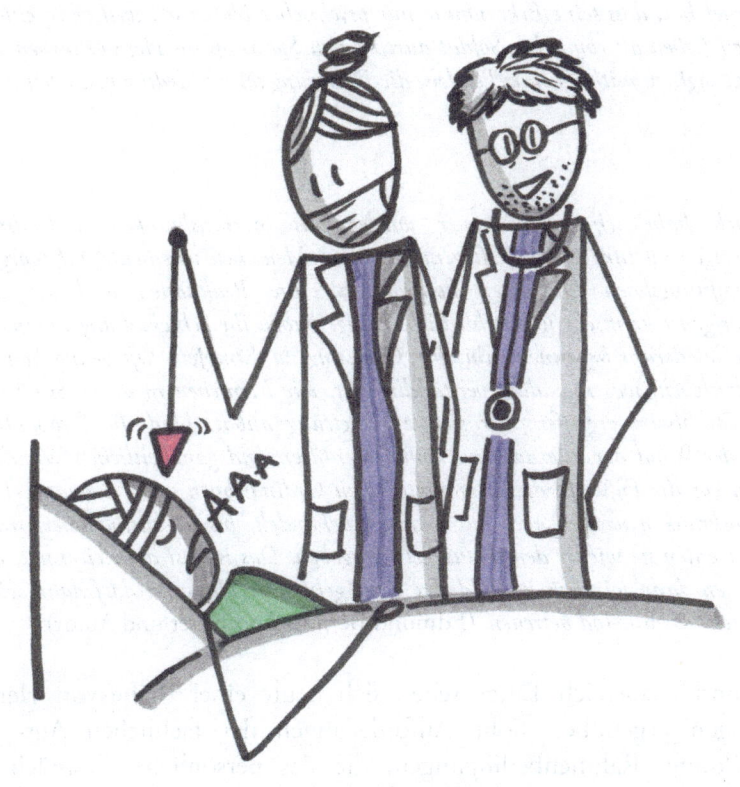

10.1 Das medizinische Feld

Meine Mutter (63 Jahre) hat starke Hüftschmerzen. Sie war zu einer Operation angemeldet, bei der ein neues Hüftgelenk eingesetzt wird. Mehrere Menschen aus unserem Bekanntenkreis hatten diese Operation bereits und sind begeistert, wie gut sie sich seither fühlen. Meine Mutter weiß das, hat aber trotzdem die Operation eine Woche davor abgesagt. Ihr Zustand verschlechtert sich, sie kann kaum mehr längere Strecken gehen. Sie vertraut auf einen brasilianischen Geistheiler, der sie aus der Ferne betreut. Dreimal täglich nimmt sie Kräuterpillen, die von diesem Geistheiler verschrieben wurden. Der Inhalt dieser Tabletten ist unbekannt, auf der Packung steht nur „Erzengel Michael".

***

Mein bester Freund hat Übergewicht und ein Herzleiden, für das er Medikamente nehmen muss. Er ist einer Frau hörig, die sich selbst Hexe nennt und ihm eingeredet hat, dass seine Erkrankung nur psychischer Natur sei, weil er in einem früheren Leben als römischer Soldat durch einen Speerstoß ins Herz gestorben sei. Sie setzt täglich, mithilfe eines Pendels, die Dosierung seiner Medikamente fest.

***

Beruflich habe ich auch immer wieder mit Sterbenskranken und ihren Angehörigen zu tun gehabt. Oft genug wurden Menschen von heute auf morgen mit hoffnungslosen Diagnosen konfrontiert. Ihre Reaktionen und die der Angehörigen waren sehr unterschiedlich. Einige haben ihr Schicksal angenommen. Andere wiederum begannen, um ihre Genesung zu kämpfen. Oft genug konnte ich miterleben, was nur allzu verständlich ist, wie Menschen in dieser Situation jeden Strohhalm ergriffen, der sich zur Rettung anbot. Und die Strohhalme wehte der Wind der alternativen, komplementären und ganzheitlichen Wunderheilerei vor die Füße. In diesen sympathischen Ordinationen stirbt niemand. Die Sterbenskranken werden aber nur so lange behandelt, bis sie austherapiert sind. Dann werden sie wieder dem Hausarzt übergeben. Das ist just der Zeitpunkt, wo das Leben dann wirklich in Bälde zu Ende geht. Der Hausarzt darf dann seine Patienten bis zum Tod betreuen. (Edmund Berndt, Apotheker und Autor)

Im Gesundheitsbereich Tätige sehen sich heute einer Reihe von Herausforderungen gegenüber: hohe Anforderungen der fachlichen Aus- und Weiterbildung, Rahmenbedingungen, die das persönliche Gespräch, die Beziehungsarbeit und die intensive Betreuung einzelner Patient*innen sehr erschweren und Patient*innen, die zunehmend als fordernde Konsument*innen auftreten und zusätzlich diverse mehr oder weniger seriöse

Informationsquellen nutzen. Trotz ständig verbesserter Behandlungsmethoden und deutlicher Erfolge, zum Beispiel in der Krebsbehandlung, wächst die Skepsis gegenüber der „Schulmedizin" (ein problematischer Begriff) [1] bis hin zu strikter Ablehnung. Im Umfeld der Esoterik wurden im letzten Jahrzehnt jene Stimmen immer lauter, die von ärztlichen Behandlungen abraten, Medikamente ablehnen und dem gesamten Gesundheitsbereich unlautere Motive und unlautere Praktiken unterstellen. Im Extremfall werden Verschwörungsmythen verbreitet: *„Ärzt*innen und Pharmaunternehmen sind Teil der Weltverschwörung, die uns in Wahrheit krank machen und kontrollieren will."*

Freundlicher ausgedrückt wird es beispielsweise so formuliert: *„Jede Erkrankung ist Ausdruck eines psychischen Konflikts oder eines Energieungleichgewichts. Medizinische Behandlungen lindern nur die Symptome, lösen aber nicht das Grundproblem. Das kann nur Methode XY. Deshalb muss ausschließlich Methode XY zur Anwendung kommen."*

Wo viele esoterische Heilungsverfahren früher parallel zu einer medizinischen Behandlung stattfanden, wird jetzt zunehmend auf die Überlegenheit dieser Konzepte verwiesen und von nötigen evidenzbasierten Behandlungen abgeraten. *„Wenn du in ein Krankenhaus gehst, sagt dir bereits das Wort, dass du an diesem Ort krank sein musst. Du erzeugst damit eine Resonanz im Universum, die Krankheit erst erzeugt. Deshalb sind Diagnosen auch schädlich. Sie machen dich krank, weil sie dir sagen, dass du krank bist."* Mit dieser Logik hat eine Klientin übrigens ihre Krankenversicherung gekündigt, weil diese dem Universum signalisieren würde, dass sie Angst um ihre Gesundheit hätte. Das Universum – scheinbar mit einem schlichten Gemüt ausgestattet – würde dann prompt genau das liefern, vor dem man sich fürchtet: Krankheit. Das Kündigen der Versicherung würde dem Universum stattdessen signalisieren, wie sicher sich der Mensch sei, unverwundbar und gesund zu bleiben. Beeindruckt von diesem Akt des Selbstbewusstseins würde das Universum einem dann auch genau das Bestellte zukommen lassen.

Warum wenden sich Menschen, sogar bei lebensbedrohenden Krankheiten, von funktionierenden ärztlichen Behandlungen ab und suchen ihr Heil bei teils dubiosen Anbietern? Weil elementare menschliche Bedürfnisse im modernen medizinischen Alltag zu wenig Beachtung finden: die Sehnsucht nach Aufmerksamkeit, Mitgefühl, Berührung; der Wunsch, sich einer verlässlichen Person anzuvertrauen, die Trost und Hoffnung gibt. Bei manchen besteht eine kindlich anmutende Sehnsucht, jemand anderem die Verantwortung für das eigene Leid zu übergeben, um dann mühelos geheilt zu werden, und zwar ohne Veränderung des Lebensstils [2]. Anderen ist in Stresssituationen besonders wichtig, möglichst viel Kontrolle zu behalten;

sie brauchen viel Information und wollen an allen Entscheidungen beteiligt sein. All das verlangt den Angehörigen medizinischer Berufe viel Zeit, Einfühlungsvermögen und Kompetenzen in der Gesprächsführung ab. Genau diese Bedürfnisse stehen im Sektor der Alternativ- und Esoterikanbieter*innen im Mittelpunkt. Die bessere emotionale Versorgung trumpft die fachkundige medizinische Behandlung; den Patient*innen ist das auch viel Geld wert. Edzard Ernst, der sich in seiner wissenschaftlichen Tätigkeit der Erforschung von Alternativ- und Naturmedizin widmet, bemerkt: *„Insgesamt ergibt sich der Eindruck, dass die derzeitige Popularität der Alternativmedizin in gewisser Weise auch eine scharfe Kritik an den Defiziten der heutigen konventionellen Gesundheitsvorsorge darstellt."* [3]

Die Leute wollen jemanden, der sich Zeit nimmt. Die wissenschaftliche Medizin ist ökonomisiert, Psychotherapie und Kinderärzte werden am wenigsten bezahlt. Das Gespräch ist in den letzten 25 Jahren immer mehr in den Hintergrund gedrängt worden. (Thomas F, Kinderarzt)

Für den Berufsstand „Heilpraktiker*innen" gibt es keine staatlich vorgeschriebene einheitliche Qualifizierung. Es existieren unterschiedlich umfangreiche Ausbildungen, die keiner staatlichen Regelung unterliegen und freiwillig absolviert werden können. Voraussetzung für die Zulassung als Heilpraktiker*in ist eine Erlaubniserteilung, die neben formalen Kriterien eine „Unbedenklichkeitsüberprüfung" vorsieht, einen schriftlichen und mündlichen Test der Kenntnisse und Fähigkeiten, der bei Nichtbestehen beliebig oft wiederholt werden darf. Überprüft wird nicht ein konkreter Ausbildungsstand, sondern ob die Person eine Gefahr für die Gesundheit anderer sein könnte. Heilpraktiker*innen dürfen eigenverantwortlich diagnostizieren und behandeln; einzig die Verschreibung rezeptpflichtiger Medikamente, Geburtshilfe und Behandlung von Infektionskrankheiten ist ihnen untersagt. In Österreich existiert kein vergleichbares Berufsbild, eine Heilbehandlung darf nur von Ärzt*innen durchgeführt werden.

Heilpraktiker*innen und Anbieter*innen im Esoteriksektor können viel ungehemmter Heilung in Aussicht stellen, was in einer seriösen medizinischen Betreuung oft nicht passieren wird. Die Gefahr besteht, dass sie dabei Opfer des Dunning-Kruger-Effekts[1] werden: Sie überschätzen ihre Kompetenz, die eigene Erfahrung und ihre Fähigkeit, Erkrankungen

---

[1] Dunning-Kruger-Effekt: Inkompetente Menschen überschätzen ihr Wissen, gerade weil sie nicht über genug Informationen verfügen, um sich selbst kritisch einzuschätzen und ihre Grenzen wahrzunehmen.

zu heilen. Da diese mangelnde Selbstkritik sie mit großem Selbstbewusstsein ausstattet, wirken sie auf Hilfesuchende sehr überzeugend, und man traut ihnen das Versprochene auch zu [4]. Eine Verbesserung des Gesundheitszustands wird dann auch eher ihrem Wirken zugeschrieben als dem natürlichen Heilungsprozess und anderen gleichzeitig stattfindenden Behandlungen.

Unzufriedenheit über Arbeitsbedingungen oder Behandlungsmethoden gibt es aber auch in den medizinischen Berufsgruppen selbst. Dann wenden sich Ärzt*innen, Pflegepersonal, Hebammen etc. alternativen Konzepten zu. Diese können als hilfreiche Ergänzung dienen, als Versuch, den Bedürfnissen von Kranken besser zu beggenen, aber auch bei dieser Personengruppe mit einer medizinskeptischen Haltung kombiniert sein.

Im Gesundheitsbereich entstehen Konflikte hauptsächlich auf zwei Weisen: Entweder Sie sind als wissenschaftlich orientierter Mensch in diesem Feld tätig und mit Patient*innen konfrontiert, die eine andere Weltsicht vertreten, oder Sie sind selbst Patient*in und bekommen Behandlungen empfohlen, die nicht evidenzbasiert sind.

Hilfe, mein Arzt ist Schamane!

Ich hatte seit Monaten immer wieder Erkältungen und fühlte mich schlapp, also ging ich zur neuen Hausärztin im Gebäude nebenan. Sie wirkte kompetent auf mich, sie hörte mir zu, nahm sich Zeit und schien mein Problem gut zu erfassen. Und dann kam plötzlich der Satz, vor dem ich mich am meisten fürchte: „Da können wir gut etwas homöopathisch machen." Jetzt gibt es zwei Möglichkeiten: Entweder sie glaubt, mein Problem ist psychosomatisch und braucht nur ein Placebo, dann fühle ich mich von ihr nicht ernst genommen. Oder sie glaubt wirklich, dass kleine Kugeln aus Zucker mich gesund machen, dann kann ich sie nicht ernst nehmen.

***

Ich habe es oft nicht so einfach gefunden, einem Arzt (am liebsten schon von Anfang an) mitzuteilen, dass ich nichts von alternativen Methoden halte. Auch habe ich keine Lust, mir die „guten Erfahrungen" eines Arztes mit nicht evidenzbasiertem Zeug anzuhören. Jetzt probiere ich seit einiger Zeit folgende Methode aus: Bei der Anamnese kommt irgendwann unweigerlich die Frage: „Haben Sie irgendwelche Allergien oder Unverträglichkeiten?" Darauf antworte ich: „Homöopathie, Bachblüten und Granderwasser."

Die beste Antwort bisher: „Sind Sie auf Weihwasser auch allergisch?" (Gabriele Imrich-Schwarz)

***

Ich informiere mich immer gut über die Diagnose und mögliche Verfahren. Wenn ein Arzt, eine Ärztin eine Behandlung vorschlägt, die mir nicht seriös erscheint, bitte ich um eine genaue Erklärung des Wirkmechanismus. Da erkennt man schnell, wie gut er oder sie sich auskennt und ob es nachvollziehbare und wissenschaftliche Konzepte sind. Bestimmte Begriffe sind Warnhinweise: Energiefluss, Felder, Meridiane, Entschlacken. (Michael Mikas)

Durch die Mailinglisten der GWUP läuft in regelmäßigen Abständen aufs Neue die Frage, ob man nicht eine Liste von Angehörigen des Gesundheitsbereichs erstellen könne, die keine esoterischen Verfahren anwenden, keine Homöopathie empfehlen, in ihrer Behandlung evidenzbasiert vorgehen und sich auf dem Laufenden halten, welche neuen Erkenntnisse Forschung und Entwicklung einbringen. Adressen dieser Ärzt*innen, Physiotherapeut*innen, Hebammen etc. sind hochbegehrt. Warum ist es gar nicht selbstverständlich, dass ein*e Ärzt*in evidenzbasierte Methoden anwendet?

Dazu folgender Witz:

Ein Physikstudent, ein Mathematikstudent und ein Medizinstudent bekommen von ihren Professoren jeweils ein Telefonbuch vorgelegt. Der Physikstudent: *„Ich kann aus diesen Messergebnissen nicht auf den Versuch schließen, und damit ist das Ergebnis zu ungenau und wertlos!"* Der Mathematikstudent: *„Diese Nummern lassen sich nicht als mathematische Reihe zusammenfassen, damit sind sie per Definition Definitionen. Und ohne Zusammenhang sind diese Definitionen wertlos."* Der Medizinstudent schaut den Professor nur müde an und fragt: *„Bis wann soll ich die können?"* [5]

Dieser Witz parodiert die Erfahrung, dass im Medizinstudium nicht so viel Wert auf das Vermitteln von kritischem Denken und kritischem Hinterfragen des eigenen Fachgebiets gelegt wird. Auch die Grundlagen von Statistik, das Design wissenschaftlicher Studien und das Fachgebiet Wissenschaftstheorie haben im Lehrplan wenig Wertigkeit. Später in der Praxisausbildung bewirken die hierarchischen Strukturen in Krankenhäusern, dass ungefragt auch unseriöse Behandlungsmethoden übernommen werden.

Das ganze System der Medizinausbildung, vor allem der Assistenzärzte, ist ja hierarchisch. Letztendlich führt das dazu, dass du als Assistenzarzt machst, was dein Vorgesetzter sagt, und da ist Kritik nicht erwünscht, und man denkt sich, die haben sich damit auseinandergesetzt, die wissen, was sie tun, sonst wären sie nicht Oberarzt oder Chefarzt. Bei manchen Sachen war es gar nicht so ersichtlich, wie unwissenschaftlich das alles war. Da habe ich viel übernommen. (Florian Albrecht, Arzt)

***

Ich habe nie einen Behandlungserfolg mit Homöopathie gesehen. Nicht bei mir und nicht bei meinen Patienten. Ich habe mir gedacht, ich bin der Fehler, die anderen machen das klasse. Es gab bei Treffen von Homöopathen nur drei Optionen: Es ist das richtige Medikament, weil es besser wird; es ist das richtige Medikament, weil es zunächst schlechter wird, oder es ist das falsche Medikament. (Thomas F., Kinderarzt)

Auch erfahrene Ärzt*innen geraten leicht in die Falle, sich zu sehr auf die eigene klinische Erfahrung zu verlassen. Dabei wird übersehen, dass diese Erfahrung durch Verfälschungseffekte verzerrt werden kann: Der natürliche Verlauf der Erkrankung, der Placebo-Effekt, die Wirkung der Arzt-Patient-Beziehung, der Bestätigungsfehler und andere Wirkfaktoren beeinflussen den Erfolg einer Behandlung [3]. Die Aussagekraft von Einzelfällen wird leicht überschätzt, vor allem, weil es oft bereits Vorannahmen über Behandlungsmethoden gibt, die auch die Wahrnehmung der Effekte beeinflussen. Die evidenzbasierte Medizin sollte idealerweise mit verlässlichen Belegen die klinische Erfahrung ergänzen und objektivieren. Dazu ist es vonnöten, der eigenen Wahrnehmung mit einer kritischen Vorsicht zu begegnen. Viele Patient*innen wiederum messen der Behandlung weniger Gewicht bei als der Zeit, der Aufmerksamkeit und der emotionalen Unterstützung, die sie vom Arzt oder von der Ärztin erfahren [3].

Leider weist die medizinische Fachausbildung, zumindest für Ärzt*innen, noch einen groben Mangel auf: Das persönliche Gespräch, die psychologischen Faktoren der Behandlung und der Beziehung sowie Placebo- und Nocebo-Effekte werden im Studium kaum gelehrt. Im klinischen Alltag fehlen meist die Zeit und die Wertschätzung für diesen Aspekt der Betreuung. Häufig sind jene Angehörige von Gesundheitsberufen, die sich für alternative oder esoterische Behandlungsmethoden interessieren, auch besonders engagiert. Sie investieren Zeit und Geld für Zusatzausbildungen und suchen nach Wegen, ihre Patient*innen besser zu betreuen. Viele fühlen sich vom Gesundheitssystem in diesem Anliegen behindert. Frustriert entwickeln manche eine deutliche Ablehnung des medizinischen Regelbetriebs und positionieren sich als Alternative oder in Gegnerschaft dazu. Andere fügen diverse nicht evidenzbasierte Verfahren als Instrumente der Behandlung zu konventionellen hinzu. Für Patient*innen ist es sehr schwierig, die einen von den anderen zu unterscheiden.

Der bekannte Arzt und Autor Eckart von Hirschhausen schlägt Patient*innen vor, die folgenden fünf Fragen vor jeder Behandlung zu stellen [2]:

1. Was ist der Nutzen?
2. Welche Risiken bestehen?
3. Wo ist der Beweis?
4. Was passiert, wenn wir abwarten und beobachten?
5. Würden Sie das, was Sie mir empfehlen, selbst auch machen?

Zur Information über die Wirksamkeit eines Heilverfahrens steht eine Reihe **seriöser medizinischer Onlineseiten** zur Verfügung:

- gesund.bund.de
- gutepillen-schlechtepillen.de
- www.gesundheitsinformation.de
- www.bzga.de
- www.weisse-liste.de
- www.gesundheit.gv.at
- wissenwaswirkt.org
- www.patienten-information.de
- www.stiftung-gesundheitswissen.de
- www.medizin-transparent.at
- www.igel-monitor.de
- www.krebsinformationsdienst.de
- www.infonetz-krebs.de
- www.psychenet.de/de/
- de.wikipedia.org/wiki/Psiram
- selpers.com
- www.krankheitserfahrungen.de
- Englisch: www.hon.ch/en/
- **App:** medbusters.at

Wie kann man die **Qualität einer Onlineseite** beurteilen? „Medizin-Transparent" empfiehlt folgende Kriterien für Gesundheitsseiten im Internet [6]:

1. Keine Werbung
2. Autorenangaben statt Anonymität
3. Datum der letzten Aktualisierung
4. Wissenschaftliche Quellenangaben
5. Neutrale, nicht wertende Sprache
6. Ansprechen von Nachteilen
7. Nennung anderer Behandlungen
8. Ist die Behandlung spürbar?
9. Konkrete Zahlen und Vergleiche
10. Wie gut ist die Forschungslage gesichert?

Im Anhang des Buches finden Sie weitere Informationsquellen für seriöse medizinische Information. Empfehlenswert sind auch die Bücher von Edzard Ernst, der sich seit vielen Jahren mit der Wirksamkeit alternativer Heilverfahren befasst hat. „Heilung oder Humbug?" fasst die Ergebnisse dieser Forschung zusammen und beschreibt die Effektivität von 150 alternativen Behandlungskonzepten.

> **Zum Mitnehmen**
> Wenn die persönliche Gesundheit auf dem Spiel steht, sind Menschen besonders anfällig für Versprechungen von schneller, einfacher und umfassender Heilung. Hier entsteht auch der größte Schaden bei Selbstüberschätzung unprofessioneller Anbieter. Das Bedürfnis nach Ganzheitlichkeit, danach, als Mensch in allen Aspekten gesehen und betreut zu werden, nach Zeit und Aufmerksamkeit, ist für Kranke besonders groß. Im medizinischen Betrieb ist das selten möglich; daher weichen auch Angehörige von Gesundheitsberufen gerne auf alternative und nicht immer seriöse Formen der Behandlung aus. Bleiben Sie als Patent*in kritisch gegenüber Heilverfahren, die viel versprechen, in erster Linie mit Fallerzählungen werben und nicht evidenzbasiert sind.

Hilfe, mein Patient schwurbelt!

Ich habe oft Menschen, die schon jahrzehntelang an chronischen, nicht ausheilbaren Leiden wie Psoriasis, Morbus Bechterew etc. leiden mussten, nach ihrer Behandlungskarriere befragt. Der gemeinsame Tenor der Antworten war, dass es so an die 5 bis 10 Jahre gedauert habe, bis sie endlich buchstäblich am eigenen Leib begriffen hätten, dass an den vielen wunderbaren Heilungsversprechen und den „einfachen" Erklärungen für die Krankheitsursachen der alternativen, komplementären und ganzheitlichen Wunderheiler nichts dran ist. Im Laufe der Zeit, so sagten sie, hätten sie erkannt, dass sie mit ihrem Leiden in der konventionellen Medizin besser aufgehoben sind. Selbstverständlich hätten sie auch hier sowohl gute als auch schlechte Erfahrungen gemacht, aber sie würden jetzt keinem auch noch so tollen Heilversprechen mehr nachlaufen. (Edmund Berndt, Apotheker und Autor)

In Niederösterreich verstarb im September 2019 nach jahrelangem Leiden ein 13-jähriges Mädchen an einer chronischen Bauchspeicheldrüsenentzündung. Die Eltern, die Mitglieder einer fundamentalen christlichen Freikirche waren, hatten bis zuletzt nur gebetet und darauf vertraut, dass Gott das Kind heilen würde. Medizinische Behandlungen wurden nicht in Anspruch genommen. Die Diagnose war bereits zwei Jahre zuvor bei einem Krankenhausaufenthalt gestellt worden, mit der eindringlichen Warnung, dass eine fortlaufende medizinische Betreuung unbedingt erforderlich sei. Die Zeit im Krankenhaus schien die Familie sehr negativ erlebt zu haben; der Aufenthalt dort wurde vorzeitig abgebrochen, weitere Behandlungen unterblieben. Die Eltern schienen bis zuletzt davon überzeugt, das Richtige für ihr Kind zu tun [7].

Dieses sehr drastische Beispiel zeigt, wie weitreichend die Folgen sein können, wenn Menschen von alternativen Ursache-Wirkungs-Prinzipien ausgehen. Ähnliches ist von Jehovas Zeugen bekannt, die Bluttransfusionen beharrlich verweigern, selbst wenn Lebensgefahr besteht – in diesem Fall nicht, weil an der Wirkung der Behandlung gezweifelt wird, sondern weil mit der Aufnahme fremden Blutes nicht nur ein unwiderruflicher seelischer Schaden befürchtet wird, sondern auch Ungehorsam gegenüber Gottes Gesetzen gezeigt würde. Es wird in Kauf genommen, in diesem irdischen Leben vorzeitig zu sterben, um die Chance auf ein ewiges Leben im Paradies nicht zu verlieren. Basis dieser Glaubenshaltung sind Bibelstellen wie folgende: *„Enthaltet euch von allem, was Götzen geopfert wurde, sowie von Blut, von Erwürgtem und von sexueller Unmoral"* (Apostelgeschichte 15,19–20) [8].

Fundamentale Überzeugungen bei Patient*innen zu erkennen ist ein erster wichtiger Schritt, damit sie überhaupt besprochen werden können. Religion und Weltanschauung werden im Gesundheitsbereich zu selten thematisiert. Dieser Bereich wird meistens nur hinsichtlich der Respektierung religiöser Vorschriften beachtet; selten werden positive und negative Wirkfaktoren des jeweiligen Glaubens hinterfragt. Besonders sollte auf diesen Einfluss bei minderjährigen Patient*innen geachtet werden. Hier besteht auch eine gesellschaftliche Verantwortung, Kindeswohl vor die Religionsfreiheit der Eltern zu stellen [9].

Arthur Kleinman, Professor für medizinische Anthropologie und interkulturelle Psychiatrie an der Harvard University, hat sich mit kulturellen

Unterschieden in Krankheitskonzepten auseinandergesetzt. Er vertritt den Standpunkt, dass eine Krankheit immer auch die Dimension einer persönlichen Erfahrung und Krankheitserklärung beinhaltet und dass wir eine Narration[2] unseres Zustands entwickeln, die eine Wirksamkeit im Befinden und in der Behandlung entfaltet. Um diese persönliche Krankheitserzählung sichtbar zu machen und zu verstehen, hat er die folgenden acht Fragen formuliert:

1. Was, glauben Sie, hat ihr Problem verursacht?
2. Warum hat es begonnen und wann?
3. Was, denken Sie, macht das Problem in Ihrem Körper? Wie funktioniert das?
4. Glauben Sie, dass es ernst ist? Wird es lange oder kurz andauern?
5. Welche Behandlung, denken Sie, wäre aus Ihrer Sicht passend?
6. Was sind für Sie die wichtigsten Ergebnisse, die Sie mit der Behandlung erreichen wollen?
7. Was sind für Sie die schlimmsten Probleme, die diese Krankheit verursacht hat?
8. Wovor haben Sie in Bezug auf die Krankheit/das Problem am meisten Angst?

Diese Fragen sind nicht nur sinnvoll, wenn der Patient ein chinesischer Reisbauer ist und man eventuell von unterschiedlichen kulturellen Weltbildern ausgehen kann, sondern insbesondere auch, wenn ein spirituelles/esoterisches Weltbild vorliegt. Wenn jemand z. B. der Meinung ist, dass seine Krankheit durch Sünde verursacht wurde und nur durch Buße, Gebet und den göttlichen Segen besser wird, hat das weitreichende Auswirkungen. Ein soziales Stigma im Umfeld des Patienten kann in diesem Fall dazu führen, dass eine Diagnose erst spät erfolgt, die Krankheit aus Scham versteckt wird und Behandlungen nur halbherzig oder gar nicht erfolgen.

Tipps für das Gespräch mit Patient*innen

- Alternative Krankheitskonzepte nicht lächerlich machen oder aggressiv angreifen – damit erreichen Sie eher das Gegenteil. Genau nachfragen, nach welchen Methoden und bei welchen Anwender*innen Patient*innen

---

[2] Eine Erzählung, die wir entwickeln, um die Welt zu verstehen.

konsumieren; fragen Sie nach der Ausbildung der Anwender*innen. Wenn Ihnen ein Verfahren nicht bekannt ist oder nicht seriös erscheint, teilen Sie das auch mit. Die Vertreter*innen einer Methode stellen diese oft als anerkannt, wissenschaftlich belegt und weit verbreitet dar, auch wenn sie das in keiner Weise ist. Ihre professionelle Einschätzung kann eine wichtige Orientierungshilfe sein, solange Sie im Gegenüber nicht eine defensive Verteidigungshaltung provozieren.

- Wenn Sie bemerken, dass Ihr Gegenüber skeptisch oder abwertend reagiert, sprechen Sie das direkt an und fragen Sie nach dem Grund.
- Sie selbst sind als Person ein Wirkfaktor der Behandlung. Die Zeit, Aufmerksamkeit und Empathie, die Sie Patient*innen widmen, kann die Heilung ebenso unterstützen wie die Zuversicht, die Sie ausstrahlen, die Ruhe und Sicherheit, die Sie vermitteln.
- Besonders bei der ersten Diagnose einer Erkrankung und in entscheidenden Punkten der Behandlung befinden sich Patient*innen in einer Ausnahmesituation. Selbst beiläufig gesagte Sätze können ein besonderes Gewicht bekommen und als Suggestion wirken [10]. Die Anästhesistin Christel Bejenke warnt davor, Patient*innen Sätze wie *„Sie werden jetzt eingeschläfert"* vor einer Operation zu sagen; damit verbinden die meisten Menschen negative Assoziationen. Bejenke [11] empfiehlt folgende Formulierung: *„Ein Anästhesist wird Ihnen Ihre Narkose machen, Narkose hat mit Entspannung, Wohlbefinden und Sicherheit zu tun. Und der Anästhesist wird bei Ihnen bleiben und für Ihre Sicherheit sorgen, während Sie vollkommen entspannt sind."* Nach einer Operation den Satz zu hören „Es ist alles vorbei" kann Angst erzeugen, der Satz „Ihre Operation ist abgeschlossen, es ist alles in Ordnung mit Ihnen" dagegen beruhigt und unterstützt [12]. Ihre Worte bewirken einen Placebo- oder Nocebo-Effekt und sind ein sehr wirksamer Teil Ihrer Behandlung; präzise und sorgfältige Formulierungen sind von großer Bedeutung. Wenn Sie zum Beispiel einen Rückfall als Ehrenrunde bezeichnen, erzeugen Sie damit andere Assoziationen und unterstützen Selbstwirksamkeit und Hoffnung. Damit ist nicht gemeint, Probleme zu bagatellisieren und Patient*innen zu belügen; die Aussagen müssen realistische Prognosen sein. Das gibt aber immer noch Spielraum in der Form der Vermittlung.
- Eine gute Abschlussfrage der Anamnese kann sein: *„Gibt es noch etwas, das ich wissen sollte, damit ich Sie gut betreuen kann?"*
- Gesagtes wird besser verstanden, gemerkt und geglaubt, wenn Sie zur Unterstützung der Nachricht optische Mittel einsetzen. Verwenden Sie Bildmaterial, anatomische Modelle, Grafiken, Fotos und bildhafte Metaphern.

- Fragen Sie nach, ob parallel zu Ihrer Behandlung auch andere Verfahren angewandt und/oder diverse Produkte konsumiert werden. *„Bitte erzählen Sie mir, wenn Sie andere Mittel einnehmen und andere Verfahren anwenden, auch wenn Sie vermuten, dass ich nichts davon halte. Vielleicht haben Sie Recht damit, vielleicht überrasche ich Sie, aber ich möchte auf alle Fälle verhindern, dass unerwünschte Wechselwirkungen entstehen. Das kann auch bei natürlichen Heilmitteln vorkommen. Johanniskrautöl hat zum Beispiel eine erwiesene Wirkung bei Depressionen, aber es beeinflusst unter anderem die Wirkung von Verhütungsmitteln und Diabetesmedikamenten."* Rechnen Sie damit, dass Patient*innen zugleich stattfindende Interventionen nicht von sich aus erwähnen. Bei Naturheilverfahren wird oft naiv von einer grundlegenden Unbedenklichkeit des „Natürlichen" ausgegangen, bei esoterischen Verfahren möchte man Unverständnis und Spott vermeiden.
- Mögliche Motive ansprechen: *„Ich kann verstehen, dass Sie gerne eine möglichst sanfte, natürliche Behandlung wünschen. Vielleicht können wir das kombinieren."*
- Ein Satz wie *„Das ist Schwachsinn, lassen Sie das!"* wird automatisch Widerstand hervorrufen. Wenn es wenig wirksam, aber ungefährlich ist: *„Ich erwarte mir wenig Hilfe, aber auch keinen Schaden davon. Passen Sie nur bitte auf, dass niemand mit Ihrer Erkrankung ein Geschäft macht. Es genügt, wenn Ihr Körper sich anstrengt; es muss nicht auch noch Ihre Brieftasche treffen."* Bei gesundheitsgefährdenden Verfahren: *„Ich mache mir Sorgen um Sie. Das kann richtig gefährlich werden, und Sie haben auch so schon genug Belastung."*
- Patient*innen teilhaben lassen an Entscheidungen: Wenn diese, nach entsprechender Aufklärung, eine Wahl aus Behandlungsalternativen treffen, steigt die Compliance und damit die Wahrscheinlichkeit, dass sie die Behandlung auch konsequent durchführen. Krankheit erzeugt ein schmerzhaftes Gefühl von Hilflosigkeit. Jede kleine Entscheidung, die getroffen werden kann, ist beruhigend und gibt ein Gefühl von Kontrolle zurück.
- Eigene Erfahrung einbringen: Wenn Sie selbst ein bestimmtes Gesundheitsproblem haben und ein bestimmtes Medikament einnehmen oder jemand aus Ihrer Familie, dann sind Ihre Empfehlungen besonders glaubwürdig. *„Ich bin genauso wie Sie vor dieser Entscheidung gestanden, und ich habe mich für XY entschieden."* Hilfreich auch der Verweis: *„An Ihrer Stelle würde ich XY machen"* oder *„Wenn es mein Kind beträfe, würde ich, ..."*
- Erklären Sie die Wirkfaktoren eines Medikaments. Erklären Sie, warum ein*e Patient*in gerade dieses Medikament nehmen soll. Das mag für Sie

selbst ganz selbstverständlich sein, für Ihre*n Patient*in ist es das vermutlich nicht.
- Legen Sie gemeinsame Ziele fest. In der Rehabilitation zum Beispiel werden bessere Ergebnisse erzielt, wenn die Ziele konkret und für Patient*innen relevant sind, zum Beispiel das obere Küchenregal erreichen zu können.
- Ist der/die Patient*in noch aufnahmefähig? Besonders bei der Erstdiagnose befinden sich viele Menschen in einer Ausnahmesituation, sind aufgeregt und überfordert. Ihre Informationen werden nur zum Teil aufgenommen. „*Können Sie mir noch folgen? Ich weiß, das ist anfangs viel, und Sie können sich Zeit nehmen, erst einmal alles zu verdauen, und wenn Sie noch Fragen haben, rufen Sie mich an, und wir besprechen das später.*"
- Die große Anzahl an Informationen zu Gesundheitsthemen, die für jeden im Internet abrufbar sind, hat nicht unbedingt zu besser informierten Menschen geführt. Information wird immer noch besser aufgenommen, wenn sie von einer Vertrauensperson im direkten Gespräch vermittelt wird.

Der Salzburger Kardiologe und Leiter eines Rehabilitationszentrums Hans Altenberger sieht den Faktor Zeit als Dreh- und Angelpunkt für eine gute Betreuung von Patient*innen:

Bei der Visite habe ich nur 5 bis 10 Minuten Zeit für jeden Patienten. Wenn ich bemerke, dass ich jemanden nicht erreicht habe, dann biete ich an, dass ich mir am Nachmittag für das Gespräch Zeit nehme. Wenn ich merke, der ist anderer Meinung, dann spreche ich das auch an: „Da sind Sie jetzt nicht überzeugt?" Es stört mich nicht, wenn Patienten eine andere Meinung haben, ich ermutige sie, die auszusprechen. Ich erkläre den Patienten, woher ich meine Information beziehe. Wenn ich merke, dass die Sachebene nicht mehr ausreicht, dann stelle ich die Vertrauensfrage: „Ich beschäftige mich seit Jahren mit dieser Erkrankung. Ich könnte es mir auch leichter machen und nicht so viel Zeit für dieses Gespräch aufwenden, aber es ist mir wichtig, Sie gut zu betreuen. Sie müssen sich entscheiden, ob Sie mir vertrauen.

***

Ich habe mir angewöhnt, Alltagsprache zu verwenden und so einfach wie möglich zu reden. Manche finden das zu banal, dann kann ich das Tempo höher legen und die Leute fordern. (Thomas F., Kinderarzt)

***

Ich drucke Patienten Info-Material aus, das für sie auch verständlich ist. Bei ayurvedischer oder chinesischer Medizin rate ich, dass sie die Person, die ihnen diese Präparate verschreibt, fragen, woher sie diese bezieht und wie sicher der Standard dieser Präparate ist. Wenn sie in Europa produziert wurden, entsprechen sie zumindest gewissen Qualitätsstandards; wenn sie aus China oder Indien stammen, enthalten sie oft gefährliche Mengen an Schwermetallen. Ich habe zumindest meine Informationspflicht erfüllt, mehr werde ich oft nicht erreichen können. Zu sagen: „Das bringt nichts, lassen Sie das, das ist wissenschaftlich nicht nachgewiesen", hat in den wenigsten Fällen Erfolg. (Florian Albrecht, Arzt)

***

Es ist wichtig, dass man die Empathie für den Patienten nicht mit Nach-dem-Mund-Reden verwechselt. Empathie heißt einfach, ich versuche den Patienten, seinen Background und seine Wünsche in erster Linie erst einmal zu verstehen. Aufklärung auf Augenhöhe kann nur gelingen, wenn man sein Gegenüber versteht, weiß, was die Intentionen sind. Dann kann man medizinisch sinnvolle Lösungen vorschlagen, die zu den Bedürfnissen des Patienten passen. Für eine wahre Patientenautonomie ist es wichtig, dass er die Entscheidungen auf einer aufgeklärten Basis trifft. Wenn ein Patient dann sagt, er möchte aber trotzdem die Globuli nehmen, dann soll er das eben in Gottes Namen tun. Wenn aber jemand auf die Idee kommt, einen Krebs oder eine schwerwiegende Erkrankung mit Homöopathika zu behandeln, dann ist natürlich eine gefährliche Grenze überschritten, und dann ist es auch wichtig, dass man als Arzt ganz deutlich auf die Grenzen dieser Scheintherapie hinweist. (Christian Lübbers, HNO-Arzt)

***

Wenn Patienten nach homöopathischen Produkten fragen, sage ich: „Wollen Sie etwas Homöopathisches oder etwas, das hilft?" Ich erkläre dann, dass Homöopathie keine Pflanzenheilkunde ist, das genügt meistens. Das Bedürfnis der Leute ist, statt eines Medikaments ein pflanzliches Mittel anzuwenden, und da kann ich sie unterstützen. (Florian Albrecht, Arzt)

***

Als Arzt willst du Sachinformation vermitteln, aber das interessiert die Leute überhaupt nicht. Letztendlich funktioniert das alles auf einer emotionellen Basis, das lernst du aber in der Ausbildung nicht, das eignest du dir mit der Zeit über „Trial and Error" an. Du musst erkennen: Was ist die Not beim Gegenüber? (Thomas F., Kinderarzt)

> **Zum Mitnehmen**
>
> Krankheitsvorstellungen von Patient*innen wirken sich auf ihre Bereitschaft aus, sich einer Behandlung zu unterziehen. Trotz der Fülle an Information im Internet bleibt das persönliche Gespräch das wichtigste Instrument der Orientierung. Eine verständliche Sprache, das Erklären von Zusammenhängen und die Unterstützung durch Bildmaterial fördern Vertrauen. Als Behandelnder sind Sie in verbaler und nonverbaler Kommunikation ein Wirkfaktor der Heilung. Beteiligen Sie Patient*innen möglichst oft an Entscheidungen, legen Sie gemeinsame Ziele fest. Das fördert die Bereitschaft zur Mitarbeit und gibt ein Gefühl von Kontrolle zurück.

10.2 Psychologie, Psychotherapie, Beratung, Coaching

Nach 20 Jahren Ehe haben mein Mann und ich uns ein wenig aus den Augen verloren. Wir hatten wenig Streit, aber verbrachten kaum mehr Zeit miteinander. Der Sex war auch eher selten und mehr ein Pflichtprogramm. Wir beschlossen, das in einer Paartherapie zu verändern. Die Therapeutin ließ sich das alles schildern, dann meinte sie, sie müsse sich „mit dem Feld verbinden", schloss die Augen und machte eine eigenartige Grimasse. Nach ein paar Minuten sah sie uns an und sagte: „Kein Wunder, dass Sie diese Probleme haben. Sie waren im vorherigen Leben Geschwister, und das wirkt natürlich noch nach. Da muss eine Karmareinigung gemacht werden." Wir waren fassungslos.

Die Gretchenfrage[3] „Nun sag, wie hast du's mit der Religion?" ist im Therapie- und Beratungskontext häufig ein Tabuthema. Der weltanschauliche, spirituelle oder religiöse Hintergrund einer Person wird wenig thematisiert, oder es herrscht Unsicherheit, wie damit umgegangen werden soll.

Religion und Spiritualität können eine stützende Funktion ausüben und ein Element der Heilung nach traumatischen Erfahrungen sein. Sie können Zugehörigkeit vermitteln, die Resilienz stärken und ein Geschehen in einen größeren Sinneszusammenhang stellen. Die Erfahrungen in einer Religionsgemeinschaft oder einer spirituellen Bewegung können aber auch die Ursache für ein Trauma und ein großer Belastungsfaktor sein. Vorstellungen

---

[3] Die Gretchenfrage ist eine unangenehme Frage, die direkt den Kern eines Problems erfasst. Sie stammt aus Johann Wolfgang von Goethes „Faust I" und wurde ursprünglich von Margarethe an Dr. Faust gerichtet.

wie „negative Energien", Sünde, Schuld, Fluch, Hölle, Dämonen etc. können eine starke Wirkung entfalten, auch wenn sie in der Therapie oder Begleitung nie angesprochen werden. Selbst wenig religiöse Menschen sind nicht frei von Aberglauben. Viele verwenden Glücksbringer und Talismane oder vermeiden es, sich ein zukünftiges Ereignis positiv auszumalen, aus Sorge, damit das Schicksal „in Versuchung zu führen", oder klopfen auf Holz, um das abzuwenden (sich Worst-Case-Szenarien vorzustellen, scheint dagegen in Ordnung zu sein).

Spiritualität im Feld der Psychotherapie und psychologischen Beratung fällt häufig in zwei Extreme: Entweder wird der Bereich völlig ignoriert und kommt nie zur Sprache, oder im anderen Extrem wird die Therapie selbst zu einer spirituellen Erfahrung, einem Heilungsritual umfunktioniert. In der Folge entstehen viele Angebote, die versuchen, Beratung und Therapie mit Seelsorge, Schamanismus, Elementen der Esoterik oder anderen spirituellen Konzepten zu ergänzen.

Mein Psychotherapeut meinte, er würde ein zusätzliches Diagnoseinstrument verwenden, und dazu bräuchte er mein Geburtsdatum und die Uhrzeit der Geburt. Er legte mir dann eine Grafik vor, die mich als „Projektor" auswies. In der weiteren Behandlung nahm er immer wieder darauf Bezug und meinte, dass ich durch meinen Typ nie die Initiative ergreifen könne und mich auf Abwarten und Reagieren konzentrieren solle. Das Ganze war mir etwas unheimlich, aber ich habe ihm vertraut; schließlich war er der Psychotherapeut. Ich dachte, der wird schon wissen, was er tut. Ich habe mich aber immer weniger verstanden gefühlt und hatte den Eindruck, dass er mich unbedingt in dieses Schema pressen will, und ich hatte damit noch weniger Spielraum als vorher. Dann habe ich mich erkundigt, was dieses Diagnosesystem eigentlich ist und bin aus allen Wolken gefallen: Das ist die reine Esoterik.

Glaube kann eine starke Kraftquelle sein, er kann aber auch leicht missbraucht werden, um zu manipulieren und Macht auszuüben. Nun finden zunehmend alternative Behandlungskonzepte und spirituelle Ansätze Eingang in die therapeutische Arbeit. Schamanische Rituale, Rückführungen, Astrologie, Energetik, morphologische Felder und vieles Weitere erfreuen sich großer Beliebtheit bei manchen Therapeut*innen und Klient*innen. Jessica Schab, die Guru-Verehrung am eigenen Leib erfahren hat, spricht darüber, wie leicht es ist, von einer Glaubensabhängigkeit in eine andere zu geraten. Als Beispiel nennt sie die Anonymen Alkoholiker, die versuchen, die Sucht durch den Glauben an Gott zu ersetzen. Psychotherapie darf nicht eine definitive Wahrheit und damit die Abhängigkeit vom Beratenden als Lösungsmöglichkeit anbieten.

In Österreich ist Psychotherapie ein gesetzlich geregelter Gesundheitsberuf mit der Verpflichtung, nur wissenschaftlich anerkannte Methoden zur Anwendung zu bringen. Das Ministerium für Gesundheit hat eine Richtlinie verfasst, die eine strikte Abgrenzung zu esoterischen, spirituellen und religiösen Methoden fordert [13]:

Die psychotherapeutische Ausbildung, Fortbildung und Weiterbildung hat [...] das Anbieten jeder Art von esoterischen Inhalten, spirituellen Ritualen und religiösen Heilslehren ausnahmslos zu unterlassen. [...].

Die Psychotherapie vermag keine allgemein verbindlichen Antworten im Sinne von „Wahrheiten" auf existentielle Fragen oder gar eine transzendente Wirklichkeit zu geben und kann auch keine Werte- und Sinnfragen beantworten. So werden seriöse Psychotherapeutinnen/Psychotherapeuten keine allgemeingültigen Modelle propagieren, sondern vielmehr gemeinsam mit ihren Patientinnen/Patienten nach individuellen Lösungsmöglichkeiten (u. a. erforderlichenfalls auch für Werte- und Sinnfragen) suchen. [...].

Sektenähnliche Gruppierungen im Umfeld von Esoterik, Spiritualität, Fundamentalismus, „Schamanismus" bzw. „Neoschamanismus" oder Religion können das Individuum entmündigen, Beziehungen trennen, „Schwarz-Weiß-Malerei" betreiben, mit oft wirklichkeitsfremden Lehren indoktrinieren und finanzielle Ausbeutung der Anhänger/innen betreiben. Hier zeigt sich deutlich der Unterschied zwischen wissenschaftlich begründeten psychotherapeutischen Methoden, die auf psychische Gesundung abzielen, von auf Glaubensüberzeugungen basierenden Anwendungen (siehe 1.3).

Eine treffende und notwendige Abgrenzung. Die heftigen Kontroversen um diese Richtlinie zeigen jedoch, wie unterschiedlich österreichische Psychotherapeut*innen dieses Thema bewerten.

In Deutschland gibt es, je nach Berufsgruppe, unterschiedliche Rechte und Vorgaben für die Ausübung von Psychotherapie. Ärztliche, Psychologische sowie Kinder- und Jungendpsychotherapeut*innen dürfen nur wissenschaftlich anerkannte Therapieverfahren anwenden, deren Wirksamkeit nachweislich überprüft ist. Zudem verfügen sie über ein abgeschlossenes Studium in Medizin, Psychologie, Pädagogik oder Sozialpädagogik. In Zukunft werden diese unterschiedlichen Ausbildungswege für Psychotherapeut*innen durch ein einheitliches 5-jähriges Psychotherapiestudium ersetzt. Die Berufsbezeichnung wird dann nur mehr Psychotherapeut*in sein; die ersten Studiengänge wurden 2020 eingerichtet [14]. Heilpraktiker*innen dürfen Psychotherapie anwenden, dürfen sich aber nicht

Psychotherapeut*innen nennen. Sie dürfen ohne nachgewiesene Ausbildung alle Therapieverfahren anwenden – egal, ob wissenschaftlich anerkannt oder nicht. Die Ausbildung von Heilpraktiker*innen ist generell nicht staatlich geregelt. Dann gibt es noch die auf das Gebiet der Psychotherapie eingeschränkten Heilpraktiker*innen. Hier gelten die gleichen Bestimmungen wie für Heilpraktiker*innen, mit der Einschränkung, dass ausschließlich psychische und keine körperlichen Beschwerden behandelt werden dürfen [15].

Es ist ratsam, wenn Sie Therapie, psychologische Beratung oder Supervision in Anspruch nehmen, nach den Richtlinien und Konzepten zu fragen, die der Behandlung zugrunde gelegt werden. Manchmal ist die weltanschauliche Heimat einer Person schon anhand der Homepage zu erahnen, manchmal erlebt man Überraschungen. Wenn es Ihnen wichtig erscheint, dass die Person eine bestimmte Haltung vertritt, oder wenn Sie vermeiden wollen, mit esoterischen Konzepten in Berührung zu kommen, sprechen Sie das gleich im Erstgespräch oder beim Erstkontakt an: *„Damit wir beide gut zusammenpassen, muss ich sichergehen, dass Sie nicht die Wünschelrute zücken, das „Wissende Feld" anrufen oder einen Exorzismus mit meinen Ahnen betreiben."*

Psycholog*innen, Therapeut*innen, Coaches, Berater*innen sollten zunächst die eigene Haltung zur Spiritualität reflektieren und sich die eigenen Erfahrungen, Werte und Urteile bewusst machen.

Mein persönliches Verhältnis zu Religion/Spiritualität [16]:

- Wie wurde in meiner Familie mit Religion umgegangen?
- Wie sieht meine Religiosität/Spiritualität heute aus?
- Warum bin ich (noch/nicht mehr) Mitglied einer Kirche/Religionsgemeinschaft? Vertrete ich offen meine Religiosität bzw. meinen Atheismus? In welchen Zusammenhängen möchte ich darüber sprechen, in welchen nicht?
- Welche Bedeutung haben meine eigene Spiritualität (Atheismus, Agnostizismus) und das eigene Wertesystem für meine Arbeit mit Klient*innen?
- Wie begegne ich Glaubenskonstrukten von Klient*innen?
- Wie gehe ich damit um, wenn Klient*innen mir einen Guru-Status einräumen? Wie verhindere ich, dass ich diese schmeichelhafte Position einnehme? Wer ist meine Kontrollinstanz; woher bekomme ich Rückmeldung, wenn ich beginne, zu eitel und selbstherrlich zu werden? Wie sorge ich für gesunde (Selbst-)Kritik?

In der Behandlung von psychischen Leidenszuständen gilt es, wie bei körperlichen, die individuellen Krankheitserklärungen mit den Klient*innen zu reflektieren. Die acht Fragen nach Arthur Kleinman sind auch hier anwendbar.

Den Glaubensüberzeugungen der Klient*innen und ihrer Haltung in Bezug auf wesentliche Themen des Lebens darf durchaus Raum in einem Therapie- und Beratungsprozess gegeben werden. Die Fragen sollten viel häufiger gestellt werden, die Antworten muss der/die Klient*in aber autonom für sich entdecken:

- Wer oder was gibt Ihnen Halt in schwierigen Situationen?
- Glauben Sie an Gott, Götter, göttliche Kräfte?
- Gibt es einen Sinn hinter Leid, Krankheit und Tod?
- Wer beeinflusst Ihr Leben? Gibt es überirdische Einflüsse? Sind diese positiv oder negativ wirksam? Lassen sich diese Kräfte durch Sie beeinflussen? Gibt es ein Schicksal? Gibt es Zufall, oder ist alles im Leben vorbestimmt, durch äußere Kräfte gelenkt? Wie groß schätzen Sie den Spielraum des eigenen Willens ein?
- Gibt es Gerechtigkeit? Wenn ja: Auf welche Weise wird sie wirksam? Wenn nein: Welche Konsequenz hat das für Sie und die Welt, in der Sie leben?
- Was bedeuten Ihnen die Begriffe Schuld und Sühne?
- Welche Glaubenskonzepte wurden in Ihrer Herkunftsfamilie vertreten? Welche haben Sie beibehalten, von welchen haben Sie sich gelöst?
- Gibt es positive oder negative Erfahrungen mit Spiritualität/Religion?
- Kennen Sie die Sehnsucht, eine spirituelle Erfahrung zu machen?
- Was gibt Ihnen Hoffnung?
- In welchen Momenten empfinden Sie Zugehörigkeit?
- Würden Sie sich selbst als abergläubisch bezeichnen? In welchen Lebenssituationen?
- Welche Beeinflussung gab/gibt es durch die Religiosität anderer Menschen? Gibt es Parallelen und Unterschiede bei dem/der Lebenspartner*in?
- Haben Sie Angst vor dem Tod? Wie gehen Sie damit um?
- Wie sind Ihre Vorstellungen in Bezug auf den Tod? Gibt es ein Danach? Wie sieht das aus, und wer hat Zugang dazu? Wenn es keine Weiterexistenz nach dem Tod gibt, welche Konsequenzen hat das für Ihr Leben? Was löst das Thema Endlichkeit bei Ihnen aus?

- Stellt sich Ihnen manchmal die Frage nach dem Sinn des Lebens? Was gibt Ihrem Leben Sinn? Auf welches Ziel läuft es hinaus? Woran messen Sie, ganz konkret, die Sinnhaftigkeit Ihrer Existenz?

Wie in der Medizin gibt es auch in der Psychologie, Psychotherapie, im Coaching und in der Sozialberatung Behandlungsmethoden und Konzepte, die nicht evidenzbasiert sind und teils auf unseriösen Quellen beruhen. Es ist in diesem Feld noch schwieriger, seriöse von unseriösen Anbietern zu unterscheiden. Die Familienaufstellung kann zum Beispiel seriös als bewährte Technik aus dem Methodenspektrum der Systemischen Familientherapie eingesetzt werden, sie kann aber auch zu einer Art Familien-Voodoo missbraucht werden, bei der angeblich die Geister der Ahnen von den Darstellern Besitz ergreifen und haltlose Behauptungen über die Personen in den Raum gestellt werden. Die Ausbildung des Aufstellungsleiters ist nicht automatisch eine Garantie für eine seriöse Anwendung. Es ist sinnvoll, vor der Inanspruchnahme eines Wochenendseminars oder einer therapeutischen Begleitung den Aufsteller nach den Wirkungskonzepten zu fragen, die er seiner Arbeit zugrunde legt: Wie funktioniert das? Wo haben Sie Ihre Ausbildung absolviert? Auf welche Vorbilder beziehen Sie sich? Was ist der therapeutische Effekt? Wer bestimmt den Wahrheitsgehalt? Gibt es eine Vorbesprechung und eine Nachbetreuung?

Es kann nicht sein, dass Therapeut*innen Methoden anbieten, die das Leid von Betroffenen nicht verringern, sondern in manchen Fällen sogar noch vergrößern. Gerade ein*e Therapeut*in ist verpflichtet, sich zu hinterfragen, ob er/sie auch sauber arbeitet und hilft statt zu schaden. (Lydia Benecke, Kriminalpsychologin)

Wie erkenne ich seriöse Anbieter in Psychologie/Psychotherapie/Beratung/Coaching:

- Wie fundiert ist die Ausbildung? Begriffe wie Coaching, Familienaufstellung, psychologische Beratung sind nicht gesetzlich geschützt, jeder kann sie auch ohne entsprechende Eignung verwenden. Hat die Person eine seriöse Ausbildung und Berufserfahrung in diesem Feld? Wenn auf der Homepage kaum Hinweise auf den Hintergrund einer Person zu finden sind, ist Vorsicht geboten. Behauptungen wie „begleitet seit Jahren viele erfolgreiche Veränderungsprozesse", „erforscht seit Jahrzehnten alternative Heilungsmethoden" sind ohne Nachweise wertlos. Auch Begriffe wie Institut, Universität, Forschungseinrichtung ... können eine leere

Fassade sein. Titel sind ebenfalls keine Garantie für Kompetenz, und auffallend viele großspurig klingende Titel sind eher ein Warnhinweis.
- Welche Methoden werden eingesetzt? Kann der Wirkmechanismus, die Theorie hinter der Methode nachvollziehbar erklärt werden? Wie seriös und bekannt ist die Methode? Kann der Anbieter Ihnen Literatur dazu nennen? Welche Rückmeldungen zur Methode erhalten Sie vom jeweiligen Berufsverband, auf Internetseiten wie Psiram oder bei Sektenberatungsstellen?
- Wird behauptet, dass mit dieser Methode JEDER es schafft, ALLE Probleme schnell und für immer zu lösen? [17]
- Liegen die Kosten/Preise im vergleichbaren Durchschnitt und wird eine Rechnung ausgestellt? Vorsicht bei „Energieausgleich", Zahlung auf Spendenbasis, nicht näher definierten Erfolgshonoraren! Absolut unseriös ist ein Angebot, wenn Sie gedrängt werden, so schnell wie möglich zu unterschreiben und zu zahlen und die Bezahlung angeblich einen Effekt auf ihr Problem haben soll. *„Das Geld ist ein Impuls an das Universum und zeigt, dass es Ihnen ernst ist, und damit beginnt die Behandlung ab der Einzahlung zu wirken."*

Der Coach sagte mir, ich solle sofort den ganzen Betrag einzahlen, dann ist das bereits ein Impuls im Kosmos, und die Behandlung beginnt dadurch sofort zu wirken. Wenn ich zögere, übernimmt mein Verstandes-Ich und verhindert meine Entwicklung. Mein Herz weiß, dass dieser Kurs gut für mich ist, und ich wolle doch mehr auf mein Herz hören. Die hohen Kosten von 30.000 Euro für eine Coaching-Begleitung für ein Jahr rechtfertigte er damit, dass durch höhere Kosten auch eine höhere Motivation entstehe und meine Erfolgsblockaden sich lösen würden. Dann könne ich diese Kosten auch mühelos wieder einbringen; er hätte das schon bei vielen seiner Schützlinge beobachtet.

- Werden Sie gedrängt und angeleitet, andere Menschen für den Kurs/das Angebot anzuwerben? Gibt es dazu Erfolgsprämien, finden Termine statt, zu denen Sie Ihre Freunde und Familie einladen sollen und die einen deutlichen Werbecharakter für das System aufweisen?
- Gibt es einen Behandlungsvertrag? Werden Sie gedrängt, schnell zu unterschreiben? Gibt es Abhängigkeiten, und werden Arbeitsleistungen von Ihnen verlangt? *„Wir mussten den Wagen des Therapeuten waschen, sein Haus putzen und seinen Garten pflegen. Das nannte er Seva-Yoga. Es sei wichtig, um zur Erleuchtung zu gelangen und würde helfen, unser Ego loszulassen."*

- Gibt es Schweigeklauseln, die Ihnen verbieten, die Kursinhalte anderen Personen mitzuteilen? Sind Rituale, Veranstaltungen, Einzelstunden ein Geheimnis, das Sie wahren müssen? Nicht gemeint sind dabei persönliche Aussagen von anderen Teilnehmern, die oft vertraulich behandelt werden; verdächtig ist es, wenn Sie über Inhalte und Abläufe Schweigen bewahren müssen.
- Werden Sie, wenn Sie vorzeitig beenden wollen, unter Druck gesetzt zu bleiben? Droht man Ihnen mit negativen geistigen/psychischen Konsequenzen? *„Wenn du gehst, dann verletzt du das energetische Feld der Gruppe und gefährdest den Erfolg der anderen."*
- Einer der besten Hinweise, ob Sie einer vereinnahmenden Struktur ausgesetzt sind, die nicht Ihrer Entwicklung dient, sondern den Interessen des Anbieters, ist die Frage: Wie reagiert der Anbieter auf Kritik? Wird sie als konstruktiver Beitrag zur Verbesserung und Weiterentwicklung genutzt und gefördert, oder wird sie pauschal abgelehnt, als Angriff empfunden und als Makel der kritisierenden Person interpretiert? *„Meine Kritik sei ein Ausdruck meines Egos, ich müsse sie ganz loslassen, nur so sei eine spirituelle Entwicklung möglich."* *„Man sagte mir, meine Zweifel stammen gar nicht von mir selbst, sondern würden mir von Satan eingeflüstert. Man könne mit dämonischen Angriffen dieser Art nur auf eine Weise umgehen: beten und ignorieren."* *„Dass ich diese Fragen überhaupt stellen würde, sei ein Zeichen meiner geistigen Unreife. Ich solle abwarten, in den späteren Kursstufen würde dann alles Sinn ergeben."*
- Wie wird über andere Felder des Gesundheitssystems, andere Behandlungsmethoden gesprochen? Wird von Arztbesuchen und der Einnahme von Medikamenten abgeraten? Werden Feindbilder gepflegt, sind Schwarz-Weiß-Darstellungen üblich? Sieht sich der Anbieter als einzige Quelle von Heilung allen anderen weit überlegen?
- Haben Sie im Laufe der Zeit immer mehr das Bedürfnis, jede Entscheidung von der leitenden Person absegnen zu lassen? Verlassen Sie sich immer mehr auf seine/ihre Einschätzung statt Ihre eigene? Wird das von der Person auch aktiv gefördert?

Wenn Sie den Verdacht haben, unsachgemäß betreut zu werden, holen Sie sich, wie in der Medizin schon üblich, weitere Meinungen und Behandlungsempfehlungen ein. Wenn Ihnen die Behandlung unseriös und schädlich erscheint, wenden Sie sich an Gesundheitsbehörden, Berufsverbände, Sektenberatungsstellen, Wirtschaftsvertretungen und Konsumentenschutzverbände. Rechtlich ist die Situation noch schwieriger als im medizinischen Feld, wenn es darum geht, Schadensersatz zu fordern und gefährliche Angebote aus dem Verkehr zu ziehen. Mit jeder Beschwerde erhöhen Sie aber die Aufmerksamkeit auf dieses Problem. Leider werden problematische Anbieter noch viel zu selten zur Verantwortung gezogen und agieren daher auch mit großem Selbstbewusstsein.

> **Zum Mitnehmen**
>
> Auch im Bereich der Psychologie, Psychotherapie, Beratung und Coaching finden sich unseriöse und gar schädliche Konzepte und Behandlungsmethoden, die von seriösen oft schwer zu unterscheiden sind. Die Anzahl problematischer Anbieter ist in diesem Feld besonders hoch. Konsument*innen sollten auf folgende Punkte Wert legen: Fundiertheit der Ausbildung des Anbieters und der Methode, professionelle Rahmenbedingungen, keine unrealistischen Versprechungen, keine Guru-Allüren, keine Versuche, Sie mit emotioneller Erpressung zu manipulieren, kein Aufdrängen übersinnlicher Elemente, Kooperation mit anderen Fachrichtungen, konstruktiver Umgang mit Kritik.

> **Zum Nachdenken**
>
> Haben Sie selbst schon Erfahrungen mit besonders guter oder besonders schlechter medizinischer und psychologischer Betreuung gemacht? Was waren jeweils die entscheidenden Faktoren? Wie möchten Sie als Patient*in behandelt werden?
>
> Wodurch entsteht für Sie Vertrauen in die behandelnde Person? Woher beziehen Sie Informationen, wenn Sie erkranken? Haben Sie schon einmal eine Behandlungsform einer Überprüfung unterzogen? Auf welche Weise?

10.3 Sozial- und Jugendarbeit

Radikalisierungsprozessen entgegenzuwirken, kritisches Denken zu unterstützen, Zugang zu Bildung und Wissenschaft zu vermitteln und Klient*innen vor Ausbeutung zu schützen sind auch zentrale Anliegen der Sozial- und Jugendarbeit.

Andreas Peham ist Mitarbeiter im Dokumentationsarchiv des österreichischen Widerstandes (DÖW), der bedeutendsten Forschungseinrichtung in Bezug auf Rechtsextremismus in Österreich, und arbeitet auch mit Schulklassen zu Extremismus und Verschwörungsmythen. Er sieht eine Begünstigung für Extremismus bei Jugendlichen, die im Elternhaus kein Urvertrauen aufbauen konnten, mit viel Gewalt in emotional instabiler Umgebung aufgewachsen sind und als Resultat eine innere emotionale

Bedürftigkeit aufweisen. Hier besteht auch eine erhöhte Bereitschaft, Misstrauen und Zweifel gegenüber staatlichen Institutionen und Mainstreammedien zu entwickeln:

Die Verschwörungstheorie wirkt kontraphobisch, existenzielle Furcht wird gebannt, indem sie in eine konkrete Furcht umwandelt wird. Dazu kommt die narzisstische Zufuhr, der Machtzuwachs in der Pseudo-Kompetenz.

In der Diskussion geht es ihm in erster Linie nicht um das Vermitteln von Wissen, sondern um Beziehungsaufbau:

Ich lasse mich gar nicht auf die jeweilige Verschwörungstheorie ein, versuche sie nicht zu widerlegen, weil das erfahrungsgemäß nichts bringt. Ich sage nur, dass ich das nicht glaube, und versuche dann, darüber zu reden, woher solche Verschwörungstheorien kommen. Ich kennzeichne sie als Aberglaube, Mythos, aber halte mich nicht lange damit auf.

Als wichtige Haltung in der Arbeit mit Jugendlichen sieht er die Konzentration auf ihre Ressourcen statt auf die Defizite:

Die Skepsis gegenüber einer medial vermittelten Welt finde ich grundsätzlich positiv. Ich versuche nur andere Wege zu zeigen, Diskussionen untereinander zu fördern, auf Widersprüche hinzuweisen und die im Verschwörungsmythos falsch beantwortete Frage zu stellen: Welche Interessen stehen dahinter?

Ein Beispiel: Muslimische Jugendliche brachten in einem Workshop den Verschwörungsmythos ein, dass die Terrororganisation „Islamischer Staat" (IS) gar nicht existiere und nur ein von Amerikanern erfundener Fake sei, um den Muslimen zu schaden. Die Attraktion dieses Mythos und gleichzeitig eine anknüpfungswürdige Ressource ist der Wunsch der Jugendlichen, als Moslem nicht mit Terroristen gleichgesetzt zu werden. Sie machen die Erfahrung, dass nach jedem Anschlag die Feindschaft gegen Muslime steigt, und verstehen nicht, warum eine bestimmte Gruppe fanatisierter Muslime daran ein Interesse haben kann. In der folgenden Diskussion steht die Frage im Mittelpunkt: *„Wer profitiert von dieser Feindschaft?"* Eine Antwort könnte sein, dass bei hoher antimuslimischer Feindschaft mehr Mitstreiter für den Dschihad zu gewinnen sind. Der IS hat also ein Interesse an dieser Feindschaft, weil sie die Rekrutierungsbedingungen verbessert. Skepsis und kritisches Hinterfragen können auf diese Weise auch gegen den Verschwörungsmythos selbst gerichtet werden und werden damit zu einer konstruktiven Ressource.

Auch für den Sozialarbeiter Fabian Reicher steht die Arbeit an der Beziehung im Vordergrund. Als Mitarbeiter der Beratungsstelle Extremismus liegt sein Arbeitsschwerpunkt in der Präventions- und Ausstiegsarbeit mit radikalisierten und gefährdeten Jugendlichen. Er verwendet gern biografisch-narrative Gesprächstechniken [18]. Hier geht der Fokus weg vom argumentativ-wertenden Versuch zu überzeugen hin zum Erzählen der Geschichte einer Person: „Wie bist du zu dieser Einstellung gekommen? Wie bist du zu dem Menschen geworden, der du heute bist?" In diesem Ansatz arbeitet man viel mit seinen eigenen Werten, Vorstellungen, Fragen, Unsicherheiten, Schwierigkeiten, mit der eigenen Biographie. Authentizität ist wichtig und auch, sich als Rollenmodell anzubieten. Jugendliche finden es cool, mit einem Erwachsenen zu reden, der sich für sie interessiert und auch von sich etwas preisgibt.

Eine Auswahl an Interventionen, die zum Einsatz kommen können [19]:

- **Anerkennungsansatz:** Die Jugendlichen als Expert*innen ihrer Lebenswelt wahrnehmen, ihre Fähigkeiten und Ressourcen anerkennen und ihnen Kompetenz in der Entwicklung und Veränderung von Werten und Ideologien zuerkennen.
- **Empathischer Ansatz:** Mitgefühl für die Bedürfnisse und persönlichen Erfahrungen der Jugendlichen, für Diskriminierungs-, Ausschluss- und Ohnmachtserfahrungen entgegenbringen. Zugleich gilt es, eine Verbindung zu den Bedürfnissen anderer herzustellen und über den Perspektivenwechsel auch Empathie für Opfer menschenverachtender und diskriminierender Ideologien und Handlungen zu wecken.
- **Spiegelungsansatz:** Die (emotionale) Wirkung des Gesagten auf sich und auf Dritte reflektieren. Wie geht es mir, wenn ich das höre? Wie würde deine Freundin, deine Mutter reagieren? Wie würde es meinem schwulen Freund gehen, wenn er diese Beschimpfung hört?
- **Bezug zum Alltag:** Welche Konsequenzen hat diese Haltung im Alltag? Auf welche Weise kann/soll sie im Alltag gelebt werden? Welcher Schaden kann durch sie für die Person entstehen, zum Beispiel durch strafrechtliche Konsequenzen oder durch die Reaktionen des Umfelds?
- **Verunsicherungsansatz:** Das vorgetragene Weltbild hinterfragen, auf Widersprüche aufmerksam machen. Häufig werden nur ideologische Fragmente übernommen, es gibt viel Halbwissen. Die Parolen zu Ende denken: „*Der sogenannte Bevölkerungsaustausch, den die Identitären gerne zitieren: Was heißt das konkret? Wie würden wir den Ethnopluralismus stoppen? Deportation? Erschießungen?*"

- **Parallelisierungsansatz:** Extremistische Ideologien bedienen sich ähnlicher Mechanismen und haben vergleichbare Ziele und Methoden. Diese Parallelen aufzeigen und die Absicht dahinter deutlich machen.
- **Reframing-Ansatz:** Durch eine andere Betrachtungsweise werden ideologische Elemente neu interpretiert. Eine alternative Rahmung kann dem Inhalt einen überraschenden, konstruktiveren Sinn geben. *„Beim großen Jihad geht es um den Kampf mit dem Teufel in dir. Das ist ein wichtiges Thema, gegen den Teufel in dir selbst zu kämpfen."*
- **Konkrete Utopie:** Wie würde eine perfekte Welt aussehen? Was wären erste Schritte in diese Richtung? Das konkrete gemeinsame Tun hilft, das Gefühl von Ohnmacht zu überwinden, und fördert die Erfahrung von Selbstwirksamkeit.

Die konkrete Umsetzung beschreibt Fabian Reicher so:

In der Jugendarbeit ist man selbst das wichtigste Werkzeug, die eigenen Werte und Haltungen. Es geht darum, den Kids ein Feedback im Schutzraum der Beziehung zu geben: Wie kommt es an, wenn ihr das sagt? Es gibt keinen Beziehungsabbruch, egal was sie sagen. Sie können ausprobieren und lernen. Wenn es mir zu viel wird, dann werfe ich auch mal eine Tür zu und sage ihnen, dass es mir reicht, dass, wenn ich sie nicht kennen würde, ich sie jetzt für totale Nazis halten würde oder Angst vor ihnen hätte. Es wird ihnen zu wenig gesagt, wie ihr Verhalten bei anderen ankommt. Sie wollen Feedback, wenn sie eine extreme Position zeigen. Es ist auch wichtig, ihnen zu vermitteln, dass das Leben als Nazi oder das Leben mit extremen Positionen nicht angenehm ist. Den Lernraum muss ich bespielen, ich darf ihn nicht unpolitisch lassen, ich muss in Gesprächen Position beziehen. Im Gruppensetting muss ich sofort eingreifen, wenn es zum Beispiel homophobe Aussagen gibt. Es kann sein, dass es in der Gruppe schwule oder lesbische Jugendliche gibt, da muss ich ihnen vermitteln, dass eine solche Aussage nicht normal und nicht o.k. ist und nicht unwidersprochen stehen gelassen wird. Und sie müssen die Erfahrung machen, dass ich eine solche Aussage nicht tätigen kann, ohne dass mir widersprochen wird, und dass ich damit absolut nicht cool bin. Das ist ganz wichtig, sonst normalisiert sich das. Widerspruch ist immer wichtig, wenn jemand entmenschlicht wird! Danach narrativ ansetzen: Wie kommst du darauf?

Hilfreich kann auch sein, in der Peergruppe Verbündete zu suchen und szenerelevante Personen einzubeziehen, zum Beispiel tonangebende Mitglieder in Fanklubs großer Fußballmannschaften. Als Sozialarbeiter nutzt Reicher seine Möglichkeiten, Menschen konkret bei Problemen zu unterstützen; damit gelingt es ihm langfristig, sich im Umfeld einen guten Ruf zu erarbeiten. Besonders gut ist das mit dem Onlineprojekt Jamal al-Khatib

[20] gelungen: Hier haben ehemalige Jihadisten und Jugendliche, die eine Ausreise nach Syrien überlegt hatten, Texte verfasst, die dann zu Videos verarbeitet wurden. In einer umfassenden Onlinekampagne [21] wurden die Themenbereiche, die sonst von den Jihadisten besetzt wurden, mit eigenen Inhalten gefüllt. Ein Ziel dabei ist das Aufweichen von Extrempositionen. Beim Tragen von Kopftüchern zum Beispiel scheint es in der Diskussion nur zwei Positionen zu geben: das Kopftuch als Zeichen der Unterdrückung oder als Pflicht. Die Onlinekampagne soll Positionen dazwischen vermitteln, Fundamentalismus infrage stellen, sich aber der Themen der Jugendlichen annehmen. Extremisten haben ein identitäres und exklusivistisches Framing, das auf Ohnmacht und Entfremdung und nicht auf Empowerment abzielt. Ein Beispiel ist die Kampagne „Uiguren, wir vergessen euch nicht!" [22] Das Framing der Salafisten ist: *„Die Welt schaut weg, weil es nur Muslime sind."* Moslem zu sein ist die identitätsstiftende Komponente; es wird ein Gefühl von Ohnmacht erzeugt. Nur wir Salafisten helfen. Die Jamal al-Khatib-Kampagnen vermitteln: Das Thema geht uns alle an! Was können wir alle dagegen tun?

Wir greifen die Wut auf, beschwichtigen nicht, differenzieren aber mehr, wir haben z. B. ein Video von einem orthodoxen Juden, der das problematisiert. Dadurch wird sichtbar, dass es ein Thema ist, das nicht nur Muslime interessiert. Und wir bieten niederschwellige Angebote, sich zu engagieren, um in ein Empowerment zu kommen, z. B. eine Stickerchallenge und die Möglichkeit, online Infos zu teilen und Solidarität zu zeigen. Wir besetzen die Themen, die sonst Extremisten besetzen und geben ihnen einen Spin in Richtung Inklusion, Empowerment, weg von der Opfer- in eine Solidaritätshaltung. Wir bestimmen den Diskurs aktiv mit, unsere Videos wurden auch von vielen salafistischen Seiten geteilt. Wichtig war: Wir haben Betroffene direkt zu Wort kommen lassen und Call to Actions gemacht. (Fabian Reicher)

Mit NISA [23] wurde eine Plattform geschaffen, die von Mädchen und jungen Frauen gestaltet wird, sich speziell mit patriarchalen Strukturen auseinandersetzt und diesen alternative Narrative entgegensetzt.

Beide Experten, Andreas Peham und Fabian Reicher, betonen die Wichtigkeit, gesellschaftliche Wurzeln von Radikalisierung nicht zu vernachlässigen und sich nicht nur auf individuelle biografische Ursachen zu fokussieren. Um extremistische und spaltende Tendenzen in der Gesellschaft zu bekämpfen, darf nicht nur das einzelne Individuum im Blickpunkt stehen, sondern auch, wie gesamtgesellschaftlich extremistischen Tendenzen entgegengewirkt werden kann [24]. Wenn Menschen Ausgrenzung erleben und das soziale und politische System als ungerecht empfinden, steigt das Misstrauen in Entscheidungsträger und staatliche Institutionen. Das bereitet den Nährboden für Verschwörungsmythen, Segregation und Radikalisierung.

> **Zum Mitnehmen**
> Radikalisierung ist ein vielschichtiger Prozess, dem nicht allein mit Verboten oder Informationen entgegengewirkt werden kann. Zum einen ist es wichtig, menschenverachtenden Aussagen und Aktionen klar Grenzen zu setzen, die handelnde Person aber in ihrer Geschichte, ihren Motiven und Nöten wahrzunehmen und über den Aufbau einer wertschätzenden Beziehung zu erreichen. Empathie, Fokussierung auf die Ressourcen einer Person und Maßnahmen, die Autonomie und die Erfahrung von Selbstwirksamkeit stärken, helfen identitätsstiftende extremistische Ideologien zu hinterfragen.

Literatur

1. Blog „Stiftung Gurutest". https://www.derstandard.at/story/2000109455158/wie-viel-nazi-ideologie-steckt-im-begriff-schulmedizin. Zugegriffen: 11. Febr. 2021
2. Hirschhausen E (2016) Wunder wirken Wunder. Wie Medizin und Magie und heilen. Rowohlt, Reinbek
3. Ernst E (2021) Heilung oder Humbug? 150 alternativmedizinische Verfahren von Akupunktur bis Yoga. Springer, Berlin, S 54
4. Burnett D (2016) The idiot brain. A neuroscientist explains what your head is really up to. Guardian, Faber & Faber, London
5. http://witze.net/medizinstudenten-witze. Zugegriffen: 11. Febr. 2021
6. medizin transparent (2021) Checkliste Gesundheitsmythen – Fake news erkennen. https://www.medizin-transparent.at/ueber/gesundheitsmythen-fake-news-erkennen. Zugegriffen: 7. Febr. 2021
7. Humanistischer Pressedienst. https://hpd.de/artikel/tod-einer-13-jaehrigen-durch-naives-gottvertrauen-17718. Zugegriffen: 9. Febr. 2021
8. Jehovas Zeugen (2021) Warum akzeptieren Jehovas Zeugen keine Bluttransfusionen? https://www.jw.org/de/jehovas-zeugen/oft-gefragt/jehovas-zeugen-warum-keine-bluttransfusion/. Zugegriffen: 11. Febr. 2021. Der Oberste Gerichtshof (2012) Verweigerung einer medizinisch indizierten lebensrettenden Bluttransfusion durch Zeugin Jehovas verstößt gegen die Schadensminderungspflicht. https://www.ogh.gv.at/entscheidungen/entscheidungen-ogh/verweigerung-einer-medizinisch-indizierten-lebensrettenden-bluttransfusion-durch-zeugin-jehovas-verstoesst-gegen-die-schadensminderungspflicht/. Zugegriffen: 11. Febr. 2021

9. Broschüre „Glaubensfreiheit versus Kindeswohl". https://sekten-info-nrw.de/information/infomaterial
10. Meiss O (2009) Kontext und Wirkung von Suggestionen. In: Revenstorf D, Peter B (Hrsg) Hypnose in Psychotherapie, Psychosomatik und Medizin. Springer, Heidelberg, S 92–103
11. Bejenke C (2009) Vorbereitung auf medizinische Eingriffe. In: Revenstorf D, Peter B (Hrsg) Hypnose in Psychotherapie, Psychosomatik und Medizin. Springer, Heidelberg, S 630–640
12. Dabney E (2011) 101 Dinge, die ich gern gewusst hätte, als ich anfing, mit Hypnose zu arbeiten. Carl-Auer, Heidelberg
13. Richtlinie zur Frage der Abgrenzung der Psychotherapie von esoterischen, spirituellen, religiösen und weltanschaulichen Angeboten sowie Hinweise für PatientInnen bzw. KlientInnen. https://www.sozialministerium.at/dam/jcr:14f29365-606a-41d5-84eb-a5f7a6e142ed/Abgrenzung_der_Psychotherapie_von_esotereischen,_spirituellen,_religiösen_und_weltanschaulichen_Angeboten_sowie_Hinweise_für_PatientInnen_bzw._KlientI.pdf. Zugegriffen: 11. Febr. 2021
14. Bundesministerium für Gesundheit: Moderne Ausbildung für Psychotherapeutinnen und Psychotherapeuten. https://www.bundesgesundheitsministerium.de/psychotherapeutenausbildung.html. Zugegriffen: 11. Febr. 2021
15. Berufsverband Psychosoziale Berufe: Psychotherapie und Heilpraktikerzulassung. https://www.dgvt-bv.de/news-details/?tx_ttnews%5Btt_news%5D=321&cHash=dbde646daa5dd7a56129aef1579842c0. Zugegriffen: 3. Mai 2021
16. Nach Seminarunterlagen von German Müller und Sylvia Neuberger
17. Dierbach H (2009) Die Seelenpfuscher: Pseudotherapien, die krank machen. Rowohlt, Reinbek bei Hamburg
18. Neuburg F, Kühne S, Reicher F (2020) Soziale Netzwerke und Virtuelle Räume: Aufsuchendes Arbeiten zwischen analogen und digitalen Welten. In: Diebäcker M, Wild G (Hrsg) Streetwork und Aufsuchende Soziale Arbeit im öffentlichen Raum. Springer, Wiesbaden, S 167–184
19. Lippe F, Reidinger V (2019) Begleitende Praxisforschung: Jamal al-Khatib – Mein Weg! und NISA x Jana. https://a596b1ed-e408-443e-99d4-c7960d4ae3a1.filesusr.com/ugd/0cc6d7_74abbd599932401ea6d47457a3859758.pdf. Zugegriffen: 23. Febr. 2021
20. YouTube-Kanal Jamal al-Khatib. https://www.youtube.com/channel/UCKmWuKvMLGHQ4Z0VaVjwYVQ, https://www.facebook.com/jamalalkhatibmeinweg/. Zugegriffen: 6. Febr. 2021
21. Reicher F, Lippe F (2019) Jamal al-Khatib – Mein Weg! Online-Campaigning als Methode der Politischen Bildung. https://www.e-beratungsjournal.net/wp-content/uploads/2019/05/reicher_lippe.pdf. Zugegriffen: 6. Febr. 2021

22. Jugendarbeit Wien. #UIGUREN #WIR VERGESSEN EUCH NICHT! Eine Kampagne von Jamal al-Khatib. https://www.jugendarbeit.wien/uiguren-wir-vergessen-euch-nicht-eine-kampagne-von-jamal-al-khatib/. Zugegriffen: 6. Febr. 2021
23. YouTube-Kanal NISA. https://www.youtube.com/channel/UC702G0F82JOVVQ4zPHR3RtA. Zugegriffen: 6. Febr. 2021
24. Reicher F (2015). Deradikalisierung und Extremismusprävention im Jugendalter. Eine kritische Analyse. Erschienen in: soziales_kapital, wissenschaftliches journal österreichischer fachhochschul-studiengänge soziale arbeit Nr. 14 (2015). Rubrik „Junge Wissenschaft". Standort Wien

Teil III
Praktische Tipps

Die wichtigsten Situationen, in denen Diskussionen über irrationale Vorstellungen auftreten können, haben wir in Teil II behandelt. Vieles davon lässt sich in Teilen auf ähnlich gelagerte Kontexte übertragen, zum Beispiel von der Familie auf den engeren Freundeskreis.

Es gibt aber natürlich auch Dinge, die sich in solchen Diskussionen unabhängig vom Kontext regelmäßig wiederholen. Hierzu gehören zum Beispiel Sätze, die man immer wieder hört, Argumente und Scheinargumente, die regelmäßig auftauchen, die auf den ersten Blick schwer zu beantworten sind, die aber einer kritischen Überprüfung kaum standhalten. Dazu schauen wir zunächst auf die inhaltliche Stichhaltigkeit dieser Aussagen, stellen aber auch die Frage, wie man ihnen sinnvoll begegnen kann.

Schließlich gibt es über die einzelnen Situationen hinaus auch Grundsätze und praktische Tipps, die es sich ganz allgemein im Gedächtnis zu behalten lohnt.

11

Sätze, die man immer wieder hört

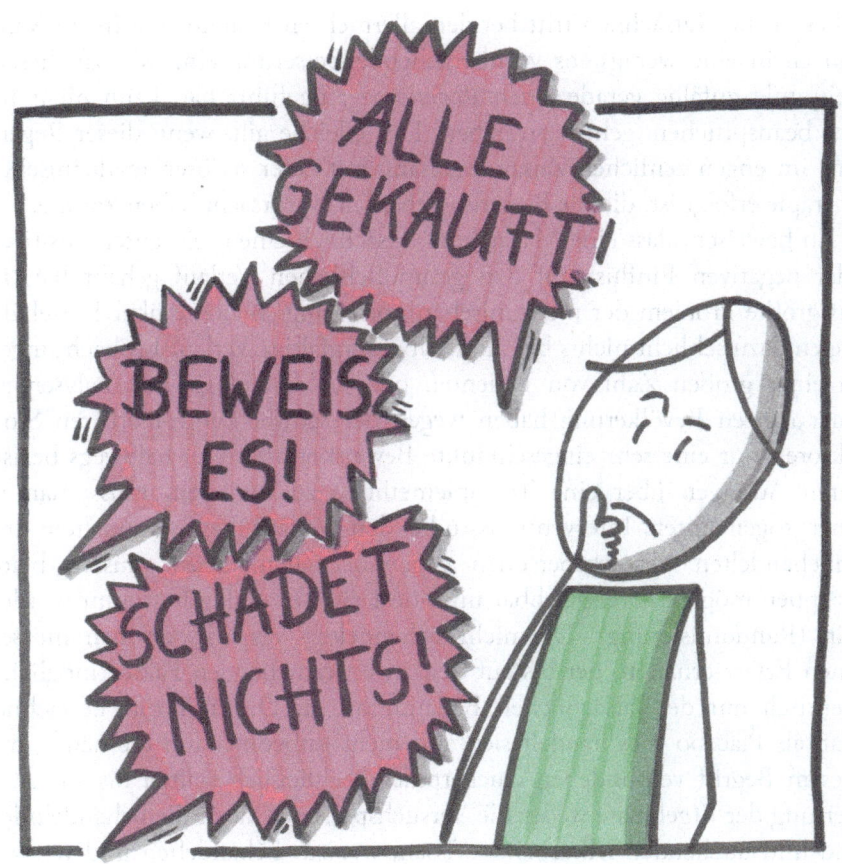

Wer als wissenschaftlich denkender Mensch regelmäßig Diskussionen mit Gläubigen führt, wird irgendwann die Tendenz entwickeln, bei bestimmten Aussagen die Augen zu verdrehen: Es gibt Sätze, die einem immer wieder begegnen, weil sie sich bei Gläubigen unterschiedlicher Richtungen unerschütterlicher Beliebtheit erfreuen. Das tun sie oft deshalb, weil sie schwer zu beantworten sind, auch wenn sie in der Regel nicht wirklich stichhaltige Argumente darstellen.

11.1 Wer heilt, hat Recht

Das Lieblingsmantra der Alternativmediziner ist eigentlich eine Binsenweisheit. Der Teufel steckt in der stillschweigend untergeschobenen Behauptung, das Eintreten einer Besserung sei ein Beweis dafür, dass man jemanden geheilt habe. Tatsächlich tritt bei den allermeisten Krankheiten irgendwann von allein eine wenigstens vorübergehende Besserung ein. Wer zu diesem Zeitpunkt zufällig gerade einen Regentanz aufgeführt hat, kann nicht für sich beanspruchen, geheilt zu haben. Das Gleiche gilt, wenn dieser Regentanz im engen zeitlichen Zusammenhang mit einer seriösen medizinischen Therapie erfolgt ist, die die Besserung ebenfalls verursacht haben könnte.

Zu beweisen, dass eine Maßnahme tatsächlich einen relevanten positiven oder negativen Einfluss auf den gesundheitlichen Verlauf gehabt hat, ist das größte Problem der medizinischen Forschung. Berichte über Einzelfälle tragen dazu schlicht nichts bei, und selbst sorgfältige Verlaufsbeobachtungen an einer großen Zahl von Patienten oder epidemiologische Analysen an einer ganzen Bevölkerung haben wegen der schwer kontrollierbaren Störfaktoren nur eine sehr eingeschränkte Beweiskraft. Um zu halbwegs belastbaren Aussagen über eine Therapiemethode zu kommen, muss man in einer sogenannten Interventionsstudie den Verlauf bei behandelten und unbehandelten Versuchspersonen gegenüberstellen. Dazu müssen beide Gruppen möglichst vergleichbar und idealerweise zufällig bestimmt worden sein (Randomisierung). Die nicht behandelten Versuchspersonen müssen einen Ersatz erhalten, der bis auf den zu untersuchenden Faktor möglichst identisch mit der tatsächlichen Behandlung ist. Diesen Ersatz bezeichnet man als Placebo – es handelt sich also nicht unbedingt um die häufig mit diesem Begriff verbundenen Zuckerpillen. Schließlich sollten bis zur Auswertung der Ergebnisse weder die Versuchspersonen noch die behandelnden und untersuchenden Mitarbeiter wissen, wer zur behandelten und wer zur Kontrollgruppe gehört (doppelte Verblindung). Diese hohen Anforderungen begrenzen gleichzeitig die Zahl der Versuchspersonen, weil man kranken

Menschen weder eine erkennbar wirksame Therapie vorenthalten noch sie einer möglicherweise schädlichen Behandlung aussetzen will. In der Folge erlaubt nur ein fachkundiger Gesamtblick auf alle vorliegenden Studien zu einem Thema in der (sehr unglücklich aus dem Englischen übersetzten[1]) „evidenzbasierten Medizin" eine Aussage über die Wirksamkeit einer medizinischen Maßnahme. Der möglicherweise vollkommen ehrliche Eindruck einzelner Ärzt*innen, Heilpraktiker*innen oder Geistheiler*innen, sie hätten jemanden geheilt, sagt also über ihren tatsächlichen Erfolg absolut nichts aus. Sich von solchen subjektiven Erfahrungen blenden zu lassen, ist selbst bei seriös ausgebildeten Mediziner*innen keine Seltenheit, wie der früher selbst für alternative Methoden aufgeschlossene Hausarzt Florian Albrecht aus Diskussionen mit Kollegen berichtet:

Da heißt es immer, ich habe aber andere Erfahrungen gemacht, und immer wieder werden Erfahrungen über wissenschaftliche Daten gestellt.

Die ehemals homöopathische Ärztin Natalie Grams erkennt sich selbst darin wieder:

Ich glaube wirklich, dass es für mich wie für viele andere Menschen an diesen positiven Erfahrungen lag. Mir hat es geholfen, also muss es wahr sein. Wenn mir früher jemand gesagt hätte, wie wenig man auf die Einzelerfahrung in der Medizin bauen kann, dann hätte ich vielleicht schon früher Zweifel gehabt.

Dasselbe gilt auch für die häufig als Rechtfertigung für unplausible alternativmedizinische Methoden präsentierte Behauptung, sie aktivierten Selbstheilungskräfte oder stärkten das Immunsystem (was angesichts der Gefährlichkeit einiger Autoimmunerkrankungen auch wenig wünschenswert wäre). Beides müsste sich durchaus in Studien nach den eben beschriebenen Standards beweisen lassen. Diesen Beweis bleiben die entsprechenden Heiler*innen aber in der Regel schuldig.

Auf „Wer heilt hat Recht" kann man also realistischerweise nur mit der Frage nach einem Beweis für die behaupteten Heilungserfolge antworten. Dieser Beweis müsste auch den behaupteten Erfolg klar vom Erfolg anderer Maßnahmen, von einer natürlichen Besserung oder von reinem Zufall abgrenzen.

---

[1] Evidenz bezeichnet im Deutschen das Offensichtliche oder den Augenschein; *evidence* bedeutet aber Beweise. Wenn die Ergebnisse der wissenschaftsbasierten Medizin tatsächlich evident wären, könnte man sich viele der hier betrachteten Diskussionen sparen.

Wird jedoch die Aussagekraft der Grundsätze der evidenzbasierten Medizin infrage gestellt und stattdessen auf sogenanntes Erfahrungswissen verwiesen, dann bleibt für die inhaltliche Diskussion nur der Hinweis, dass es sich bei dieser Form von Erfahrung um ein reines Glaubenssystem handelt. Es unterliegt allen in Kap. 2 dargestellten Mechanismen der Selbsttäuschung, und man kann ihm in einer Diskussion auch nur als Glaubenssystem begegnen.

11.2 Nimm doch erst mal etwas Natürliches!

Dass Substanzen gesund oder doch wenigstens harmlos oder umweltfreundlich sein müssten, wenn sie natürlichen Ursprungs sind, wird öffentlich so häufig wiederholt und so selten infrage gestellt, dass es für viele Menschen zu einer selbstverständlichen Wahrheit geworden ist. Patient*innen wünschen, und Ärzt*innen und Apotheker*innen empfehlen, in vielen Fällen zunächst einmal „etwas Pflanzliches", wenn ein synthetisches Arzneimittel nicht zwingend notwendig erscheint.

Warum setzen wir das eigentlich voraus? Eine der giftigsten Substanzen, denen wir in unserem Leben realistisch begegnen können, Botulinumtoxin (Botox), entsteht ganz natürlich durch Bakterien in verdorbenem Fleisch und war bis zur Einführung des industriell hergestellten Nitritpökelsalzes eine alltägliche Ursache tödlicher Vergiftungen. Ähnlich tödlich ist Tetanospasmin, das Gift des Tetanusbakteriums, dessen Sporen irgendwo im Boden darauf warten, in die Wunde eines verletzten Tieres (oder eben eines Menschen) zu geraten. Bestimmte Quallen, Schlangen, Spinnen oder Schnecken enthalten pro Tier genug Gift, um mehrere Menschen zu töten. Dass neue tödliche Krankheitserreger ohne menschliches Zutun in der Natur entstehen, erscheint uns so unplausibel, dass sich um das Erscheinen von HIV und SARS-CoV-2 immer wieder neue Verschwörungsmythen ranken.

Es gibt einen kleinen Kern von Rationalität in dieser Überlegung, ähnlich wie bei den „altbewährten" Hausmitteln: Von Substanzen, die schon seit Jahrhunderten Bestandteil unserer Nahrung, unserer Hausmedizin oder unseres täglichen Umgangs sind, können wir zumindest erwarten, dass sie uns in alltagsüblichen Mengen nicht kurzfristig umbringen. Daraus folgt aber zum Beispiel nicht, dass sie bei der stark gestiegenen Lebenserwartung nicht langfristig doch schädliche Wirkungen zeigen und zum Beispiel krebserregend sind, wie das beim Backen, Braten oder Grillen ganz alltäglicher, natürlicher Nahrungsmittel entstehende Acrylamid.

Letztlich sind uns „natürliche" oder „bewährte" Substanzen einfach nur vertrauter als synthetische oder gar gentechnisch erzeugte Alternativen. Dabei sind – zum Teil gerade wegen dieses ganz „natürlichen" Misstrauens gegen das „Unnatürliche" – die technisch entwickelten Produkte in der Regel weitaus besser auf mögliche Schadwirkungen untersucht als die so bewährten und vertrauten Naturprodukte. Werden die Naturprodukte tatsächlich genauer untersucht, dann schneiden sie oft schlecht ab. Das gilt nicht nur bei Arzneimitteln, wo das Gift des Fingerhuts (Digitalis) als Herzmittel ebenso weitgehend ausgedient hat wie der Lebertran als Nahrungsergänzungsmittel und wo angeblich immunstimulierende Mittel wie Echinacea sich als nutzlos herausgestellt haben. Auch in Getränken ist der cumarinhaltige Waldmeister praktisch vollständig durch nur vage ähnlich schmeckende synthetische Aromastoffe ersetzt worden.

Für mich (Holm Gero Hümmler) kam das Umdenken im Studium durch eine Äußerung einer eigentlich eher naturverbundenen Kommilitonin aus der Biologie:

Wenn ich medizinisch einen Wirkstoff brauche, dann will ich doch diesen einen Stoff in gleichbleibender Dosierung und rückstandsfrei aus einer überwachten Produktion haben und nicht in je nach Wetter wechselnder Zusammensetzung mit irgendwelchen Pflanzenresten, deren Wirkung kein Mensch kennt.

Dieser Cocktail unterschiedlicher Inhaltsstoffe in pflanzlichen Arzneimitteln kann nicht nur unmittelbar zu Problemen führen, was sich noch relativ leicht nachprüfen lässt, sondern vor allem auch im Zusammenspiel mit anderen Arzneimitteln. So behindert das gegen Depressionen beliebte Johanniskraut die Aufnahme diverser Arzneimittel und kann zum Beispiel die Wirkung hormoneller Verhütungsmittel beeinträchtigen und dadurch zu ungeplanten Schwangerschaften führen.

In Deutschland ist der deutlich reduzierte Anspruch an die Sicherheit und Wirksamkeit pflanzlicher Arzneimittel sogar ausdrücklich gesetzlich verankert. Pflanzliche Medikamente können wie andere Arzneimittel auch auf Basis von kontrollierten Studien nach den Regeln der evidenzbasierten Medizin zugelassen werden – müssen sie aber nicht. Sie können auch, ebenso wie anthroposophische oder homöopathische Mittel, nach dem sogenannten Binnenkonsens zugelassen werden, also nach stark vereinfachten Regeln, die nur in dem jeweiligen Fachgebiet anerkannt sind. Im Gegensatz zu vielen anthroposophischen und den allermeisten homöopathischen Mitteln sind pflanzliche Arzneimittel aber keine weitgehend oder vollständig wirkstofffreien Placebos. Sie enthalten tatsächlich Wirkstoffe und viele andere Stoffe mehr, deren Effekte nach dem Gesetz im Einzelnen gar nicht erforscht werden müssen. Der von der Alternativmedizin abgekehrte Arzt Florian Albrecht betont zudem, dass in Heilkräutern aus ominösen Quellen in Indien oder China immer wieder giftige Substanzen in zum Teil gefährlicher Menge gefunden wurden. Gerade in der ayurvedischen „Medizin" können Schwermetalle wie Blei und Quecksilber nicht nur als unbeabsichtigte Verunreinigung, sondern sogar als bewusste, aber nicht immer deklarierte Zusätze vorkommen [1].

Auf dem Fehlschluss, dass natürliche Produkte zwangsläufig gesund sein müssten, basiert auch die Vorstellung, sich mit Bionahrungsmitteln etwas Gutes zu tun. Tatsächlich können diese im Idealfall weniger Rückstände synthetischer Pflanzenschutzmittel enthalten. Diese ohnehin minimalen Rückstände sind jedoch in ihrer Wirkung auf den Menschen in der Regel weit besser untersucht als in ähnlichen Mengen vorkommende natürliche Bestandteile unserer Kulturpflanzen. Hinzu kommen zum Teil gefährliche Verunreinigungen, die heute eigentlich nur noch durch den Bioanbau vorkommen. Die Alkaloide des Mutterkornpilzes, der Getreide befällt und im Mittelalter regelmäßig zu Massenvergiftungen geführt hat, spielte in den 1980er Jahren in Lebensmitteln praktisch keine Rolle mehr. Inzwischen kommt es vor allem bei Getreide und Mehl aus Bioanbau immer wieder zu Rückrufen wegen Verunreinigungen mit Mutterkornalkaloiden [2]. Ebenfalls schon weitgehend aus unserer Nahrung verschwunden waren Tropanalkaloide, die in Ackerkräutern wie Stechapfel und Bilsenkraut vorkommen. Auf Bioäckern und in der Folge auch darum herum sind diese Giftpflanzen deutlich schwerer zu bekämpfen. Hier kommt es immer wieder nicht nur zu Produktrückrufen, sondern auch zu akuten Vergiftungsfällen [3]. Besonders betroffen sind Mohn und Buchweizen, aber auch die in Babynahrung beliebte Hirse, weil sich deren kleine Körner in der Mühle nur sehr schwer von den ähnlich großen und schweren Samen der Giftpflanzen trennen lassen.

Über die unterschiedlichen Vor- und Nachteile des Bioanbaus für die Umwelt kann man eigene Bücher schreiben.

Wer diese Themen aufbringt, wird nicht nur bei esoterischen oder besonders naturverbundenen Zeitgenossen schnell auf Unverständnis, Unglauben und reflexhafte Ablehnung stoßen. Es empfiehlt sich also, nicht unbedingt mit einer provokativen Tirade gegen den Naturglauben insgesamt ins Haus zu fallen, sondern zunächst einzelne, gut belegbare Aspekte herauszustreichen und erst bei ernsthaftem Interesse weitere Punkte nachzuliefern.

11.3 Kann man doch mal probieren, es schadet doch nicht

Den Verweis auf die vermeintliche Harmlosigkeit „natürlicher" oder „bewährter" Methoden erlebt man nicht nur in der Alternativmedizin, aber dort ist er besonders bedenklich. Der Hals-Nasen-Ohren-Arzt und Homöopathiekritiker Christian Lübbers fasst die Risiken vermeintlich harmloser Scheintherapien zusammen:

Die Gefahren einer Placebotherapie sind Punkt 1, dass eine wirksame Therapie verzögert wird, Punkt 2, dass eine wirksame Therapie oder Vorbeugung unterlassen wird – viele Homöopathiegläubige verzichten leider auch auf wirksame Impfungen – und Punkt 3 die Gefahr der allgemeinen Wissenschaftsungläubigkeit.

Es gibt jedoch noch weitere Problemfelder, die nicht nur in Verbindung mit der Alternativmedizin auftreten: Die mit dem Einsatz esoterischer Konzepte zunächst gewonnene Selbstwirksamkeit[2] hat die Kehrseite, dass für das früher oder später unvermeidliche Versagen solcher Ansätze immer der Nutzer selbst verantwortlich gemacht wird. Nachdem er schon vermeintlich unbedeutende Freiheiten aufgegeben hat, indem er sein Leben an der Astrologie ausgerichtet, Verschwörungsmythen weiterverbreitet oder ständig Zuckerkügelchen mit sich herumgetragen hat, bekommt er auch noch die Schuld dafür, dass ihm diese Konzepte nicht geholfen haben. Der ehemals homöopathiegläubige Kinderarzt Thomas F. berichtet von seinen Erfahrungen:

Dann kommt halt immer diese Schuldumkehr, dann bist du als Patient der Arsch, du hast die falsche Zahnpasta benutzt, oder schwarzen Tee oder Kaffee ... du hast irgendwas gemacht. Die ganze normale Lebensführung ist ja schon so, dass sie der Homöopathie aggressiv zuwiderläuft.

Im günstigsten Fall können esoterische Vorstellungen über den Placeboeffekt tatsächlich zu einer Besserung beitragen – den Placeboeffekt hätte man aber auch bei einer Behandlung, die zusätzlich eine echte Wirkung hat. In vielen anderen Fällen sind esoterische Konzepte einfach nur eine Zeitverschwendung, die man als mehr oder weniger sinnhaft oder unterhaltend

---

[2] Als Selbstwirksamkeit bezeichnet man in der Psychologie die Überzeugung, sein Leben selbst gestalten und schwierige Situationen selbst meistern zu können.

empfindet und die einem als Rituale durchaus Halt und Beruhigung verschaffen können. Bei einem großen Teil dieser Vorstellungen ist jedoch zumindest das Potenzial vorhanden, dass man sich darin verstrickt, einen großen Teil seines Lebens davon abhängig macht und unrealistische Hoffnungen darauf setzt. In diesen Fällen kann man neben sehr viel Zeit auch Lebensqualität, große Mengen Geld und im schlimmsten Fall seine Gesundheit verlieren.

Auf diese Risiken wenigstens grundsätzlich hinzuweisen, sollte einem Gegenüber zuzumuten sein, der sich auf die Harmlosigkeit gewisser antiwissenschaftlicher Konzepte beruft. Wenn der Hinweis verhallt, weil der Betreffende tatsächlich langfristig nur seinen Spaß beim Lesen von Horoskopen hat, dürfte man keinen Schaden anrichten. Andernfalls ist es vielleicht ein Denkanstoß, der später sehr wertvoll sein kann, falls das Gegenüber in Gefahr gerät, für diesen Glauben wichtige Freiheiten aufzugeben oder seine Gesundheit zu riskieren.

11.4 Die Quantenphysik hat gezeigt …

Seit einigen Jahren muss die Quantenphysik nicht nur als Beleg für Homöopathie, Geistheilung, Scharlatanieriegeräte und andere fragwürdige Heilmethoden herhalten – sie wird gern auch als Beispiel für ein vermeintlich „neues Denken" in der Wissenschaft benutzt, nach dem „alles mit allem" zusammenhinge und das Bewusstsein die Materie steuere.

Wer sich wenigstens grundlegend mit den tatsächlichen Aussagen der Quantenphysik beschäftigt (zum Beispiel mit dem Buch „Relativer Quantenquark – kann die moderne Physik die Esoterik belegen" von Autor Holm Gero Hümmler), wird schnell feststellen, dass Behauptungen dieser Art mit tatsächlicher Physik absolut nichts zu tun haben. Es handelt sich dabei nicht um neue Erkenntnisse, sondern um Zerrbilder von veralteten populärwissenschaftlichen Darstellungen und aus dem Zusammenhang gerissenen, zum Teil auch frei erfundenen spekulativen Äußerungen von historischen Personen aus den Anfängen der modernen Physik vor mehr als 70 Jahren. Tatsächlich sagt die Quantenmechanik gerade nicht, dass das Bewusstsein des Experimentators das Ergebnis einer Messung steuert, sondern im Gegenteil, dass das Ergebnis einer Messung im Rahmen statistischer Wahrscheinlichkeiten vollkommen zufällig und unbeeinflussbar ist.

Wer sich zur Rechtfertigung eigener Thesen oder Angebote auf Einstein, Schrödinger oder Heisenberg beruft, dem geht es oft auch überhaupt nicht um tatsächliche Erkenntnisse der Physik. Stattdessen verleihen die Namen dieser lange verstorbenen Persönlichkeiten aus heutiger Sicht belanglosen Aussagen einen Anschein von Autorität und Weisheit, der ihnen nicht zukommt. Gleichzeitig schreckt die Berufung auf ein bekanntermaßen mathematisch abstraktes Fach wie die Quantenphysik Kritiker ab, die sich in aller Regel nicht auf Diskussionen über Wellengleichungen und komplexe Operatoren einlassen wollen.

Die große Mehrheit derer, die solche Behauptungen nachbeten, glaubt jedoch tatsächlich, in den platten Aussagen der Heisenberg-Verfälscher einen tieferen Einblick in eine neue Wissenschaft gefunden zu haben. In einem solchen Fall kann es hilfreich sein, als Leseempfehlung auf allgemeinverständliche Erklärungen ernsthafter Physiker zu verweisen. Neben Buch und Blog „Relativer Quantenquark" empfehlen sich dazu zum Beispiel die Bücher und Blogs der Physiker Florian Aigner und Florian Freistetter sowie die YouTube-Videos von Prof. Lemeshko. Auf eine Diskussion über Details aus der Physik sollte man sich nur bei entsprechendem Vorwissen einlassen, aber Hinweise, dass historische Zitate eben nur noch eine historische Bedeutung haben, sind zu „Autoritäten" wie Planck, Einstein, Bohr, Schrödinger oder Heisenberg eigentlich immer angebracht. Immerhin existierte ein großer Teil des heutigen Wissens zum Übergang quantenmechanischer Zustände zu unserer „normalen" Welt beim Tod von Max Planck im Jahr 1947 noch nicht einmal in Ansätzen. Auch der erst später verstorbene Heisenberg leistete seine wesentlichen Beiträge zu den Quantentheorien in den 1920er- und 1930er Jahren. Seriöse Physiker der Gegenwart, deren an Laien gerichtete Vereinfachungen gern aus dem Zusammenhang gerissen und sinnentstellend interpretiert werden, sind zum Beispiel der amerikanische Stringtheoretiker Brian Greene oder der Präsident der österreichischen Akademie der Wissenschaften Anton Zeilinger. Ebenfalls gern von Esoterikern zitiert werden pseudowissenschaftlichen Konzepten anhängende Autoren wie Rupert Sheldrake oder Ulrich Warnke sowie in die Esoterik abgedriftete Physiker wie Burkhard Heim, Fritjof Capra oder Hans-Peter Dürr. Dass jemand Naturwissenschaftler ist, schließt eben nicht aus, dass er gleichzeitig seine privaten Fantasien veröffentlicht, die möglicherweise einem breiten Konsens in der Wissenschaft krass widersprechen.

11.5 Wissenschaft ist auch nur ein Glaube

Hinter der Behauptung, Wissenschaft sei „auch nur ein Glaube", oder dem Vorwurf der „Wissenschaftsgläubigkeit" steckt mehr als nur eine willkürliche Wertung. Menschen, die solche Aussagen treffen, haben in der Regel ein völlig verzerrtes Verständnis davon, was Wissenschaft eigentlich ist. Auf Nachfrage erfährt man dann häufig, die Grundlage von Wissenschaft sei das Auswendiglernen von Lehrbuchwissen, das auf keinen Fall infrage gestellt werden dürfe und dazu führe, dass Wissenschaftler meinen, bereits alles zu wissen. Geschaffen würde dieses Lehrbuchwissen von einzelnen herausragenden Persönlichkeiten aufgrund der ihnen eigenen Genialität. Diese Genialität werde von den anderen, normalen Wissenschaftlern aufgrund der vom System geforderten Begrenztheit ihres Horizonts nur unzureichend erfasst.

Mitunter fühlen sich „spirituelle Menschen" diesen vermeintlichen Genies auch persönlich nahe und haben das Gefühl, anhand von deren Zitaten oder populärwissenschaftlichen Texten unmittelbar an einer Weisheit teilzuhaben, die schlichten Wissenschaftlern in ihren Lehrbüchern und Fachtexten verborgen bleibt. Das berichtet zum Beispiel Ex-YouTube-Guru Jessica Schab:

Ich habe wirklich geglaubt, dass ich die Quantenphysik verstanden habe, dass ich ein tieferes Wissen habe, wenn ich gesagt habe, dass alles mit allem zusammenhängt.

Gern wird dabei auch ein Satz zitiert, der (in dieser Formulierung ohne Beleg) dem Nobelpreisträger Richard Feynman zugeschrieben wird: *„Wer meint, die Quantenmechanik verstanden zu haben, hat sie nicht verstanden."*[3] Besonders beliebt ist dieses Zitat bei Menschen, die nicht einmal die grundlegendsten Begriffe und Gleichungen der Quantenmechanik verstanden haben.

Diese Darstellung des Wissenschaftsbildes von Esoteriker*innen mag übertrieben, karikierend oder polemisch klingen, sie findet sich aber sehr ähnlich immer wieder in esoterischen Texten, die die Arbeit heutiger

---

[3] Die nachgewiesene Originalform des Zitats – *„Eine Zeitung hat einmal geschrieben, nur 12 Menschen würden die Relativitätstheorie verstehen. […] Ich denke, ich kann sicher sagen, dass niemand die Quantenmechanik versteht"* – war eine launige Zwischenbemerkung in einer von Feynmans Vorlesungen – und ein Appell an die Hörer*innen, sich die quantenmechanischen Konzepte nicht naiv bildlich vorzustellen.

Physiker*innen als veraltet und mechanistisch abtun und sich stattdessen aus anachronistischen Zitaten tatsächlich oder vermeintlich bedeutender Physiker*innen aus der Vergangenheit eine „neue Physik" zusammenspinnen [4–6]. Sehr ähnlich ergeht es der modernen wissenschaftlichen Psychologie, die abgewertet oder komplett ignoriert wird, während Esoteriker*innen tiefe Weisheiten in Versatzstücken und Zitaten von Sigmund Freud und vor allem Carl Gustav Jung gefunden haben wollen [7–11].

Das alles hat naheliegenderweise wenig mit tatsächlicher Wissenschaft zu tun, die als Methode auf dem ständigen Infragestellen allen bekannten Wissens basiert. In einem solchen realistischen Wissenschaftsbild ist jede wissenschaftliche Erkenntnis, also das, was aktuell das systematische Infragestellen bestanden hat, zwangsläufig ein Zwischenstand, der in Zukunft erweitert und in übergeordnete Kontexte eingebettet wird, sich aber auch in Teilen als falsch herausstellen kann. Wissenschaftler*in sein kann man demnach nur, wenn man eben nicht meint, alles zu wissen, sondern sich im Gegenteil damit abfinden kann, dass man niemals alles wissen wird. Natürlich muss man als Wissenschaftler*in sein Fachgebiet erlernen, denn sinnvolles Infragestellen ist eben nur möglich, wenn man versteht, was man infrage stellen will und weiß, welche Fragen in der Vergangenheit schon gestellt und abgehandelt worden sind. Während die Rolle einzelner Personen in Darstellungen zur Wissenschaftsgeschichte gern herausgehoben wird, ist echte Wissenschaft eine Gemeinschaftsanstrengung, in der einzelne Akteur*innen nur winzige Beiträge zum Gesamtbild leisten: Die medizinische Studiendatenbank PubMed listet allein zur Erforschung von COVID-19 im Jahr 2020 mehr als 86.000 Artikel mit meist mehreren Autor*innen auf. Am CERN arbeiten manchmal mehrere tausend Wissenschaftler*innen an der Entwicklung eines einzigen Experiments. Schon die Relativitätstheorie, so fest sie mit dem Namen Einstein verknüpft ist, war alles andere als die Leistung einer Einzelperson.

Florian Aigner, Wissenschaftskommunikator an der TU Wien, fasst das sehr schön zusammen:

Wissenschaft ist ein Netz aus Meinungen und Argumenten, wo ganz, ganz viele Leute gemeinsam einander beeinflussen und wo es eine gewaltige Anzahl an Fakten und Erkenntnissen und Ergebnissen gibt, die zusammenstimmen müssen, wie ein riesengroßes Netz, wo ein Knoten den anderen hält, damit man es überhaupt Wissenschaft nennen kann. Wenn jemand Wissenschaftler ist und eine Meinung hat, dann ist das noch keine Wissenschaft. Wissenschaft ist intersubjektiv, größer als das, was eine einzelne Person kann. Das erhöht die Verlässlichkeit, das Gewicht von wissenschaftlichen Erkenntnissen extrem. Wissenschaft ist größer als irgendeiner von uns und als solche vertrauenswürdig.

Weitaus mehr Ähnlichkeit als mit tatsächlicher Wissenschaft hat das Wissenschaftsbild der Esoteriker*innen mit pseudowissenschaftlichen Glaubenssystemen wie der Homöopathie oder der Anthroposophie, in deren System die jeweiligen Begründer Hahnemann und Steiner tatsächlich über jede Kritik erhaben sind.

Angesichts so grundsätzlich unterschiedlicher Vorstellungen, was Wissenschaft eigentlich ist, ist eine sinnvolle Diskussion über wissenschaftliche Inhalte mit einem Vertreter oder einer Vertreterin solcher Ansichten naheliegenderweise sehr schwierig. Was die Schule offenbar an der Vermittlung von Wissenschaftsverständnis versäumt hat, kann man nur schwer im Erwachsenenalter nachholen, wenn dem auch noch ein gefestigtes esoterisches Weltbild entgegensteht. Je nach Interessen und Aufgeschlossenheit des Gegenübers kann man versuchen, durch den Verweis auf allgemeinverständliche Darstellungen ein Verständnis für die Grundideen tatsächlicher Wissenschaft zu wecken. Entsprechende Darstellungen finden sich zum Beispiel in Buchform bei Florian Aigner [12] und Lee McIntyre [13], in Form von Blogartikeln [14] sowie als unterhaltsame [15] oder sehr kompakte [16] Videos.

11.6 Die Wissenschaftler sind doch alle gekauft

„Hat Monsanto Wissenschaftler gekauft?" spekulierte 2017 die Anti-Lobby-Lobbyorganisation Transparency International [17]. *„Darum solltet ihr nicht jeder Studie glauben"* titelte 2016 der WDR und behauptete im Artikel, Wirtschaftsunternehmen würden Universitäten mit großen Summen bestechen [18]. Die Süddeutsche Zeitung schrieb über *„Die gekaufte Wissenschaft"* und behauptete im Artikel, es gäbe „eine Unmenge von Kooperationen" von Hochschulen mit den großen Autoherstellern; entsprechende Kooperationen mit Organisationen wie Greenpeace suche man aber vergeblich [19]. In Wirklichkeit braucht man keine zwei Minuten Google-Suche, um solche Forschungskooperationen genau mit Greenpeace zu finden [20, 21]. Diese Organisationen haben zudem über ihre Hochschulgruppen einen Einfluss in der Wissenschaft, der sie keinen Cent kostet. Der Autor des Süddeutsche-Artikels schließt mit der Erklärung, es solle *„nicht die Arbeit zahlloser Forscher in der Industrie oder in Hochschulkooperationen mit der Industrie diskreditiert werden"* – nachdem der Artikel genau das getan hat.

Aus den Medien könnte man also den Eindruck bekommen, Wissenschaftler*innen würden auf breiter Front von der Wirtschaft dafür bezahlt,

Ergebnisse dahingehend zu manipulieren, dass sie den Interessen der Unternehmen zuträglich sind. Argwohn erweckt dabei vor allem die in jüngster Zeit stark gewachsene sogenannte Drittmittelfinanzierung. Dabei wird Forschung an Universitäten von externen Geldgebern in der Regel projektweise eingeworben und nicht aus dem Haushalt der Universität selbst finanziert. Das klingt in der Tat nach gekaufter Wissenschaft, aber woher kommt dieses Geld eigentlich? In Deutschland stammte 2018 ein rückläufiger Anteil von noch 18 % dieser Drittmittel aus der gewerblichen Wirtschaft. Die mit Abstand größte Quelle von Drittmitteln ist die steuerfinanzierte Deutsche Forschungsgemeinschaft. Hinzu kommen Förder- und Exzellenzprogramme von Bund, Ländern und Europäischer Union sowie ein kleiner Teil von Stiftungen. An den Gesamtausgaben der Hochschulen machen Drittmittel aus der Wirtschaft nur 2,6 % aus [22].

Dass Forschungsprojekte von Unternehmen finanziert werden, bedeutet außerdem in den meisten Fällen nicht, dass diese Unternehmen überhaupt ein Interesse daran hätten, die Ergebnisse zu manipulieren. In der Regel wollen Unternehmen die Ergebnisse der Forschung, die sie finanzieren, nämlich selbst nutzen, zum Beispiel zur Entwicklung neuer Produkte oder zur Optimierung von Betriebsabläufen. Das führt möglicherweise zu Konflikten darüber, welcher Anteil der Ergebnisse veröffentlicht werden darf, weil man die selbst finanzierten Daten natürlich nicht mit der Konkurrenz teilen will. Auch hier gilt aber, dass die Veröffentlichung von Forschungsergebnissen ja vor allem dazu dient, diese Ergebnisse durch die Kritik anderer Wissenschaftler*innen zu prüfen und besser zu machen. Durch zu viel Geheimhaltung schadet man sich also selbst.

Natürlich gibt es auch Fälle, in denen Unternehmen ein Interesse daran haben, dass bei wissenschaftlichen Untersuchungen ein bestimmtes Ergebnis herauskommt. In diesem Fall kann sich das Interesse auf die Forschenden übertragen, die ja ihre Geldgeber für zukünftige Projekte nicht verlieren wollen. Wissenschaft setzt aber gar nicht voraus, dass die einzelnen Wissenschaftler*innen beim Forschen keine eigenen Interessen haben. Das wäre schlicht unrealistisch, weil Forschende eben einfach auch Menschen sind. Es ist vollkommen normal, dass Wissenschaftler*innen sich ein bestimmtes Ergebnis ihrer Forschung wünschen, weil das ihren eigenen schon veröffentlichten Hypothesen entspricht, ihrer Karriere förderlich ist, ihrer Eitelkeit schmeichelt, einer „guten Sache" dient – oder eben dem Geldgeber. Die ganze wissenschaftliche Methode soll ja gerade den Einfluss solcher individueller Ergebniserwartungen auf die gewonnene Erkenntnis minimieren. Genau dazu hat jedes Forschungsfeld seine Methoden, nach denen man Ergebnisse prüfen muss; genau dazu werden die Methoden und

Ergebnisse nach einheitlichen Standards veröffentlicht, und genau dazu dient die Kritik durch andere Wissenschaftler*innen, von denen praktisch immer einige die gegenteiligen Erwartungen haben werden. Wo in der Vergangenheit Probleme aufgetreten sind, zum Beispiel durch Versuche der Tabakindustrie, mit fragwürdigen Studien Zweifel an der Gefährlichkeit des Rauchens zu streuen, werden die Kontrollmechanismen in den Standards der Wissenschaft ständig weiterentwickelt. So müssen inzwischen bei der Veröffentlichung von Ergebnissen Geldgeber, die ein Interesse an einem bestimmten Ausgang der Studie haben könnten, sowie denkbare Interessenkonflikte von Forschenden offengelegt werden.

Wo wissenschaftliche Ergebnisse als Grundlage von Behördenentscheidungen dienen, haben die Gesetzgeber zum Teil noch weitere Kontrollmechanismen geschaffen. So müssen für die Zulassung von Arzneimitteln die Hersteller wissenschaftliche Studien nach bestimmten Standards vorlegen, um die Sicherheit und Wirksamkeit der Mittel nachzuweisen. Natürlich hat ein Unternehmen ein Interesse daran, dass ein neues Mittel, in dessen Entwicklung es typischerweise Hunderte von Millionen Euro investiert hat, auch verkauft werden darf, und natürlich würde dieses Unternehmen den Ausgang der entsprechenden Studien gern in seinem Sinn beeinflussen. Konkurrenzunternehmen und Krankenversicherer, die die neuen Mittel bezahlen müssen und die ebenfalls als Geldgeber für Studien auftreten, hätten aber gern das gegenteilige Ergebnis und werden, zusammen mit konkurrierenden Forscher*innen, einen besonders kritischen Blick auf die veröffentlichten Ergebnisse werfen. Auch die Regulierungsbehörden haben in der Regel kein Interesse daran, durch die Zulassung unnötiger Produkte später Skandale zu produzieren, und beschäftigen ihre eigenen Expert*innen, die die Studien kritisch prüfen. In der Vergangenheit soll es gelegentlich vorgekommen sein, dass für ein Unternehmen ungünstig verlaufene Studien verheimlicht wurden. Daher müssen jetzt alle Studien, die später für eine Arzneimittelzulassung verwendet werden sollen, vor Studienbeginn mit einer genauen Beschreibung von Fragestellung und Methode öffentlich nachlesbar registriert werden.

Die Wissenschaft insgesamt ist also ziemlich robust gegen Versuche der Einflussnahme durch Geldgeber – nicht weil die einzelnen Wissenschaftler*innen nicht beeinflussbar wären, sondern weil die Wissenschaft schon immer vorausgesetzt hat, dass einzelne Wissenschaftler*innen allen möglichen Einflüssen und Interessen unterliegen können.

Der Wissenschaftskommunikator Florian Aigner sieht aber auch schon bei den einzelnen Wissenschaftler*innen selbst einen deutlichen Widerstand gegen wirtschaftliche Einflüsse:

Dazu kommt noch, dass manche Menschen ein verzerrtes Bild des Wissenschaftlers/ der Wissenschaftlerin haben: Die sind alle gekauft, denen ist unsere Gesundheit egal, die schauen nur auf ihr eigenes Geld. Dass die Leute in der medizinischen Forschung auch Menschen sind, die Kinder haben, von denen sie wollen, dass sie gesund sind; dass die Leute in der chemischen Forschung eine gesunde Umwelt haben wollen, ist den meisten Menschen nicht klar. Ich kenne aus dem Bereich der chemischen Forschung mehr umweltbewegte Leute als sonst aus einem Gebiet. Gerade wenn es um Umwelt oder Gesundheit geht, wird gerne ein Zwiespalt konstruiert aus Technik und Wissenschaft auf der einen Seite und Natur auf der anderen. Dieser Gegensatz ist Fiktion, den gibt es nicht. Natürlich gibt es Geschäfts- und Firmeninteressen, aber das ist nicht Wissenschaft.

Im Übrigen ist es nicht so, dass es bei unwissenschaftlichen Vorstellungen keine geschäftlichen Interessen gäbe: Allein im Bereich der homöopathischen und anthroposophischen „Arzneimittel" gibt es in Deutschland mehrere Hersteller mit Umsätzen im dreistelligen Millionenbereich. Diese haben sich in der Vergangenheit auch nicht unbedingt zimperlich im Umgang mit Kritiker*innen gezeigt und zum Beispiel versucht, die Homöopathiekritikerin Natalie Grams mit juristischen Mitteln einzuschüchtern [23] oder Blogger*innen dafür bezahlt, Kritiker*innen zu diffamieren [24]. Auch die Vermarktung individueller Esoterikangebote sowie von Aus- und Fortbildungen für jene, die davon leben, sind in der Summe ein Milliardengeschäft.

11.7 Wissenschaft ist kalt und unromantisch

Alte weiße Männer in Laborkitteln, gewissenlose Technikverliebte im Machbarkeitswahn, die Massenvernichtungswaffen erfinden oder gentechnisch Horrorwesen zusammenbasteln, Einzelgänger*innen, die auf Bergen vollgeschriebener Zettel düstere Prophezeiungen errechnen. Das Bild von Wissenschaftler*innen in der Popkultur ist nicht unbedingt sympathisch. Vor allem gilt Wissenschaft als berechnend, kalt und unromantisch. Wenn Wissenschaftler*innen überhaupt so etwas wie Leidenschaft zugetraut wird, dann allenfalls in einer abartigen, zerstörerischen Form.

Für Menschen, die selbst ihr Leben der Wissenschaft verschrieben haben, ist eine solche Sichtweise hingegen oft unvorstellbar – einfach, weil sie in ihrer Arbeit das Gegenteil erleben. 2019 ging das Bild der Informatikerin Katie Bouman um die Welt, die sich wie ein Kind freute, als ihr Computer das Bild eines schwarzen Lochs anzeigte. Es handelte sich um das erste jemals rekonstruierte Bild eines solchen Objekts, das Ergebnis von jahrelanger Arbeit von Boumans ganzem Team mit neu entwickelten Rechenverfahren, basierend auf einer Unmenge astrophysikalischer Messdaten. Astrophysiker*innen mit ihrer Forschung zur Entstehung der Erde, unseres Sonnensystems, anderer Himmelskörper und des Universums insgesamt, haben noch am ehesten die Chance, auch Außenstehenden die Faszination und zum Teil atemberaubende Schönheit ihrer Ergebnisse begreiflich zu machen.

Nicht nur die von Florian Aigner erwähnten Chemiker*innen, auch viele Biolog*innen sind engagierte Umweltschützer*innen und häufig gerade über ihre Begeisterung für ökologische Themen zu ihrem Fach gekommen. Tobias Reiners, der bei der Frankfurter Senckenberg-Gesellschaft für Naturforschung das Erbgut von Feldhamstern untersucht, ist gleichzeitig Vorsitzender der Hessischen Gesellschaft für Ornithologie und Naturschutz. In seinen Auftritten bei Science Slams fasziniert er das Publikum mit einer spannenden Geschichte über die detektivische Suche nach den Gründen, warum die hessischen Feldhamsterbestände plötzlich verschwunden sind.

Für Menschen, die Wissenschaft möglicherweise interessant, aber eben nicht spannend oder romantisch finden, bieten solche Science Slams eine Gelegenheit, überwiegend junge Wissenschaftler*innen dabei zu erleben, wie sie ihr Forschungsgebiet engagiert, verständlich und witzig einem begeisterten Laienpublikum präsentieren. Nach einer Reihe von meist auf 10 min begrenzten Kurzvorträgen wählen die Zuhörer*innen eine*n Sieger*in.

Mitunter kann man die Schönheit eines Forschungsgebiets erst nach einiger Beschäftigung mit dem Thema erkennen. Mein (Holm Gero Hümmler) Blick an den Himmel hat sich mit dem Studium meines Nebenfachs Meteorologie nachhaltig verändert:

Als ich im ersten Semester anfing, mich mit Meteorologie zu beschäftigen, konnte ich plötzlich keinen Sonnenuntergang mehr sehen, sondern nur noch die hohe Partikelbelastung während einer Inversionswetterlage, durch die das Licht der untergehenden Sonne noch röter erschien. Aber dann – das muss so im vierten Semester gewesen sein – sah ich irgendwann eine Gewitterwolke aufziehen, und ijetzt wusste ich von den gigantischen Energien, die in einer solchen Wolke frei werden, den im rasenden Aufwind schwebenden Hagelkörnern, der riesigen statischen Aufladung, die sich entlädt, wenn man aus der Entfernung nur ein leichtes Blitzen erkennt – und ich dachte mir: Mann, ist das majestätisch. Und ich bin bis heute fasziniert von jeder Gewitterwolke.

Diese besondere Schönheit wissenschaftlicher Erkenntnis zu vermitteln ist ein wichtiger Punkt im Gespräch mit Menschen, die Wissenschaft ablehnen.

"Die Schönheit der Erkenntnis und die Spannung bei der Jagd danach", ergänzt die britische Psychologin Susan Blackmore, die aus den Erfahrungen bei dieser Jagd von der Parapsychologin zur Skeptikerin geworden ist:

> *Natürlich hat nicht jeder die Neugier, die man für diese Einstellung braucht. Es gibt diese fürchterliche Vorstellung, dass, wenn man nicht an alle diese Dinge glaubt, man dann kein spiritueller Mensch ist; wahrscheinlich ist man ein bösartiger, liebloser, grausamer, schrecklicher Mensch. Das taucht in solchen Diskussionen immer wieder auf; das Internet ist voll davon. Zu verstehen, dass besondere Erfahrungen ganz natürliche Ursachen haben können, nimmt für mich die Spiritualität nicht weg. Das ist schwer zu vermitteln, aber das finde ich sehr wichtig.*

11.8 Beweise mir, dass es nicht so ist!

Die Forderung nach einer Beweislastumkehr ist ein regelmäßig wiederkehrender Bestandteil von Diskussionen mit Gläubigen. Mal wird gefordert, die Nichtexistenz von Geistern oder anderen übernatürlichen Wesen zu beweisen, mal die Nichtexistenz außerirdischer Besucher in der Gegenwart oder in ferner Vergangenheit, mal die Unmöglichkeit parapsychologischer Phänomene und mal die Wirkungslosigkeit sogenannter alternativer Therapien. Prinzipbedingte oder aus anderen Naturwissenschaften hergeleitete Belege werden dabei regelmäßig als mechanistisch, naiv wissenschaftsgläubig oder (in völliger Verkennung der eigentlichen Bedeutung des Begriffs) als positivistisch[4] abgetan. So sind Freund*innen der Homöopathie in der Regel wenig beeindruckt von der Erkenntnis, dass homöopathische Hochpotenzen keinerlei Wirkstoffe, sondern lediglich Zucker enthalten. Hinweise darauf, zum Beispiel in Form demonstrativer Homöopathie-Überdosen, begreifen sie regelmäßig als Belege für die Naivität der Skeptiker*innen.

Dem amerikanischen Astronomen Carl Sagan wird der Satz zugeschrieben: *"Außergewöhnliche Behauptungen erfordern außergewöhnliche Beweise."* Demnach wäre derjenige in der Beweispflicht, der die außergewöhnlichere, vom wissenschaftlichen Konsens abweichende Behauptung aufstellt. Warum das so sein sollte, ist allerdings nicht für jeden

---

[4]Der Positivismus war eine philosophische Strömung, die forderte, dass Wissenschaft ihren Geltungsbereich auf sinnlich wahrnehmbare Dinge beschränken und alle weiteren Aspekte anderen, der Wissenschaft nicht zugänglichen Sphären zuordnen sollte.

offensichtlich. Für manchen Homöopathen mag die auf der Ebene einzelner chemischer Wechselwirkungen nachvollziehbare Wirksamkeit moderner Medikamente außergewöhnlicher erscheinen als das wissenschaftlich haltlose, aber in einem magischen Sinne plausibel wirkende Ähnlichkeitsprinzip seiner eigenen Lehre. Als Argument in einer Diskussion mit Gläubigen wird Sagans Forderung also unter Umständen dem Vorwurf begegnen, es werde mit zweierlei Maß gemessen.

Tatsächlich ist es in den meisten Fällen aber schon prinzipiell unmöglich, den geforderten Gegenbeweis zu liefern. So scheitern zwar nach sorgfältigen wissenschaftlichen Kriterien durchgeführte Studien regelmäßig daran, Belege für eine über den Placeboeffekt hinausgehende Wirksamkeit der Homöopathie zu finden. Das beweist jedoch nicht, dass es nicht wenigstens im Prinzip irgendeinen Effekt der Homöopathie geben könnte, und solche Studien sind auch gar nicht dafür geeignet, eine solche in der Regel ungenau bezeichnete Wirkung von Homöopathika mit letzter Sicherheit auszuschließen. Bei Verschwörungsmythen um den 11. September kann man zwar einzelne Behauptungen widerlegen, indem man zum Beispiel beweist, dass tatsächlich die entführten Verkehrsflugzeuge in das World Trade Center geflogen sind und dort strukturellen Schaden und Brände ausgelöst haben. Das wird von einer Verschwörung Überzeugte aber nicht davon abhalten, dann eben zu behaupten, die Gebäude seien dennoch gesprengt worden oder (wenn man auch noch einen schlüssigen Beweis präsentiert, dass es keine Sprengung gegeben haben kann) die US-Regierung habe die Flugzeuge gesteuert oder doch wenigstens die Entführung in Auftrag gegeben.

So kommt man in einer Diskussion bei einer Forderung nach Beweislastumkehr nicht daran vorbei, sich klar auf die Aussage festzulegen, dass eine Verschwörungsbehauptung ohne Beweise nichts als eine Verleumdung, eine Therapie ohne Wirksamkeitsnachweis nichts als Quacksalberei ist – und zwar unabhängig davon, ob man das Gegenteil beweisen kann.

Als eventuell auch erst mit Verzögerung wirkenden Denkanstoß können Sie es damit versuchen, selbst die Behauptung aufstellen, Sie besäßen ein unsichtbares Einhorn oder bekämen regelmäßig Besuch von Ellis Kauts rothaarigem Kinderbuch-Kobold Pumuckl. Auch hierzu müssten Sie dann ja einfordern können, diese Behauptung habe bis zum Beweis des Gegenteils als wahr zu gelten. Wenn Ihr Gegenüber dann versucht, die Nichtexistenz des Pumuckl zu beweisen, können Sie sich entspannt zurücklehnen …

11.9 Nur weil ihr nicht versteht, warum es funktioniert ...

Gläubige haben in der Regel eine sehr weitgehende Gewissheit in ihren gefühlten Wahrheiten. Für sie ist die entscheidende Frage also nicht, ob ihre Glaubenssätze zutreffen, sondern warum andere diese nicht akzeptieren. Gegenüber wissenschaftlich denkenden Menschen ist ein naheliegender Vorwurf dann, dass diese in ihrem mechanistischen Weltbild eben nicht in der Lage seien zu verstehen, warum denn zum Beispiel eine bestimmte Alternativtherapie wirke oder in welcher Weise man telepathisch mit entfernten oder verstorbenen Seelenverwandten verbunden sei.

Wahnsinnig weit hergeholt ist diese Überlegung nicht: Wenn bei einem neuen Arzneimittel der Wirkmechanismus auf molekularer Ebene geklärt und im Tiermodell bestätigt ist, wenn dann noch in der klinischen Phase I an Gesunden gezeigt wurde, dass der Wirkstoff unschädlich ist und im Körper dahin gelangt, wo er wirken soll, dann genügen eine Phase-II-Studie mit einigen hundert sowie eine Phase-III-Studie mit einigen tausend Patienten, um eine Zulassung zu beantragen. In die Zulassungsanträge fließen weitaus mehr Informationen ein, aber von den Studien selbst wird zunächst einmal nur erwartet, dass sie statistisch ein „signifikantes" Ergebnis liefern – also eine Abweichung von behandelten Patient*innen und Placebopatient*innen, die bei einem komplett wirkungslosen Mittel nur in einem von 20 Fällen zufällig aufträte.[5] Sofern keine Probleme auftreten, wird die Wirksamkeit selbst danach häufig für lange Zeit nicht mehr systematisch überprüft. Homöopath*innen könnten problemlos zwei (unter Umständen sogar methodisch relativ gut gemachte) Studien präsentieren, die einen statistisch signifikanten Effekt von homöopathischen Hochpotenzen, also von völlig wirkstofffreien Zuckerkügelchen, zeigen. Ähnliches gilt für parapsychologische Studien, die Effekte wie Telepathie zeigen. Dennoch kann man das nicht als Nachweis der Wirksamkeit dieser Hochpotenzen oder der Existenz von Telepathie werten. Wird also doch mit zweierlei Maß

---

[5]Wenn zwei Gruppen von Versuchspersonen sich nicht systematisch unterscheiden, werden sich die untersuchten Eigenschaften der einzelnen Personen (zum Beispiel die Dauer einer Erkrankung nach Behandlungsbeginn) sich dennoch aufgrund des Zufalls ein Stück weit unterscheiden. Dadurch können auch die berechneten Mittelwerte in beiden Gruppen etwas voneinander abweichen. Größere Abweichungen der Mittelwerte werden aber unwahrscheinlicher sein als kleine. Diese Wahrscheinlichkeiten kann man berechnen. Eine Abweichung in den erhobenen Daten, die so groß ist, dass sie, wenn kein echter Effekt besteht, rein aufgrund des Zufalls, seltener als in jedem 20. Fall auftreten sollte, nennt man signifikant. In diesem Fall geht man häufig davon aus, dass die Abweichung wahrscheinlich nicht nur zufällig ist, die Behandlung bei einer Gruppe also tatsächlich besser ist als bei der anderen.

gemessen? Werden Homöopathie und parapsychologische Effekte nur abgelehnt, weil man (noch) nicht weiß, wie sie funktionieren?

Zunächst einmal muss man feststellen, dass schon die Studienlage in diesen Beispielen eben doch nicht wirklich vergleichbar ist. Homöopath*innen und Parapsycholog*innen vernachlässigen dabei die große Zahl an negativen oder methodisch fehlerhaften Studien, die es eben auch noch gibt und von denen man oft nur schätzen kann, wie viele nie veröffentlicht werden. Wenn fünf von 100 Studien ein statistisch „signifikantes" Ergebnis liefern, dann ist das genau das, was durch reinen Zufall zu erwarten wäre, wenn gar kein Effekt da ist. Studien für eine Arzneimittelzulassung müssen jedoch vor Beginn registriert werden, sodass es nicht möglich ist, negative Ergebnisse zu verheimlichen.

Es gibt aber auch einen guten Grund, laborgeprüften Wirkmechanismen eine andere Wertigkeit zuzuweisen als einem „Wirkungsnachweis" am Menschen. Wie schon bei „Wer heilt, hat Recht" erläutert, gibt es bei Versuchen am Menschen eine Vielzahl von Störfaktoren, die nur mit großem Aufwand zu kontrollieren sind – und diese Versuche lassen sich immer nur begrenzt wiederholen. Bei Laborergebnissen ist immer die Übertragbarkeit auf den Menschen zu prüfen, aber die Verlässlichkeit der Daten selbst lässt sich auf ein unvergleichbar höheres Niveau steigern. Es ist also ein erheblicher Unterschied, ob eine Studie einfach nur zeigen soll, dass ein gut verstandener, im Labor eindeutig nachweisbarer Effekt auch im komplexen Gesamtsystem Mensch noch zum Tragen kommt oder ob eine Wirkung allein aufgrund von fehleranfälligen Versuchen an einer zwangsläufig überschaubaren Zahl von Menschen behauptet wird.

Bei der Homöopathie und der Parapsychologie kommt es aber noch viel schlimmer: Diese sind durch etablierte Erkenntnisse der Laborwissenschaften Physik und Chemie nicht nur nicht bestätigt – sie stehen in einem unmittelbaren und zweifelsfreien Widerspruch dazu. Wenn die Thesen der Homöopathie zuträfen, dann wären zentrale Ergebnisse der Physik, wie es der kürzlich verstorbene Berliner Professor Martin Lambeck formuliert hat, *„falsch oder grob unvollständig"* [25]. So verwies Lambeck regelmäßig auf die beträchtliche Zahl von Nobelpreisen nicht nur in Medizin, sondern eben auch in Chemie und Physik, die zu holen wäre, wenn man eine über den Placeboeffekt hinausgehende Wirkung vieler alternativmedizinischer Verfahren tatsächlich seriös nachweisen könnte.

Es geht also nicht darum, dass man nicht wüsste, warum etwas angeblich funktioniert – es geht darum, dass man mit sehr hoher Zuverlässigkeit weiß, dass es nicht funktionieren kann. Das Vertrauen in diese grundlegenden Erkenntnisse der Naturwissenschaften wird man in einer Diskussion bei einem Gläubigen natürlich nicht voraussetzen können. Vielleicht hilft dabei aber tatsächlich die zurückhaltende Argumentation von Martin Lambeck: Natürlich ist es (wie in Abschn. 11.5 diskutiert) im Prinzip vorstellbar, dass die ganze Physik falsch ist – aber wann liefern die Homöopath*innen dann endlich richtige Beweise und holen ihre vielen Nobelpreise ab?

11.10 Die Wahrheit liegt in der Mitte

Dass die Wahrheit bei Konflikten häufig in der Mitte liegt oder möglicherweise auch gar keine objektive Wahrheit auszumachen ist, haben wir meist schon in der Kindheit gelernt. Im Journalismus spiegelt sich das in der Regel in dem Bemühen, alle Beteiligten einer Auseinandersetzung gleichberechtigt zu Wort kommen zu lassen. Das erscheint nicht nur ein Gebot der Fairness – es soll Leser*innen, Zuhörer*innen oder Zuschauer*innen auch die Möglichkeit geben, ein breites Spektrum an Informationen aufzunehmen. Das führt aber gleich zum Problem dieser vermeintlichen Fairness: Was ist, wenn die Informationen, die eine Seite präsentiert, schlicht falsch sind? Dafür ist es zunächst einmal unerheblich, ob die Falschinformationen das Ergebnis bewusster Desinformation, ideologischer Verblendung oder eines schlichten Irrtums sind.

Es ist nicht die Aufgabe von Fernsehzuschauer*innen oder Zeitungsleser*innen, selbst zu recherchieren, welche der in einer Diskussion präsentierten Behauptungen den Tatsachen entspricht und welche eine Verfälschung oder ein wahnhaftes Fantasieprodukt ist. Das wäre eigentlich die originäre Aufgabe der Journalist*innen, die ein solches Angebot erstellen. Dennoch finden wir immer wieder Talkshows, in denen Homöopath*innen, Impfgegner*innen oder Pandemieleugner*innen seriösen Mediziner*innen gleichberechtigt gegenübergestellt werden, Klimatolog*innen mit Klimawandelleugner*innen oder Naturwissenschaftler*innen mit Mystiker*innen diskutieren sollen. Und während Talkshows – ganz ehrlich betrachtet – natürlich in erster Linie Unterhaltungssendungen sind, findet sich dieses „False Balance" (falsche Ausgewogenheit) genannte Phänomen auch in scheinbar seriösen Nachrichtenformaten. So musste zum Beispiel noch im Oktober 2020 – bei schon massiv steigenden Fallzahlen – der renommierte Epidemiologe Ulrich Mansmann mit dem schon lange aus der seriösen Wissenschaft abgeglittenen Pensionär Sucharit Bhakdi in der Deutschen Welle darüber diskutieren, ob die Pandemie schon beendet sei [26]. Die gleiche Konstellation wurde kurz vorher im Onlinemagazin Cicero überschrieben mit *„Zwei Epidemiologen, zwei Meinungen"* [27].

Der Astronom Florian Freistetter erklärt in einem Blogartikel, warum er für solche Auftritte nicht zur Verfügung steht:

Für politische Fragen wie „Ist die neue Regierung gut für das Land?" oder „Brauchen wir eine Steuerreform?" gibt es keine eindeutige Antwort. Es sind tatsächlich Fragen, über die man diskutieren kann und muss.[...] Wenn es aber um Themen wie Homöopathie, Geistheilung oder ähnliches geht, dann muss man sich nicht fragen: "Ist das alles Aberglaube?". Man muss sich nicht fragen: "Wirkt die Homöopathie?" oder "Kann die Astrologie unser Schicksal vorhersehen?". Beziehungsweise kann man diese Fragen natürlich stellen. Aber man kann gleich darauf die korrekten Antworten geben (in diesen Fällen: Ja, Nein, Nein). [28]

Unter den Mitgliedern des Wissenschaftskabaretts Science Busters, zu denen auch Freistetter gehört, ist das unumstritten, wie auch Science-Busters-Hauptakteur Martin Puntigam betont:

Wir als Science Buster gehen nicht mehr in Diskussionen, wenn Esoteriker etc. ebenfalls eingeladen werden. Das wertet das Gegenüber nur auf und erzeugt den Anschein, dass es sich „nur um Meinungen" handelt. Wir diskutieren nicht über Fragen, die bereits von der Wissenschaft beantwortet sind.

Und der Physiker Florian Aigner ergänzt [29]:

Die Vertreter solcher widerlegten Thesen argumentieren gerne mit „Meinungsfreiheit" – doch das ist ein grobes Missverständnis. Jeder hat das Recht auf seine eigene Meinung, aber niemand hat das Recht auf seine eigenen Fakten. Natürlich müssen wir auch über falsche Behauptungen reden. Wir dürfen widerlegte Thesen nicht totschweigen – sonst werden sie erst recht in wilde Verschwörungstheorien eingewoben. Aber wir sollten sie niemals präsentieren, ohne glasklar dazuzusagen: Das hier ist falsch.

Eine ganz ähnliche Position wie die für solche Formate verantwortlichen Journalist*innen beziehen amerikanische Politiker*innen aus den sehr religiösen Südstaaten, die versuchen, der biblischen Schöpfungsgeschichte in der Schule gleich viel Zeit einzuräumen wie der Evolution – und zwar im Biologieunterricht. Bei einer solchen vermeintlichen Gleichbehandlung werden Schüler*innen, Leser*innen oder Zuschauer*innen gern geneigt sein, eine neue Wahrheit in der Mitte zwischen tatsächlicher Wahrheit und Unwahrheit zu suchen. Wie soll aber diese Wahrheit aussehen in der Mitte zwischen Medizin und Geistheilung, zwischen Astronomie und flacher Erde oder zwischen Dokumentation der Naziverbrechen und

Holocaustleugnung? Der amerikanische Physiker Bobby Henderson forderte als Reaktion auf die Diskussion über Schöpfungslehre in der Schule in seinem Heimatstaat Kansas, sein eigener Glaube, dass das Universum von einem fliegenden Spaghettimonster erschaffen wurde, müsse ebenfalls gleichberechtigt in der Schule unterrichtet werden. Hendersons Satire hat inzwischen eine weltweite Anhängerschaft von „Pastafaris", die Kirchenprivilegien mit der Forderung nach Gleichbehandlung aufs Korn nehmen.

Die klare Abgrenzung zwischen wissenschaftlich überprüfbaren Wahrheiten und eindeutigen Unwahrheiten stößt gelegentlich auf Widerspruch von Anhängern postmoderner Wissenschaftstheorien aus den 1960er Jahren, die die Existenz einer Realität insgesamt bestreiten. Die Frage, was man überhaupt wissen kann, führt uns relativ direkt zum abschließenden Satz, den man immer wieder hört.

11.11 Es gibt mehr zwischen Himmel und Erde, als eure Wissenschaft sich träumen lässt

Der so wiedergegebene Satz wird gern Shakespeare zugeschrieben, gelegentlich auch dem sagenhaften chinesischen Philosophen Laozi [30]. Tatsächlich ist dieser Satz eine fragwürdige Übersetzung aus Shakespeares *Hamlet*.[6] Es handelt sich also in exakt der gleichen Weise um ein Shakespeare-Zitat, wie das unsterbliche „Er kann mich im Arsche lecken" aus *Götz von Berlichingen* ein Goethe-Zitat ist. Aufschlussreich ist einerseits die Figur, der Shakespeare den Satz in den Mund gelegt hat, andererseits ihre Situation: Prinz Hamlet, frisch aus dem Studium zurückgekehrt, ist der Überzeugung, gerade einen Geist gesehen zu haben, der ihm berichtet hat, Hamlets Vater sei ermordet worden. Hamlet sucht selbst zunächst mit fragwürdigen Mitteln nach Beweisen, steigert sich dann aber in einen Rachefeldzug, der neben ihm auch seine gesamte Familie und seine Geliebte in den Tod führen wird.

Trotz des wenig nachahmenswerten Kontextes ist die Aussage grundsätzlich nicht falsch – nur spricht sie eben gerade nicht gegen wissenschaftliches Denken. Zunächst einmal muss man natürlich feststellen, dass es ganz selbstverständlich Aspekte des Lebens gibt, bei denen es gar nicht darum geht, aus wissenschaftlicher Sicht zwischen wahr und unwahr zu unterscheiden. Dinge wie Liebe, Kunst, Musik oder Spiritualität lassen sich zwar wissenschaftlich beschreiben, aber bei einer wissenschaftlichen

---

[6] *There are more things in heaven and earth, Horatio, Than are dreamt of in our philosophy.*

Untersuchung über eine Kunstrichtung kann allenfalls die Untersuchung richtig oder falsch sein – nicht die Kunst selbst. Hierzu gehört auch das Geschichtenerzählen, das die Menschheit seit jeher begleitet hat und unabhängig vom Wahrheitsgehalt einzelner Erzählungen ein zentraler Bestandteil unserer Kultur ist. Auch der Wert von Shakespeares Stück hängt ja nicht davon ab, ob es wahrheitsgetreu die Lebensgeschichte eines altdänischen Prinzen namens Hamlet wiedergibt.

Um diese Themenbereiche geht es aber in der Regel gerade nicht, wenn jemand meint, betonen zu müssen, es gäbe Dinge, die sich die Wissenschaft nicht träumen ließe. Vielmehr werden damit meist Tatsachenbehauptungen gerechtfertigt, die in eklatantem Widerspruch zu gesicherten Erkenntnissen der Wissenschaft stehen. Dass der Stand der Wissenschaft immer etwas Vorläufiges hat, bedeutet auch nicht, dass es keine gesicherten Erkenntnisse gibt. Wahrscheinlich, nein hoffentlich, werden die heutigen zentralen Theorien der Physik, die Quantentheorien und die Relativitätstheorie, irgendwann durch neue, umfassendere Konzepte abgelöst. Diese neuen Konzepte müssen aber in praktisch allen heute experimentell zugänglichen Themen dieselben Ergebnisse liefern wie unsere heutigen Theorien, weil durch eine neue Theorie die Realität ja nicht anders wird und die Experimente keine anderen Ergebnisse haben werden. Auch die Quantentheorien und die Relativitätstheorie liefern zu den Dingen, die man zur Zeit der klassischen Mechanik messen konnte, keine anderen Ergebnisse als eben die klassische Mechanik.

Während also die Natur unveränderlich ist, sind es unsere Beschreibungen davon, die sich weiterentwickeln, die zwangsläufig unvollständig und vorläufig sind. Die Einsicht in diese Unvollständigkeit und Vorläufigkeit unseres Wissens ist keine Kritik an der Wissenschaft, sondern die Voraussetzung dafür, überhaupt Wissenschaft betreiben zu können. Diese Vorläufigkeit rechtfertigt aber eben nicht, das Unbekannte mit beliebigen, ungeprüften Fantasiegebilden auszufüllen und ihnen einen Wahrheitsanspruch als Tatsachen, zum Beispiel als wirksames Heilmittel, zuzuschreiben. Wer eine Behauptung über Unbekanntes aufstellt, ist vielmehr in der Pflicht, Beweise dafür zu liefern.

Diskutiert man also mit jemandem, mit dem das überhaupt sinnvoll ist, dann sollte sich zumindest klarstellen lassen, dass Nichtwissen eben nichts weiter heißt als nicht zu wissen und dass es keinesfalls als Beweis für irgendwelche Platzhalterwahrheiten herhalten kann. Dass man für eine unbekannte Beobachtung am Himmel (noch) keine Erklärung findet, beweist weder, dass es sich um ein außerirdisches Raumschiff noch, dass es sich um Einbildung handelt. Die Ursache dieser Beobachtung ist eben einfach nur unbekannt. Natürlich kann man auch darüber Geschichten erfinden – man darf sie dann eben nur nicht mit Tatsachen verwechseln.

Ist dies nicht genug? Einfach diese Welt? Einfach diese schöne, komplexe, wunderbar unergründliche Welt? Wie können wir sie so geringschätzen, dass wir sie entweihen müssen, indem wir billige, künstliche Mythen und Monster erfinden? (Tim Minchin, Storm).

Literatur

1. Schröder K (2016) Schwermetallvergiftungen mit Quecksilber und Blei bei „Ayurveda-Touristen" in Sri Lanka. Dissertation, Universität Hamburg
2. Niedersächsisches Landesamt für Verbraucherschutz und Lebensmittelsicherheit (2013) Untersuchung von Mutterkornalkaloiden in Getreideerzeugnissen. https://www.laves.niedersachsen.de/lebensmittel/rueckstaende_verunreinigungen/untersuchung-von-mutterkornalkaloiden-in-getreideerzeugnissen-130616.html. Zugegriffen: 20. Jan. 2021
3. Ökolandbau.de (2019) Bedenkliche Pflanzeninhaltsstoffe vermeiden. https://www.oekolandbau.de/verarbeitung/produktion/qualitaetssicherung/rueckstaende/unerwuenschte-stoffe-im-lebensmittel/. Zugegriffen: 20. Jan. 2021
4. Govinda K (2012) Quanten-Yoga. Irisiana, München
5. Warnke U (2017) Quantenphilosophie und Spiritualität. Goldmann, München
6. Zimmerli E (2000) Quantenphysik und Bewusstseinssprung. http://www.holoenergetic.com/TX-qm-bw.htm. Zugegriffen: 2. Jan. 2021
7. Micali D (2020) Was mich faszinierte. https://www.danielmicali.de/FASZINATION. Zugegriffen: 2. Jan. 2021
8. Tenzer A (2010) Zitate von C.G. Jung. https://www.psp-tao.de/zitate/autor/CG_Jung/66. Zugegriffen: 2. Jan. 2021
9. Wassenberg S (2016) Biophotonen, wat is het, hoe werkt het? http://www.biolicht.nl/Biophotonen/. Zugegriffen: 20. Jan. 2021
10. Baier GI (2020) QuantenHeilung. https://www.gib-werte.de/quantenheilung-2-2/. Zugegriffen: 20. Jan. 2021
11. Klippstein N (2018) Haben unsere Gedanken und Gefühle Auswirkungen auf die Erde? http://www.nils-klippstein.de/phantasiereisen/haben-gedanken-auswirkungen/. Zugegriffen: 20. Jan. 2021
12. Aigner F (2020) Die Schwerkraft ist kein Bauchgefühl: Eine Liebeserklärung an die Wissenschaft. Brandstätter, Wien
13. McIntyre L (2020) Wir lieben Wissenschaft. Springer, Heidelberg
14. Herzog N (2020) Wie funktioniert die eigentlich, die Wissenschaft? https://scilogs.spektrum.de/thinky-brain/wie-funktioniert-die-eigentlich-diese-wissenschaft/. Zugegriffen: 2. Jan. 2021

15. Büsching F (2016) Was ist eigentlich Wissenschaft? https://www.youtube.com/watch?v=m-O-knYDlFo. Zugegriffen: 2. Jan. 2021
16. Montasser K (2018) Wie funktioniert Wissenschaft? In 150 Sekunden erklärt. https://www.youtube.com/watch?v=Rso98FjDPQc. Zugegriffen: 2. Jan. 2021
17. Transparency International (2017) Hat Monsanto Wissenschaftler gekauft? https://www.transparency.de/aktuelles/detail/article/hat-monsanto-wissenschaftler-gekauft/. Zugegriffen: 20. Jan. 2021
18. Reske V (2018) Darum solltet ihr nicht jeder Studie glauben. https://www1.wdr.de/wissen/wissenschaftliche-studien-100.html. Zugegriffen: 20. Jan. 2021
19. Kreiß C (2018) Die gekaufte Wissenschaft. https://www.sueddeutsche.de/wissen/forschungspolitik-die-gekaufte-wissenschaft-1.3875533. Zugegriffen: 20. Jan. 2021
20. Hagmaier B (2020) Publikationen. https://www.leuphana.de/portale/unesco-chair/publikationen.html. Zugegriffen: 20. Jan. 2021
21. Greenpeace (2020) Forschung für den Schutz der Hohen See. https://umweltstiftung-greenpeace.de/meeresforschung-hochseeschutz/. Zugegriffen: 20. Jan. 2021
22. Statistisches Bundesamt (2020) Bildung und Kultur – Finanzen der Hochschulen 2018 Fachserie 11 Reihe 4.5, Statistisches Bundesamt, Wiesbaden
23. Aulelah I (2019) Homöopathie: Kritikerin erhält Unterlassungsforderung von Globuli-Hersteller. https://www.medical-tribune.de/meinung-und-dialog/artikel/homoeopathie-kritikerin-erhaelt-unterlassungsforderung-von-globuli-hersteller/. Zugegriffen: 20. Jan. 2021
24. Lubbadeh J (2016) Schmutzige Methoden der sanften Medizin. https://www.sueddeutsche.de/wissen/homoeopathie-lobby-im-netz-schmutzige-methoden-der-sanften-medizin-1.1397617-0. Zugegriffen: 20. Jan. 2021
25. Lambeck M (2003) Irrt die Physik? Beck, München
26. Gerhäusser T (2020) Mansmann vs. Bhakdi: Corona schon vorbei? | DW Nachrichten. https://www.youtube.com/watch?v=YWOLsC31grI. Zugegriffen: 20. Jan. 2021
27. Cicero: Haben wir angemessen auf Covid-19 reagiert? https://www.cicero.de/innenpolitik/covid-epidemiologen-virus-bhakdi-mansmann-masken-streitgespraech. Zugegriffen: 20. Jan. 2021
28. Freistetter F (2018) Warum ich in Talk Shows nicht über Esoterik diskutiere. https://scienceblogs.de/astrodicticum-simplex/2018/03/13/warum-ich-in-talk-shows-nicht-ueber-esoterik-diskutiere/. Zugegriffen: 20. Jan. 2021
29. Aigner F (2021) Die Wahrheit liegt nicht in der Mitte. https://futurezone.at/meinung/die-wahrheit-liegt-nicht-in-der-mitte/401150706. Zugegriffen: 20. Jan. 2021
30. Schefter T (2020) Zitat zum Thema: Ahnungslosigkeit. https://www.aphorismen.de/zitat/85536. Zugegriffen: 26. Dez. 2020

12

Praktische Tipps

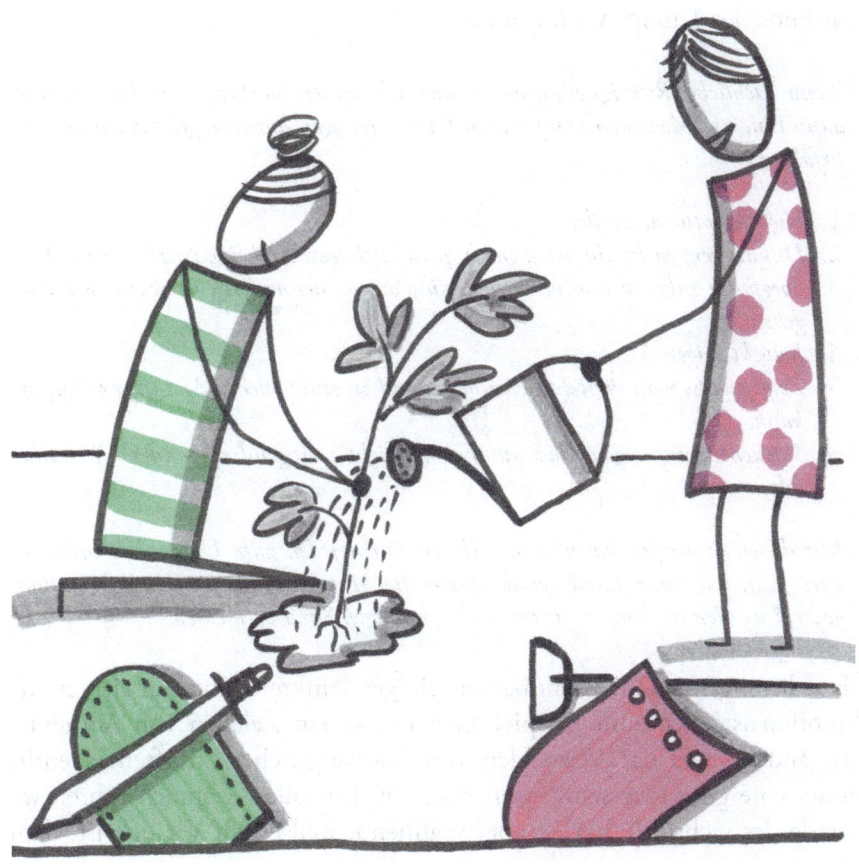

Wenn Sie ein paar einfache Regeln erwartet haben, nach denen Sie jede*n Esoteriker*in, Verschwörungsgläubige*n oder Alternativmedizin-Anhänger*in vom wissenschaftlichen Denken überzeugen, dann haben wir Sie mit diesem Buch wahrscheinlich enttäuscht. Die Wahrheit ist: Solche Diskussionen sind nicht einfach, und es gibt kein Patentrezept, das dabei zum Erfolg führt. Wie wir gesehen haben, gibt es noch nicht einmal eine einfache Antwort, was man eigentlich als Erfolg betrachten kann.

Dennoch gibt es natürlich immer wieder sinnvolle Versuche, Empfehlungen für Diskussionen mit Gläubigen kurz und prägnant zusammenzufassen – in dem Wissen, dass man damit der Komplexität der Problematik immer nur zu einem kleinen Teil gerecht werden kann. Einen recht allgemeinen, damit aber eben auch recht gut verallgemeinerbaren Ansatz hat der amerikanische Psychologe Michael Shermer im *Scientific American* als Möglichkeit zum Umgang mit der COVID-Pandemie und dem Ende der Trump-Ära formuliert:

Wenn sachliche Richtigstellungen es nur schlimmer machen, was können wir dann tun, um Menschen von falschen Überzeugungen abzubringen? Nach meiner Erfahrung:

1. *Nicht emotional werden.*
2. *Diskutieren, nicht abwerten (nicht persönlich werden, keine Nazivergleiche).*
3. *Sorgfältig zuhören und versuchen, die Position des anderen korrekt wiederzugeben.*
4. *Respekt zeigen.*
5. *Zeigen, dass man versteht, warum jemand zu einer solchen Meinung gelangen kann.*
6. *Versuchen, zu zeigen, dass aus Fakten nicht zwingend ein anderes Weltbild folgen muss.*

Mit diesen Strategien kann man vielleicht nicht jeden zum Umdenken bringen, aber jetzt, wo unser Land gerade durch die Mangel politischer Desinformation gedreht worden ist, können sie vielleicht unnötigen Streit vermeiden.

Über die allgemeine Anwendbarkeit einiger Punkte kann man sich streiten (Emotion ist eben zum Beispiel auch immer ein Zeichen von Authentizität), andere, wie das Vermeiden von Nazivergleichen, dürften eigentlich immer eine gute Idee sein, wenn man ein sinnvolles Gespräch führen will. Gerade der sechste Punkt ist aber spannend, weil es ein Versuch ist, damit umzugehen, dass es, wie in Kap. 2 gezeigt, so wahnsinnig schwer ist, sich von einem einmal akzeptierten Weltbild zu lösen. Eine klare Trennung zwischen letztlich unbestreitbaren, aber eben im Prinzip auch wertneutralen Fakten auf der einen Seite und politischen oder gesellschaftlichen Wertvorstellungen auf der anderen Seite kann da möglicherweise tatsächlich helfen, im Gespräch zu bleiben.

Trotz der offensichtlichen Grenzen solcher vereinfachenden Ratschläge wollen wir im Folgenden versuchen, eine Essenz dessen, was wir in diesem Buch zusammengetragen haben, in kurzen, einfachen Aussagen zusammenzufassen.

12.1 Haben Sie realistische Erwartungen!

Die Vorstellung, man könne Esoteriker*innen oder Verschwörungsgläubige eines Besseren belehren, ist fast schon eine Garantie, enttäuscht zu werden. In den vorangegangenen Kapiteln haben wir eine ganze Anzahl von Mechanismen kennengelernt, die dazu führen, dass es uns allen extrem schwerfällt, von solchen Glaubenssystemen abzulassen. Das ist kein Zeichen von Dummheit oder Verstocktheit, sondern schlicht ein Teil des Menschseins. Wissenschaft zeichnet sich dadurch aus, dass sie uns hilft, solche Denkmuster immer wieder selbst infrage zu stellen oder von anderen infrage stellen zu lassen – vorausgesetzt, dass wir das wollen.

Wir haben aber auch gesehen, dass so hoch gesteckte Ziele keine notwendige Voraussetzung dafür sind, dass eine Diskussion sinnvoll bleibt. Unter Umständen diskutiert man gar nicht für die Person, mit der man diskutiert, sondern für Zuhörer*innen oder Mitleser*innen. Vielleicht kann man ein fest gefügtes Glaubenssystem ein bisschen erschüttern, eine erste Saat des Zweifels säen, einen ersten Hauch frischer Luft in eine bislang geschlossene Gedankenblase lassen. Den Erfolg wird man in diesem Fall erst viel später, vielleicht auch gar nicht mehr selbst, zu sehen bekommen. Vielleicht kann man verdeutlichen, dass Skeptiker*innen und Wissenschaftler*innen keine distanzierten Unmenschen sind, sondern Menschen mit Gefühlen, die auch wollen, dass ihre Kinder gesund in einer lebenswerten Welt aufwachsen. Vielleicht ist das Ziel einfach nur, ein bisschen mehr Wohlwollen und Verständnis zu erreichen – vielleicht aber auch, ein klares Zeichen oder eine klare Grenze zu setzen, wenn ein schutzbedürftiger Mensch oder das Funktionieren der Demokratie in Gefahr sind.

12.2 Lassen Sie sich nicht demotivieren!

Realistische Ziele sind schon einmal eine gute Voraussetzung dafür, sich nicht entmutigen zu lassen, wenn man sein Gegenüber nicht von der Wichtigkeit und Verlässlichkeit wissenschaftlichen Denkens überzeugen kann. Auch Realismus schützt aber nicht immer vor Enttäuschungen. Manchmal wird einem auch von den Zuhörer*innen und Mitleser*innen, für die man eine Diskussion eigentlich führt, Feindseligkeit entgegengebracht. Wenn Partner*innen oder enge Familienangehörige im Kaninchenloch des Verschwörungsglaubens versinken, ist es auch unter Umständen wenig tröstlich, ein Zeichen gesetzt zu haben.

Sie sind aber nicht für das verantwortlich, was eine andere Person glaubt.

Unter Umständen haben Sie schon viel, vielleicht das Maximale erreicht, wenn die betreffende Person überhaupt noch mit Ihnen spricht. Vielleicht sind Sie die letzte Person außerhalb der Blase von Gläubigen, mit der überhaupt noch ein sinnvolles Gespräch möglich ist. Vielleicht schaffen Sie es, Informationen, die die betreffende Person sonst gar nicht mehr erreichen würden, in einem nüchternen und bewusst zeitlich begrenzten Austausch wenigstens anzubieten. Vielleicht können Sie durch Humor und paradox erscheinende Einwände gelegentlich die eingefahrenen Argumentationsmuster durchbrechen. Vielleicht können Sie durch das wenigstens zeitweise Ausklammern des Streitthemas trotz allem ein herzliches Verhältnis bewahren. Vielleicht können Sie irgendwann, wenn ernsthafte Zweifel auftauchen und ein Umdenken möglich wird, ein Anker zurück ins reale Leben sein.

Solange Sie nicht selbst zum Troll werden, der – im Zynismus versunken – die Diskussion nur noch um des Streitens willen am Kochen hält, können Sie doch eigentlich gar nicht so viel falsch machen.

12.3 Haben Sie Mut zum Widerspruch!

Wer objektiv falsche Informationen verbreitet, die nicht nur belanglose Unterhaltung sind, sondern reale, möglicherweise schädliche Konsequenzen haben, verdient Widerspruch. Mit diesem Widerspruch helfen Sie sich selbst, sich nicht zu einer Tatenlosigkeit zu verurteilen, die Ihnen später vielleicht leidtut. Sie helfen Zuhörer*innen und Mitleser*innen, falsche Behauptungen nicht irgendwann als gefühlte Wahrheiten anzunehmen, weil diese immer unwidersprochen stehen geblieben sind. Sie helfen aber auch der Person, die die falschen Behauptungen verbreitet, weil sie das Ausbleiben von Widerspruch ansonsten als Bestätigung verbuchen kann und eine Chance verpasst, ihre unwissenschaftlichen Überzeugungen zu hinterfragen.

Das bedeutet nicht, dass Sie an Omas bislang harmonischer Kaffeetafel einen wüsten Streit mit dem schwurbelnden Onkel vom Zaun brechen müssen. Sie dürfen ruhig und sachlich bleiben – in den meisten Fällen ist das ohnehin besser.

Es bedeutet nicht, dass Sie sich darauf einlassen müssen, das Thema an Ort und Stelle auszudiskutieren. Sie können und dürfen darauf hinweisen, dass ein Verschwörungsmythos ein Verschwörungsmythos ist, und die Diskussion auf einen anderen Zeitpunkt verschieben oder auf Experten verweisen.

Es bedeutet auch nicht, dass sie als Hundertster in dieselbe Kerbe hauen müssen, wenn jemand, der sich in einem eher wissenschaftlich ausgerichteten Medizinforum mit Zweifeln an bestimmten Impfungen aus der Deckung gewagt hat, von einer überwältigenden Mehrheit entrüsteter Impfbefürworter*innen in die Ecke getrieben wird. Es geht darum zu zeigen, dass Widerspruch existiert, nicht darum, jemanden niederzubrüllen, der ansonsten vielleicht einer sachlichen Argumentation zugänglich gewesen wäre.

12.4 Haben Sie Mut zur Versöhnlichkeit!

Ob man auf die Wissenschaft als Methode und damit letztlich auf die menschliche Fähigkeit zur Erkenntnis vertraut oder an finstere Mächte oder Autoritäten aus dem Jenseits glaubt, bestimmt natürlich nicht nur das Bild der Realität, sondern in gewisser Weise auch das eigene Wertesystem. Wer andere nach ihrem Sternzeichen fragt, Rescue-Tropfen in der Handtasche herumträgt oder sich nicht vorstellen kann, dass Menschen auf dem Mond gelandet sind, ist deswegen aber nicht „der Feind". Wer später einmal die Chance haben soll, aus einem solchen antiwissenschaftlichen Glaubenssystem herauszufinden, für den ist der freundschaftliche, vertrauensvolle Kontakt zu Menschen, die schon immer wissenschaftlich gedacht und dazu gestanden haben, unbezahlbar. Das gilt natürlich in ganz besonderer Weise im engeren Familienkreis, der für Menschen, die sich ganz in einem irrationalen Glaubenssystem verstrickt haben, oft die letzte Verbindung nach außerhalb ihrer Blase darstellt. Es gilt aber eben auch unter alten Klassenkamerad*innen, in der Elternrunde auf dem Spielplatz oder im Kleintierzüchterverein.

„Politik ist nicht das Maß aller Dinge", hieß es einmal im Grundsatzprogramm einer politischen Jugendorganisation. Das ist auch Wissenschaftlichkeit nicht – zumindest solange es nicht um eine Frage von Leben und Tod geht.

12.5 Setzen Sie nicht voraus, dass Ihr Gegenüber in derselben Welt lebt ... vor allem nicht bei Verschwörungsgläubigen!

Nach der ganz traditionellen Argumentationslehre geht man zunächst einmal von Werten und Sachverhalten aus, über die die Beteiligten sich einig sind. Dann versucht man, nach den Regeln der Logik aus diesem Grundkonsens Schlussfolgerungen zu ziehen, die die eigene These belegen. Auch wenn man das häufig ganz automatisch tut, kann es gerade in heftigen Diskussionen durchaus hilfreich sein, sich in Erinnerung zu rufen, dass am Beginn der Argumentation eine gemeinsame Grundlage steht.

Diskutiert man aber mit Gläubigen, vor allem mit Verschwörungsgläubigen, dann muss man mitunter feststellen, dass diese in einer vollkommen eigenen Welt leben und ein Grundkonsens als Argumentationsgrundlage schlicht nicht existiert. Für sie ist die Existenz einer weltbeherrschenden Verschwörung nicht das Endergebnis, dass es zu belegen gilt, sondern die unverrückbare Tatsache am Anfang aller Überlegungen. Nehmen wir an, es gelänge, einem überzeugten 11.-September-*Truther* unverrückbar zu beweisen, dass das Pentagon von einem Verkehrsflugzeug getroffen wurde, die Zwillingstürme durch die eingeschlagenen Flugzeuge und das Nebengebäude World Trade Center 7 durch die resultierenden Brände eingestürzt sind. Damit wäre für ihn nicht bewiesen, dass die Anschläge des 11. September keine Inszenierung der US-Regierung waren, sondern lediglich, dass die Regierung dafür Verkehrsflugzeuge benutzt hat. Für jemanden, der an eine weltumspannende Verschwörung pädophiler Satanisten glaubt, ist die Tatsache, dass nie auch nur ein kleiner Bestandteil eines solchen Netzwerks aufgedeckt worden ist, kein Beweis, dass die Verschwörung nicht existiert, sondern zeigt vielmehr die Macht dieser Verschwörung über alle Polizei- und Justizbehörden der Welt.

Vor diesem Hintergrund dürfte klar sein, dass es wenig vielversprechend ist, einen solchen Menschen durch logische Argumentation überzeugen zu wollen. Hier kann man eher darauf hoffen, kleine Risse im Denksystem zu erzeugen oder unterstützend und begleitend da zu sein, wenn ein Umdenkprozess einmal begonnen hat.

Bei bestimmten Alternativmedizingläubigen, die einfach überzeugt sind, die besseren Studien auf ihrer Seite zu haben, ist die Ausgangssituation womöglich günstiger. Man sollte sich jedoch im Klaren sein, dass auch ein großer Teil der Alternativmedizin nicht ohne den welterklärenden Glauben an eine große Pharmaverschwörung auskommt.

12.6 Lassen Sie sich nicht in Details verstricken!

Erwarten Sie nicht, dass es Menschen, die sich wissenschaftlichem Denken verschließen, an Faktenwissen fehlt. Anhänger*innen irrationaler Glaubenssysteme verbringen häufig beträchtliche Zeit damit, sich Detailwissen anzueignen, das auf den ersten Blick ihre Vorstellungen zu bestätigen scheint.

Wer sich sein halbes Leben mit Homöopathie beschäftigt, kann oft problemlos ein Dutzend Studien anführen, die eine Wirksamkeit homöopathischer Mittel zu belegen scheinen. Wer sich weniger mit der Materie beschäftigt hat, wird nicht spontan belegen können, dass keine einzige davon nach den Grundsätzen der medizinischen Wissenschaft Beweiskraft hat. Wer sich seit dem Frühjahr 2020 in der „Querdenker"-Szene bewegt hat und möglicherweise durch Kontaktbeschränkungen seinem Beruf nicht nachgehen konnte, hatte bis zum folgenden Winter in der Regel eine lange Liste vermeintlicher Beweise parat, dass COVID-19 eine völlig harmlose Erkältung war, von Impfungen und dem Mund-Nasen-Schutz aber tödliche Gefahren ausgingen.

Als Außenstehender wird man von den meisten der oft ohne Quellenangaben angeführten Informationsfetzen kaum gehört haben, geschweige denn in der Lage sein, sie in den richtigen Kontext einzuordnen oder zu widerlegen. Auf solche Diskussionen müssen Sie sich aber auch nicht einlassen. Es ist völlig in Ordnung, dazu auf entsprechende Expert*innen, Literatur oder Webseiten zu verweisen und die Diskussion damit abzubrechen. Sollte sich Ihr Gegenüber damit nicht zufriedengeben, können Sie Ihrerseits schriftliche Belege für die aufgestellten Behauptungen einfordern. Wer solche Litaneien an Details anführt, hat in der Regel die Vorstellung, wissenschaftlicher zu sein als die Wissenschaftler*innen, und kann gefordert werden, auch wissenschaftliche Beweise vorzulegen.

12.7 Sie sind nicht allein!

Im Internet, am Arbeitsplatz oder in Gruppen von Bekannten bekommt man leicht das Gefühl, einer Übermacht des Irrationalen gegenüberzustehen. Das macht nicht nur das Diskutieren schwer: Wer sich mit seinen Überzeugungen isoliert fühlt, erlebt eine erhebliche emotionale Belastung. Sich in einem Umfeld zu bewegen, das zumindest nach der subjektiven Wahrnehmung komplett gegensätzliche Vorstellungen vertritt, erzeugt die schon in Kap. 2 beschriebene kognitive Dissonanz.

In Wirklichkeit ist man als Vertreter*in wissenschaftlich fundierter Sichtweisen allerdings in den seltensten Fällen allein. Unter Umständen hat man Gleichgesinnte um sich, die sich einfach nur nicht äußern oder offensiv auftretenden Gläubigen sogar beiläufige Zustimmung signalisieren, um Konflikten aus dem Weg zu gehen. Wenn man von dieser Seite keinen Beistand erwarten kann, ist es um so sinnvoller, sich argumentative, vor allem aber auch emotionale Unterstützung aktiv zu suchen.

Andere Menschen, denen fundierte Fakten lieber sind als gut klingende Geschichten, findet man online zum Beispiel auf Facebook in Gruppen wie „Wissenschaft und Pseudogedöns", „Skeptisches Denken", „Mimikama & ZDDK" oder „Aufklärung zu Homöopathen, Heilpraktikern und sonstigen Wunderheilern". Etwas satirischer und spezifisch auf Verschwörungsglauben ausgerichtet ist die Gruppe „Nothing but the truth – Aufklärung über die Verschwörungsszene". Persönliche Begegnungen ermöglichen die Regionalgruppen der Gesellschaft zur wissenschaftlichen Untersuchung von Parawissenschaften (GWUP), die in der Regel auch Nichtmitgliedern offen stehen sowie inzwischen in vielen Ländern die Veranstaltungen der „Skeptics in the Pub"-Bewegung.

12.8 Menschen dürfen anders denken!

Bei allem Einsatz für Wissenschaft und kritisches Denken darf man nicht vergessen, dass man nicht mit jeder oder jedem Gläubigen in die Auseinandersetzung gehen muss. Abweichende Meinungen auszuhalten scheint in der heutigen Welt der Social-Media-Shitstorms wenig populär zu sein, aber es gehört zum Leben.

Ein Perspektivwechsel, ein Versuch, sich in das Gegenüber hineinzuversetzen, kann in manchen Fällen zeigen, dass ein irrationaler Glaube tatsächlich nur harmlose Unterhaltung, eine tröstliche Vorstellung oder gar eine überlebenswichtige Stabilisierung für einen Menschen sein kann. Nur aus Prinzip jemandes Glauben an ein Wiedersehen mit einem geliebten Menschen im Jenseits anzugreifen, macht einem keine Freunde, und in den meisten Fällen nutzt es niemandem. Diese Selbstreflexion, die immer auch ein wenig Distanz erfordert, fällt uns unter Umständen gerade bei Menschen schwer, die uns besonders nahestehen.

Solche Fälle von jenen zu unterscheiden, bei denen man nicht schweigen darf, weil das Leben, die Freiheit oder das sonstige Wohlergehen schutzbedürftiger Menschen in Gefahr sind, ist die wahre Kunst der skeptischen Diskussion. Nicht umsonst rät ein englisches Sprichwort, sich seine Schlachten weise auszuwählen.

Fazit

Holm Auf jede komplexe Frage gibt es einfache, klare Antworten – die sind nur leider falsch. Wer von uns ein einfaches Ratgeberbuch erwartet hat, ein Strickmuster, nach dem man Schwurbelargumente widerlegen und Gläubige zu Skeptiker*innen machen kann, der ist jetzt vielleicht enttäuscht. Diese einfachen Antworten gibt es aber nicht. Jemanden zum Umdenken zu bringen ist unglaublich schwer – einfach, weil das Umdenken selbst schwer ist. So sehr man sich manchmal an den Kopf fasst: Auf der anderen Seite stehen Menschen wie wir, die genauso überzeugt sind, Recht zu haben. Ich hoffe, wir konnten ein wenig Mut machen, dass es sich dennoch lohnt, sich auf das Abenteuer solcher Diskussionen einzulassen – meistens jedenfalls.

Ulrike Man wird uns sicher vorwerfen, dass wir im Buch von Verständnis und Toleranz sprechen, aber dann doch recht hart ins Gericht gehen mit Schwurbler*innen, Esoterik-Praktizierenden, Homöopath*innen. Allen Kritiker*innen zum Trost sei gesagt, dass sie herzlich eingeladen sind, alle beschriebenen Werkzeuge der Überzeugung auch im Gespräch mit uns und anderen Skeptiker*innen einzusetzen. Wenn wir uns am Ende einig sind, dass wir uns gegenseitig nicht überzeugen werden, aber mehr Verständnis für die Position des anderen haben und uns als Menschen respektieren, dann hat sich die Arbeit an diesem Buch gelohnt.

Ich ende mit den Worten von Science Buster Martin Puntigam: *„Die Leute sind, wie sie sind. Bessere gibt es nicht. Man muss sich damit abfinden, dass man sie nicht wirklich umstimmen kann. Ich werde den Papst nicht zu einem linksradikalen Atheisten machen. Aber man muss versuchen, dass man zumindest miteinander reden kann."*

Hilfreiche Informationsquellen

Wer sich, eventuell auch noch unerwartet, in einer Diskussion mit Alternativmedizin, Verschwörungsmythen, Aberglauben oder pseudowissenschaftlichen Halbwahrheiten auseinandersetzen muss, kann unmöglich auf alle Fragen und falschen Behauptungen, die einem begegnen, eine gute Antwort haben. Wenn solchen Glaubenssystemen immer auf der Basis normaler Allgemeinbildung zu begegnen wäre, würden sicherlich nicht so viele Menschen darauf hereinfallen. Gerade wenn sich das Gegenüber schon lange in diesem System bewegt und viel Zeit darauf verwendet hat, wird man häufig mit einer Unmenge aus dem Zusammenhang gerissenen Faktenwissens konfrontiert. Diese ganzen angeblichen Zitate von Werner Heisenberg, Experimente zur flachen Erde aus dem 19. Jahrhundert, Tagebücher eines Admirals aus der Nachkriegszeit oder Studien zur Homöopathie an 20 Patienten kann man unmöglich alle kennen. Daraus wiederum ziehen Gläubige natürlich gern die Bestätigung, dass Verfechter*innen der Wissenschaft sich einfach nur nicht richtig informiert haben, dementsprechend nicht für sich selbst denken können und eigentlich nur die richtigen YouTube-Videos ansehen oder dem richtigen Telegram-Kanal folgen müssten, um auch zur Erleuchtung zu gelangen.

Zum Glück gibt es zu fast allen diesen Themen auch skeptisch-wissenschaftliche Expert*innen, die sich genau damit beschäftigt und genau diese Behauptungen kritisch hinterfragt haben. Ihre Informationen sind zum großen Teil im Internet als Texte, Podcasts oder Videos frei verfügbar. Tiefergehende Analysen haben sie zum Teil auch in Büchern oder Zeitschriftenartikeln aufgearbeitet. Ganz überwiegend sind die Autor*innen auch für konkrete, sinnvolle Rückfragen erreichbar und können gegebenenfalls auf andere Expert*innen verweisen.

Zu Esoterik, Grenzwissenschaften und allgemeinen skeptischen Themen

Die GWUP, das Skeptische Zentrum, der GWUP-Blog und Der Skeptiker

Die *Gesellschaft zur wissenschaftlichen Untersuchung von Parawissenschaften* (GWUP) ist ein Verein von rund 2000 Wissenschaftler*innen und interessierten Laien unterschiedlichster Fachrichtungen und Hintergründe, die sich für die Förderung von Wissenschaft und kritischem Denken einsetzen. Die GWUP sieht sich dabei auch dem Verbraucherschutz und dem Schutz der Demokratie gegen Fake News und Verschwörungsmythen verpflichtet. Bereits auf der Homepage gwup.org finden sich Informationen über eine Vielzahl grenzwissenschaftlicher, esoterischer und alternativmedizinischer Behauptungen in je nach Thema unterschiedlicher Aktualität. In Roßdorf bei Darmstadt unterhält die GWUP das hauptamtlich besetzte *Skeptische Zentrum* mit einem umfassenden Archiv von Büchern und Zeitschriften zu grenzwissenschaftlichen und alternativmedizinischen Themen. Als Informationsstelle für die Presse und interessierte Bürger*innen kann das Skeptische Zentrum auch Kontakte zu Expert*innen für bestimmte Einzelthemen herstellen. Die GWUP ist darüber hinaus Teil eines weltweiten Netzwerks ähnlich gelagerter Organisationen.

Neben einer Präsenz in diversen sozialen Netzwerken ist die GWUP online vor allem durch den vom Journalisten Bernd Harder professionell geführten *GWUP-Blog* präsent. Der Blog berichtet sehr aktuell zu einer Vielzahl entsprechender Themen, wobei über die Suchfunktion und Schlagwörter auch ein hervorragender Überblick über die Trends der vergangenen Jahre möglich ist.

Der Skeptiker, die vierteljährlich erscheinende Zeitschrift der GWUP, bietet fundierte Analysen in größerer Tiefe. Im Archiv auf gwup.org kann man sich einen Überblick über die Themen seit der Erstausgabe im Jahr 1987 verschaffen und neue Ausgaben direkt bestellen. Artikel aus älteren Ausgaben kann das Skeptische Zentrum nachliefern.

Deutscher Konsumentenbund

Nach der Außendarstellung der meisten Verbraucherschutzorganisationen kann man den Eindruck bekommen, dass die Ausführlichkeit einer Bankberatung oder die Größe einer Lebensmittelverpackung dort eine weitaus größere Rolle spielen als die absichtliche oder auch gutwillige Täuschung von Verbraucher*innen und Patient*innen durch Schwurbler, Quacksalber und Scharlatane. Der *Deutsche Konsumentenbund* (DKB) hingegen hat sich in den vergangenen Jahren immer wieder deutlich zu den Themen Pseudomedizin, Esoterik und Lebenshilfe positioniert. Er ist ein guter Ansprechpartner, vor allem wenn es darum geht, Schaden von potentiellen zukünftigen Opfern abzuwenden und gegebenenfalls auch juristisch gegen unseriöse Angebote vorzugehen.

maiLab

Der YouTube-Kanal *maiLab* um die Chemikerin Mai Thi Nguyen-Kim hat sich ursprünglich der unterhaltsamen Vermittlung von Naturwissenschaften an ein junges Publikum verschrieben. Parallel zur Professionalisierung des ursprünglichen Ein-Frau-Projekts zu einer öffentlich-rechtlichen Produktion mit einer hauptberuflichen Redaktion ist die Auseinandersetzung mit Pseudowissenschaften, Pseudomedizin und Verschwörungsmythen ein wachsendes Thema bei maiLab geworden. „Holt euch einen Tee, Freunde der Sonne" und hört in einer Viertelstunde das Wichtigste über Homöopathie, angeblich schädliches Fluorid, COVID-Mythen, den Klimawandel und vieles mehr – frech präsentiert und mit lebhaften Schnitten YouTube-gerecht aufbereitet.

Psiram und Sonnenstaatland

Psiram.com ist ein anonym betriebenes Internetprojekt zur Aufklärung über Esoterik, Religion und Alternativmedizin sowie Verschwörungsglauben. Die Anonymität der Betreibergruppe wird immer wieder kritisiert, sie ist aber schlicht eine Reaktion darauf, dass immer wieder Blogger*innen aufgeben müssen, weil sie von Esoterikunternehmen mit absurden Rechtsmitteldrohungen überzogen werden. Selbst völlig aussichtslose Abmahnungen kosten Zeit, Nerven und zum Teil hohe Anwaltskosten, und nicht jede*r ehrenamtliche Aktive kann das lange durchhalten. Gerade gegen Psiram und vermeintliche Psiram-Autor*innen kommt es auch immer wieder zu Morddrohungen. Zu Psiram gehört auch ein Blog, aber das Kernstück des Angebots ist ein Onlinelexikon mit mehr als 3500 Einträgen zu Personen, Firmen und Konzepten aus den genannten Themenfeldern. Mangels Autorennennung sind die Artikel natürlich nicht zitierfähig, sie können aber ein sehr guter Überblick und ein Startpunkt für weitere Recherchen sein.

Die Artikel sind nicht immer ganz aktuell, aber sorgfältig recherchiert und ausführlich mit Quellen dokumentiert. Für Anregungen und Kritik hat Psiram darüber hinaus ein öffentliches Forum.

Speziell zu Reichsbürgern, Staatsverweigerern und damit zusammenhängenden Verschwörungsmythen gibt es mit Sonnenstaatland.com ein anderes Angebot, das in seiner Struktur mit Blog, Forum und nicht namentlich genannten Betreiber*innen gewisse Ähnlichkeiten mit Psiram aufweist. Sonnenstaatland ist aber satirischer, und das Forum, die wahrscheinlich umfassendste deutschsprachige Informationsquelle zur Reichsbürgerszene, steht hier mehr im Mittelpunkt des Angebots.

Scienceblogs und Scilogs

Scienceblogs und *Scilogs* sind Sammelportale für Blogs zu wissenschaftlichen Themen aus unterschiedlichen Fachbereichen. Betrieben werden die Portale von großen Fachverlagen, die deutschen Scienceblogs von der Konradin Mediengruppe, Scilogs von SpringerNature. Die Autor*innen sind in der Regel selbst wissenschaftlich tätig und zum großen Teil eher jung. Die Blogautor*innen werden zu diesen Blogportalen eingeladen, nachdem sie in der Regel schon an anderer Stelle erfolgreiche und hochwertige Blogartikel platziert oder sich anderweitig als Wissenschaftserklärer*innen profiliert haben. Da es über die einzelnen Artikel keine zentrale Redaktion gibt, sind die Qualität und vor allem die Verständlichkeit für Laien zwischen den Blogs durchaus unterschiedlich. Die Vorauswahl garantiert jedoch ein gewisses Mindestniveau, und die besseren Blogs auf diesen Portalen übertreffen mit Leichtigkeit die Wissenschaftsteile großer Tageszeitungen, nicht nur in fachlicher Hinsicht, sondern auch bei der Verständlichkeit. Insbesondere *Astrodicticum Simplex* des Astronomen Florian Freistetter sowie der *Fischblog* des Chemikers Lars Fischer (der inzwischen auch für Spektrum der Wissenschaft schreibt) gehören zum Besten, was der deutschsprachige Wissenschaftsjournalismus in geschriebener Form zu bieten hat.

Persönliche Projekte

Mikhail Lemeshko ist ein junger Professor für theoretische Physik am IST Austria in Klosterneuburg bei Wien. Wissenschaftlich beschäftigt er sich mit Quantenphänomenen in Systemen aus vielen Teilchen, also genau mit einem Bereich, der von Laien besonders oft missverstanden und von Schwurblern besonders oft verzerrt dargestellt wird. Nebenbei veröffentlicht er auf dem YouTube-Kanal „*Prof. Lemeshko*" kurze, leicht verständliche und humorvolle Erklärvideos rund um richtig und falsch verstandene Physik, aber auch zu Verschwörungsbehauptungen und der Frage, was es eigentlich bedeutet, Wissenschaftler zu sein.

Der *Nachgefragt*-Podcast der Physikerin Michaela Voth behandelt mehrheitlich gerade keine physikalischen Themen, sondern ein breites Spektrum skeptischer Fragestellungen, überwiegend mit hoher gesellschaftlicher Relevanz. Die Podcastfolgen bestehen jeweils aus einzelnen, ausführlichen Interviews mit zum Teil noch recht unbekannten, aber sehr kompetenten Expert*innen.

Quantenquark.com ist der Blog von Holm Gero Hümmler. Ursprünglich als Begleitprojekt zum Buch *Relativer Quantenquark* entstanden, behandelt er neben Pseudophysik inzwischen auch Verschwörungsmythen, Wissenschaftsleugnung und populäre Fehlannahmen, zum Beispiel rund um COVID-19 und Impfungen. Die Artikel sind meist lang und assoziieren zum Teil recht frei die Themen, aber die Suchfunktion und die Schlagwörter führen zu vielen Informationen.

Zur Alternativmedizin

Das INH, die Homöopedia und Susannchen

Das *Informationsnetzwerk Homöopathie* (INH) ist ein lockeres Netzwerk von Homöopathiekritiker*innen aus unterschiedlichen Fachrichtungen. Ausgehend von einem ersten Treffen im Jahr 2015 stellt das Netzwerk wissenschaftliche Informationen zur Homöopathie bereit und beteiligt sich an der öffentlichen Diskussion. Die Infrastruktur des INH wie die Homepage netzwerk-homoeopathie.info wird von der GWUP und vom Deutschen Konsumentenbund unterstützt. Bis sie sich 2020 wieder mehr ihrer beruflichen Entwicklung zuwandte, war die Interviewpartnerin für dieses Buch, die ehemalige homöopathische Ärztin Natalie Grams, die Leiterin des INH. Weiterhin präsent ist sie zum Beispiel mit der Kolumne „Grams' Sprechstunde" und dem gleichnamigen Podcast zu wissenschaftlichen Hintergründen der Medizin auf Spektrum.de.

Die *Homöopedia* (homöopedia.eu) ist ein aus dem INH hervorgegangenes Onlinelexikon mit hochwertigen, ausführlichen, mit wissenschaftlichen Quellen belegten Artikeln zu wichtigen Themen rund um die Homöopathie. Die Artikel dürften als erster Einstieg in ein Thema zu lang und zu komplex sein, sind aber mit ihrem Tiefgang und ihren sorgfältigen Quellenbelegen sehr hilfreich in einer vertieften Diskussion.

Susannchen braucht keine Globuli (susannchen.info) als „Familienseite" des INH ist weniger wissenschaftlich ausgerichtet, sondern bietet leicht verständliche, grundlegende Informationen zu zentralen Fragen rund um Homöopathie und Alternativmedizin. Viele Artikel sind gezielt darauf ausgelegt, als Diskussionseinstieg oder in Kommentarspalten verwendet zu werden.

Edzard Ernst

Als Professor an der Universität Exeter hielt Edzard Ernst den ersten Lehrstuhl zur Erforschung der Alternativmedizin überhaupt. Im Zuge seiner eigenen Forschung vom Homöopathiegläubigen zum Skeptiker geworden, entwickelte er sich zu einem der prominentesten Kritiker pseudomedizinischer Verfahren weltweit. Nach einer Auseinandersetzung mit Prinz Charles über den Einsatz alternativmedizinischer Verfahren im Gesundheitswesen ging er vorzeitig in den Ruhestand.

Aufgrund seiner Forschung hat er einen Überblick über den wissenschaftlichen Forschungsstand zu einem breiten Spektrum alternativmedizinischer Verfahren. Dies fasst er zum Beispiel in seinem aktuellen Buch *Heilung oder Humbug? 150 alternativmedizinische Verfahren von Akupunktur bis Yoga* (Springer, 2021) zusammen. Auf seinem Blog edzardernst.com (auf Englisch) berichtet er über aktuelle Forschungsergebnisse zu unterschiedlichsten Therapieverfahren und ordnet die jeweils neuen Studien in den allgemeinen Forschungskontext ein. Gerade wenn man mit einem weniger bekannten Verfahren (Tuina, Egeltherapie, Kräuter gegen COVID …) konfrontiert ist, bieten die Bücher und der Blog von Edzard Ernst einen nahezu unerschöpflichen Schatz von Hintergrundwissen.

Cochrane und Medizin Transparent

Medizin Transparent ist ein Internetportal der Donau-Universität Krems in Verbindung mit dem internationalen Wissenschaftsnetzwerk *Cochrane*, finanziert von der Republik Österreich. Das Ziel ist, gesundheitsbezogene Behauptungen aus Medien, Werbung und Internet, die sich häufig an einzelnen, als Sensation aufgemachten Studienergebnissen aufhängen, in den Gesamtkontext des jeweiligen Forschungsstandes einzuordnen. Das Themenspektrum umfasst neben Alternativverfahren auch Erkenntnisse aus der echten Medizin und zum Beispiel Ernährungsthemen.

Die Artikel beginnen in der Regel mit einer eindeutigen Frage („Ist die Therapie X wirksam, um Y zu erreichen?"), gefolgt von einer klaren Antwort, die bezeichnenderweise häufig lautet: „Wissenschaftliche Belege fehlen." Anschließend kommt ein ausführlicherer Artikel, der sowohl die untersuchte Behauptung als auch die Bewertung dazu beschreibt. Schließlich werden die verwendeten Studien näher beschrieben und alle Aussagen durch wissenschaftliche Quellen belegt. Die Themenauswahl auf medizin-transparent.at orientiert sich meist an der aktuellen Nachrichtenlage, aber mit der Suchfunktion und der Themenübersicht findet man auch gezielt Informationen zu bestimmten Verfahren. Aufgrund der verständlichen, klaren Darstellung und der wissenschaftlichen Quellen können die Artikel in unterschiedlichsten Diskussionen zu medizinischen Fragen hilfreich sein.

Ein thematisch ähnliches, weniger auf aktuelle Nachrichtenthemen fokussiertes Projekt von Cochrane Deutschland ist wissenwaswirkt.org. Es handelt sich also weniger um einen medizinischen Faktenchecker; die Artikel bieten aber eine ähnliche Struktur mit kurzer Zusammenfassung am Anfang, Hauptartikel und ausführlichen Quellenangaben. Cochrane veröffentlicht ähnliche Einordnungen wissenschaftlicher Studien in den aktuellen Wissensstand auch auf seiner Homepage cochrane.de, allerdings eher für ein Fachpublikum aufgearbeitet.

MedWatch und IGeL-Monitor

MedWatch ist ein gemeinnütziges, spendenfinanziertes Rechercheportal über gefährliche und unseriöse Heilungsversprechen und wurde 2020 mit dem Bundespreis Verbraucherschutz ausgezeichnet. Das Themenspektrum beschränkt sich nicht auf typische Alternativmedizin, sondern umfasst zum Beispiel auch nicht von den Krankenkassen bezahlte „Individuelle Gesundheitsleistungen" (IGeL) oder Fälle von Verunreinigungen in Arzneimitteln. Da das Projekt erst seit 2017 besteht, hat es nicht die thematische Breite von zum Beispiel *Medizin Transparent,* kann aber mit seiner stärker journalistischen Herangehensweise nicht nur den wissenschaftlichen Erkenntnisstand darstellen, sondern beinhaltet zum Beispiel auch Informationen zu den Hintergründen der Anbieter oder zu laufenden gesundheitspolitischen Diskussionen.

Zu den Individuellen Gesundheitsleistungen verweist auch MedWatch gerne auf den IgeL-Monitor, der solche von Ärzt*innen angebotenen Zusatzleistungen systematisch anhand der wissenschaftlichen Studienlage einordnet und bewertet. Dazu gehören typische alternativmedizinische Verfahren wie die Bachblütentherapie, aber auch diverse Früherkennungsuntersuchungen oder kosmetische Verfahren wie das Entfernen von Tätowierungen. Aufgrund der sorgfältigen Quellenangaben eignet sich auch dieses Portal besonders dann, wenn eine Diskussion in die wissenschaftlichen Details geht.

Internetauftritte von Behörden

Gerade zu Gesundheitsthemen findet man verlässliche Informationen, auf die man sich berufen kann, auch auf den Internetseiten der zuständigen Behörden – und die Verständlichkeit und Gestaltung der Informationen auf diesen Seiten ist in den vergangenen Jahren immer besser geworden.

Eigentlich zuständig für die Kommunikation von Gesundheitsthemen an die breite Bevölkerung ist in Deutschland die *Bundeszentrale für gesundheitliche Aufklärung* (BzgA), die vor allem in den 1990er-Jahren durch die Kampagnen zur Aids-Aufklärung bekannt geworden ist. Auf bzga.de finden sich vor allem länger laufende Kampagnen zu Präventionsthemen und Volkskrankheiten, aber auch Informationen zu aktuellen Themen.

Das *Robert Koch-Institut* (RKI) ist das nationale deutsche Institut für öffentliche Gesundheit und hauptsächlich zuständig für die Bekämpfung von Infektionskrankheiten und die Analyse gesundheitlicher Trends in der Bevölkerung. In der COVID-Pandemie ist der Internetauftritt rki.de, der sich ursprünglich vor allem an ein Fachpublikum wandte, zu einer gern genutzten Informationsquelle für die Öffentlichkeit geworden. Er ist gerade für wissenschaftlich interessierte Menschen und für Diskussionen auf hohem Niveau hilfreich.

Weniger im Blick der Öffentlichkeit als das RKI ist das *Paul-Ehrlich-Institut* (PEI), das die Aufsicht für Impfstoffe und biomedizinische Arzneimittel hat. Die Internetseite pei.de ist daher noch stärker auf ein Fachpublikum ausgerichtet, kann aber für Diskussionen zu Impfthemen ebenfalls hilfreiche Informationen liefern.

Was man leider auf allen diesen Seiten vergeblich sucht, ist eine kritische Auseinandersetzung mit der Alternativmedizin.

Zu Verschwörungsmythen und Fake News

Mimikama

Die Seite mimikama.at wird von einem österreichischen „Verein zur Aufklärung über Internetmissbrauch" betrieben, der sich über Spenden und Werbung auf seinen Internetseiten finanziert. Der Name der zugehörigen Facebook-Seite „Zuerst denken – dann klicken" deutet noch darauf hin, dass der ursprüngliche Schwerpunkt des Angebots bei Internetbetrug und Abonnementfallen lag. Inzwischen sind jedoch Verschwörungsmythen und politisch motivierte Desinformation (Fake News) ebenso wie versehentliche Falschmeldungen als Kernthemen hinzugekommen.

Für das deutschsprachige Internet ist Mimikama inzwischen die erste Anlaufstelle zum Hinterfragen zweifelhafter Nachrichten, von Impfängsten über angebliche Sichtungen mythischer Kreaturen bis zu falschen Zitaten von Politiker*innen und Prominenten. Da die auf der Seite eingeblendete Google-Werbung manchmal deutliche Ähnlichkeiten mit dem aufweist, wovor Mimikama eigentlich warnt, erscheint die Seite auf den ersten Blick oft ziemlich unübersichtlich, aber der Umfang der verfügbaren Informationen und die Solidität der Recherche sind tatsächlich alternativlos.

Correctiv und ARD-Faktenfinder

Neben Mimikama gibt es im deutschsprachigen Raum einige weitere Formate, die sich dem Faktenchecken zu aktuellen Meldungen verschrieben haben. Das bekannteste dürfte das gemeinnützige Recherchezentrum *Correctiv* sein, das auch Faktenchecks für Facebook durchführt. Die Bewertungen zu aktuellen Meldungen und Behauptungen erscheinen überwiegend auf der eigenen Seite correctiv.org.

Auf der Seite tagesschau.de finden sich im Ressort *ARD-Faktenfinder* Artikel zu aktuellen Meldungen, die jedoch zum großen Teil nicht dem typischen Wahr-Falsch-Format anderer Faktenchecks folgen, sondern eher normale redaktionelle Textbeiträge darstellen.

Volksverpetzer

Der *Volksverpetzer* ist ursprünglich ein deutlich linkslastiger Politikblog, der sich über die vergangenen Jahre deutlich auf die Auseinandersetzung mit rechtsextremer Propaganda, Fake News und Verschwörungsmythen verlegt hat und in der COVID-Pandemie zu einem der wichtigsten Informationsportale über die Querdenkerszene geworden ist. Neben der inhaltlichen Schwerpunktsetzung unterscheidet sich der Volksverpetzer von einem typischen Politikblog auch durch sehr solide Recherchen und die Dokumentation der verwendeten Quellen.

Hoaxilla

In diesem Podcast werfen der Psychologe Alexander Waschkau und die Kulturwissenschaftlerin Alexa Waschkau einen wissenschaftlichen Blick auf allerlei geheimnisvolle Geschichten, von modernen Sagen über Verschwörungsmythen bis zu Kuriosem aus Geschichte und Raumfahrt. Neben dem nüchternen Blick auf die Fakten kommt dabei die gesellschaftliche und kulturelle Bedeutung der betrachteten Ereignisse und der sich darum drehenden Geschichten zur Sprache. Die regulären Episoden, von denen bis Ende 2020 schon 267 erschienen waren, behandeln immer ausführlich ein Schwerpunktthema, sodass das Archiv auf hoaxilla.com inzwischen auf ein beachtliches Spektrum an Themen verweisen kann. Diese Folgen bestreiten die beiden meist allein, mitunter aber auch mit zugeschalteten Expert*innen. Hinzu kommt eine ganze Reihe von Special-Folgen, zumeist in Interviewform.

Von 2014 bis 2018 erschienen 100 Folgen Hoaxilla-TV auf dem Online-Bezahlkanal Massengeschmack-TV. In der COVID-Pandemie 2020 entstand dann das Talkformat *Ferngespräch* mit TV-Comedian Tommy Krappweis, Hoaxilla, Autor Holm Gero Hümmler und anderen als Videostream auf twitch.tv, von dem vergangene Folgen noch auf YouTube zu sehen sind. Audiomitschnitte aller *Ferngespräch*-Folgen erscheinen als Podcast-Specials bei Hoaxilla. Für 2021 ist Hoaxilla zudem als Animationsserie im Fernsehen angekündigt.

Snopes

Als die „erste Adresse im Internet, um zu unterscheiden, was wahr ist und was totaler Unsinn" bezeichnet sich snopes.com, und zumindest für den englischsprachigen Raum dürfte die unbescheidene Selbsteinschätzung zutreffen. Schon Mitte der 1990er-Jahre als Onlinelexikon für moderne Sagen gegründet, hat sich das Portal schon vor der Trump-Ära zum wichtigsten amerikanischen Faktenchecker vor allem für politische Fake News entwickelt. Der Seite, die bis heute vom Gründer als privates

Unternehmen geführt wird, ist wiederholt von anderen Organisationen große Objektivität und politische Neutralität bescheinigt worden. Ähnlich wie bei Mimikama wird die Leserschaft aufgerufen, bei den Recherchen zu helfen, indem man Fragen, aber auch eigene Ergebnisse einsendet.

Eine weitere wichtige Faktencheck-Seite für die USA ist politifact.com, betrieben von der gemeinnützigen Journalistenschule Poynter Institute. Mit einer kurzen Wahr-Falsch-Einordnung am Anfang, gefolgt von einer detaillierteren Analyse mit Quellenangaben, ist das Format der Artikel sehr ähnlich zu Snopes. Charmant ist das Politifact *Truth-o-Meter*, das den Wahrheitsgehalt der untersuchten Meldung kurz zusammenfasst: Die wildesten Gerüchte erhalten die Einstufung „Pants on fire", entsprechend etwa dem deutschen „denen brennt doch der Kittel."

Metabunk

Während die typischen Faktencheck-Seiten sich vor allem mit aktuellen Falschmeldungen beschäftigen, hat metabunk.org sich schwerpunktmäßig der Recherche über Verschwörungsbehauptungen verschrieben. Das Portal ist nicht als klassische Informationswebsite oder Blog aufgesetzt, sondern nutzt eine relativ altmodisch erscheinende Forensoftware mit Unterforen für diverse Diskussionsthemen. Der Initiator, der britisch-amerikanische Autor Mick West, setzt also bewusst auf die Interaktion und gemeinsame Recherche mit seinen zahlreichen Forumsmitgliedern.

Wenn man mit solchen Foren nicht oder nicht mehr vertraut ist, ist diese Art der Präsentation durchaus gewöhnungsbedürftig. Die Foren werden aber gut moderiert, sodass zwischen Beiträgen, die wirklich substantielle Informationen enthalten, relativ wenige inhaltsleere Rückfragen oder Kommentare stehen. Gleichzeitig stehen dort gerade zu typisch amerikanischen Verschwörungsmythen wie dem 11. September, UFO-Sichtungen, der flachen Erde oder Chemtrails so gründliche Recherchen auch zu Detailfragen, wie man sie in zusammenfassenden Artikeln oder selbst in Büchern kaum findet.

Zu Weltanschauungsfragen

Wer das Wort „Sekte" hört, denkt vermutlich an Scientology und Bhagwan, an Massenselbstmorde und Menschen, die in Fußgängerzonen missionieren. Beratungsstellen in diesem Feld befassen sich aber mit weitaus umfassenderen Phänomenen. Grundsätzlich geht es um alle Bereiche, in denen Spiritualität und Religion nicht der Stärkung von Menschen dienen, sondern für die Anliegen einer Gemeinschaft oder eines Gurus missbraucht werden. Die Expert*innen für vereinnahmende Gemeinschaften vermeiden auch den Begriff „Sekte", weil er eindimensional und diskriminierend ist. Es gibt aber sehr wohl Personen und Gruppen, die sektenartige Strukturen erzeugen, es gibt destruktive Gruppendynamiken und Methoden der Manipulation und Gehirnwäsche. Sie laufen häufig subtil und unauffällig ab und können nur selten strafrechtlich belangt werden. Arbeitsschwerpunkte sind Esoterik, Guru-Bewegungen, radikale und extremistische Ideologien, unseriöse Angebote aus dem Coaching-, Pädagogik- und Seminarbereich, Verschwörungsmythen, Okkultismus, Geist- und Wunderheilungen, Aussteigerkommunen, Staatsverweigerer/Reichsbürger, Multi-Level-Marketing und Schneeballsysteme. Diese unterschiedlichen Themen verbindet, dass sich ihre Anhänger*innen nach Kontakt mit der jeweiligen Gruppe oder Weltanschauung manchmal auf eine Weise verändern, die dem Umfeld „sektenartig" erscheint. Sie werben zum Beispiel fanatisch für die Ideologie/das Produkt, stecken Zeit und Geld hinein, brechen alte Kontakte ab und verändern sich auf negative Weise. Manchmal kommt es zu Hörigkeit einer Person gegenüber. Nur wenige Fachexpert*innen befassen sich mit den (gruppen-)psychologischen Wirkmechanismen dieser Gemeinschaften und noch weniger mit einer therapeutischen Begleitung für Betroffene und Angehörige.

Neben Wissen zu den Wirkmechanismen haben die folgenden Beratungsstellen auch Kenntnisse über häufig genannte Personen, Bewegungen, Verfahren und Produkte. Im Zweifelsfall können Sie nachfragen, ob ein Produkt oder eine Methode wissenschaftlich fundiert ist oder aus dem Esoterik-Feld stammt, ob zu einem bestimmten Angebot schon negative Erfahrungen gemeldet wurden und wie Sie mit Angehörigen umgehen können, die sich im Einfluss einer problematischen Gruppe oder Guru-Person befinden. Wenn Sie selbst negative Erfahrungen mit einem Angebot aus diesem Feld gemacht haben, kann ein Bericht darüber für spätere Anfragen nützlich sein. Es könnte hilfreich für Sie sein, mit jemandem zu sprechen, wenn Sie Zweifel darüber haben, ob Ihnen eine Gemeinschaft guttut, oder wenn Sie sich nach negativen Erfahrungen zurückgezogen haben und die Erlebnisse verarbeiten und verstehen möchten.

Die Internetauftritte dieser Stellen sind in den meisten Fällen weniger aktuell und umfangreich gestaltet. Es finden sich in erster Linie Checklisten und allgemein gehaltene Artikel. Auflistungen problematisch agierender Gruppen und Personen sind eher selten, da man sich bemüht,

Verallgemeinerungen und gerichtliche Auseinandersetzungen zu vermeiden. Persönliche Beratung wird bevorzugt angeboten.

Mit staatlichen Mitteln finanzierte Beratungsstellen

Bundesstelle für Sektenfragen
Wollzeile 12/2/19
A-1010 Wien
Tel.: +43 1 513 04 60
bundesstelle@sektenfragen.at
www.bundesstelle-sektenfragen.at

SektenInfo Berlin
Senatsverwaltung für Bildung, Jugend und Familie
Bernhard-Weiß-Str. 6
D-10178 Berlin
+49 30 90227–5574
post@senbjf.berlin.de
www.berlin.de/sen/jugend/familie-und-kinder/sekteninfo-berlin/

Sekten-Info NRW
Rottstraße 24
D-45127 Essen
Tel: +49 201 23 46 46
kontakt@sekten-info-nrw.de
https://sekten-info-nrw.de

Zebra
BW Zentrale Beratungsstelle für Weltanschauungsfragen
Esoterik- und Religionsinfo BW e. V.
Gartenstr. 15
D-79098 Freiburg
Tel.: +49 761 48 89 82 96
info@zebra-bw.de
https://zebra-bw.de

infoSekta
Fachstelle für Sektenfragen
Streulistrasse 28

CH-8032 Zürich
Tel: +41 44 454 80 80
info@infosekta.ch
www.infosekta.ch

Kirchliche Beratungsstellen

Staatliche Institutionen zeigen sich, aus Rücksicht auf die Religionsfreiheit und um nicht intolerant und diskriminierend zu wirken, im Bereich Spiritualität und Religion eher zurückhaltend. Die Expertise im Feld der sogenannten Sekten liegt daher verstärkt im Bereich der Katholischen und Evangelischen Kirche.

Evangelische Zentralstelle für Weltanschauungsfragen
Auguststraße 80
D-10117 Berlin
Tel.: +49 30 28395–211
kbinfo@ezw-berlin.de
www.ezw-berlin.de

Kirche im Dialog – Bereich Weltanschauungsfragen
Stephansplatz 4/Stiege 7/1. Stock
A-1010 Wien
Tel: +43 1 51552–3384
rfw@edw.or.at
www.weltanschauungsfragen.at

Evangelische Informationsstelle Kirchen – Sekten – Religionen
Wettsteinweg 9
CH-8630 Rüti ZH
Tel.: +41 55 260 30 80
info@relinfo.ch
www.relinfo.ch

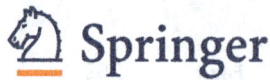 springer.com

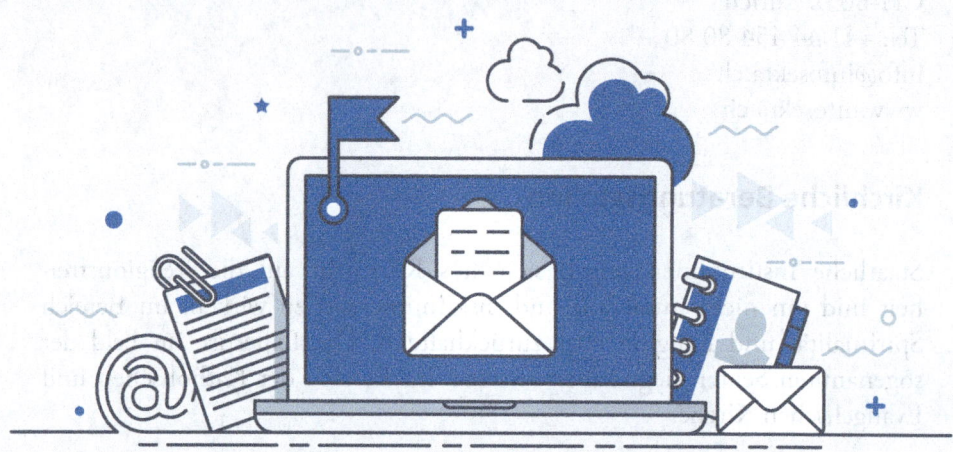

Willkommen zu den Springer Alerts

Unser Neuerscheinungs-Service für Sie:
aktuell | kostenlos | passgenau | flexibel

Mit dem Springer Alert-Service informieren wir Sie individuell und kostenlos über aktuelle Entwicklungen in Ihren Fachgebieten.

Abonnieren Sie unseren Service und erhalten Sie per E-Mail frühzeitig Meldungen zu neuen Zeitschrifteninhalten, bevorstehenden Buchveröffentlichungen und speziellen Angeboten.

Sie können Ihr Springer Alerts-Profil individuell an Ihre Bedürfnisse anpassen. Wählen Sie aus über 500 Fachgebieten Ihre Interessensgebiete aus.

Bleiben Sie informiert mit den Springer Alerts.

Jetzt anmelden!

Mehr Infos unter: springer.com/alert

Part of **SPRINGER NATURE**

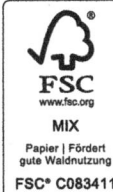